护士执业资格考试同步辅导丛书

供护理、助产专业使用

外科护理学笔记

（第五版）

主　编　董全斌　代明真

副主编　魏雪峰　陈燕珊　刘鸿业

编　者（按姓氏汉语拼音排序）

陈燕珊（广东省潮州卫生学校）

代明真（河源市卫生学校）

董全斌（东莞职业技术学院）

胡海英（湛江中医学校）

黄媛媛（东莞职业技术学院）

刘鸿业（山东省青岛第二卫生学校）

苏伟芳（梅州市卫生职业技术学校）

魏雪峰（辽宁朝阳市卫生学校）

吴小雯（揭阳市卫生学校）

伍　诗（桐乡市卫生学校）

夏霜芹（珠海市卫生学校）

杨　俊（揭阳市卫生学校）

科学出版社

北　京

内 容 简 介

本书共23章，围绕外科护理学总论、外科常见病、多发病患者的护理，采用"两栏两框"+"两资源"，即"考点提纲栏""模拟试题栏""锦囊妙'记'框""要点回顾框"和"数字化资源""趣味漫画"进行编写的。"考点提纲栏"以笔记的形式，提纲挈领，提炼教材的精华内容，突显护士执业资格考试高频考点；"模拟试题栏"从专业实务、实践能力两方面对考点进行命题，题型全面，题量丰富，帮助考生随学随测，提升能力；"锦囊妙'记'框"通过趣味歌诀、打油诗、顺口溜等，帮助考生巧妙和快速记忆知识点；"要点回顾框"围绕高频考点，以提问形式帮助考生再度梳理知识点；"数字化资源"则通过视频、音频等精彩微课，对重点、难点给予解析；"趣味漫画"形象生动，帮助考生记忆，提升学生学习兴趣。本书配套丰富的数字化资源，考生通过扫描二维码就可以进行自主微课学习和解疑。可以有针对性地帮助考生进行外科护理学考前系统复习，有效提高考生参加国家护士执业资格考试的通过率。

本书可作为护士执业资格考试辅导用书，也可作为护理、助产专业学生在自学考试、专升本考试及在校学习时的辅助资料。

图书在版编目（CIP）数据

外科护理学笔记/董全斌，代明真主编 .—5 版 .—北京：科学出版社，2023.4

（护士执业资格考试同步辅导丛书）

ISBN 978-7-03-075027-3

Ⅰ.①外… Ⅱ.①董… ②代… Ⅲ.①外科学 – 护理学 – 资格考试 – 自学参考资料 Ⅳ.① R473.6

中国国家版本馆 CIP 数据核字（2023）第 036634 号

责任编辑：谷雨擎 / 责任校对：杨　赛
责任印制：赵　博 / 封面设计：涿州锦晖

科学出版社 出版

北京东黄城根北街16号
邮政编码：100717
http://www.sciencep.com

天津市新科印刷有限公司印刷

科学出版社发行　各地新华书店经销

*

2010年1月第 一 版　开本：850×1168　1/16
2023年4月第 五 版　印张：15 3/4
2024年9月第四十九次印刷　字数：478 000

定价：**56.80元**

（如有印装质量问题，我社负责调换）

第五版前言

"护士执业资格考试同步辅导丛书"是以2022年全国护士执业资格考试大纲为依据，以科学出版社及其他出版社出版的中、高等护理专业相关教材内容为基础，结合编者们多年来全国护士执业资格考试辅导的成功经验组织编写，本着"在教材中提炼精华，从零散中挖掘规律，到习题中练就高分，从成长中迈向成功"的宗旨，为考生顺利通过国家护士执业资格考试助一臂之力。

《外科护理学笔记》共23章。编写内容涵盖了考试大纲要求的知识点，采用"二栏二框"的编写格式。①考点提纲栏：以考试大纲为依据，采用提纲挈领、助记图表等形式，摒弃了一般教材和考试指导中烦琐的文字叙述，提炼教材精华；在重要的知识点前标注星号，突显历年高频考点；常考的关键字词加红标出，强化记忆。②模拟试题栏：涵盖考试大纲的知识点，按照护士执业资格考试的题型要求，从专业实务、实践能力两方面进行命题，题量丰富，帮助考生随学随测，强化记忆，提升应试能力。③锦囊妙"记"框：通过趣味歌诀、打油诗、顺口溜和缩略语等形式，帮助考生巧妙和快速记忆知识点。④要点回顾框：归纳本章最重点的知识点并提出相关问题，加深考生对高频考点的记忆，考生可在"数字化资源"中找到参考答案。

第五版在第四版的基础上，增加了犬咬伤和脓胸两个病种，删除了多器官系统功能障碍综合征患者的护理，一级目录顺序进行了调整，二级目录进行了优化。考点提纲栏进行了大幅度的重写；模拟试题栏更新了大部分试题，且增加了视频题；书后附的模拟试卷更改为外科护理的专业实务和实践能力各120题；特别值得提出的是，本书配套的数字化资源的数量得到了增加，质量也有所提升。

本书可以作为外科护理学课程学习时的配套用书，也可以作为考前系统复习的辅导用书，希望能够帮助考生顺利通过国家护士执业资格考试。本书在编写过程中，得到了编者所在单位的大力支持和帮助，编者在编写期间参考了大量相关文献，在此向这些单位及文献作者一并致以衷心的感谢！

由于编者水平有限，本书可能有不足之处，敬请使用本书的广大师生给予指正！

编　者
2022年7月

配 套 资 源

欢迎登录"中科云教育"平台，**免费**数字化课程等你来！

"中科云教育"平台数字化课程登录路径

电脑端

▶ 第一步：打开网址 http://www.coursegate.cn/short/WAFRJ.action

▶ 第二步：注册、登录

▶ 第三步：点击上方导航栏"课程"，在右侧搜索栏搜索对应课程，开始学习

手机端

▶ 第一步：打开微信"扫一扫"，扫描下方二维码

▶ 第二步：注册、登录

▶ 第三步：用微信扫描上方二维码，进入课程，开始学习

PPT 课件，请在数字化课程中各章节里下载！

目　录

第1章 绪 论

一、外科护理的内容与外科护理课程的性质

1. **外科护理的内容** 外科护理是以外科疾病患者和有潜在外科疾病的人为主要服务对象，学习诊断和处理其对现存的和潜在的健康问题的反应的一门专业技能课程。

现代外科疾病五大范畴：创伤、感染、肿瘤、畸形、功能障碍。

这五大类疾病护理知识和技术问题是外科护理的内容，其核心内容是手术前后护理。

2. **外科护理课程的性质** 外科护理课程是基于医学基础课程、护理学基础与健康评估等课程之上的专业技能课程，是护理课程体系中一门重要的专业核心课程。

二、外科护理学的起源与发展

1. 外科护理学的起源
   - （1）起源于远古人与自然的搏斗中，如损伤后的止血、休息等自我护理。
   - （2）南丁格尔时期，克里米亚战场上，对前线伤员实施了伤口护理、改善营养、精神慰藉等护理手段，使伤员的死亡率由42%降至2.2%，证实了护理工作在外科疾病患者治疗中的地位，由此创建了护理学，并延伸出外科护理学。

2. **我国外科护理学的发展** 外科护理学是护理学的分支，其发展与外科学的发展密不可分。我国在大面积烧伤救治、断肢再植领域处于世界领先水平，外科护理作了重要的贡献。

外科护理学随着外科学的飞速发展而发展，如显微外科、器官移植、微创外科、体外循环等，促进了外科护理和护理理念的新发展。

三、外科护士应具备的素质
①高尚的道德素质。②良好的身心素质。③扎实的业务素质。④良好的人文素质。

四、外科护理的学习目标和方法

1. **明确学习目标** 掌握外科基本知识和护理技术，并将其用于实践。

2. 理解外科护理课程的理念
   - （1）遵循整体护理的理论。
   - （2）运用科学的护理程序。
   - （3）重视人群的健康维护。
   - （4）重视学习者人文素养的培养。

3. **注重理论联系实际** 外科护理课程是实践性、综合性很强的课程，强调能力本位。

4. **重视综合职业能力的培养** 包括方法能力、社会能力。

> **要点回顾**
> 1. 现代外科疾病范畴有哪些？
> 2. 外科护理核心内容是什么？
> 3. 外科护士应具备的素质有哪些？

一、专业实务

A₁型题

1. 外科疾病的范畴不包括

A. 肿瘤　　　B. 创伤　　　C. 畸形

D. 变态反应　　　E. 功能障碍

2. 关于现代外科护理的描述，最恰当的是

A. 研究外科患者的功能锻炼

B. 指导人群定期体检

C. 研究外科护理的知识和技术

D. 研究外科护士的工作内容

E. 做好手术前后护理

3. 外科疾病的主要治疗方法是

  A. 手术　　　B. 手法　　　C. 手术和手法

  D. 药物治疗　E. 物理治疗

4. 外科护士的工作职责应除外

  A. 做好基础护理工作　B. 做好心理护理

  C. 做好病情观察　　　D. 治疗疾病

  E. 办理入院

5. 下列哪项不属于外科疾病

  A. 尿石症　　　B. 糖尿病　　　C. 骨折

  D. 胃癌　　　　E. 肝破裂

二、实践能力

A_1型题

6. 关于整体护理的理论，不正确的描述是

  A. 生理、心理和社会需求的全面照顾

  B. 服务对象为疾病状态下的个体

  C. 兼顾医院、家庭和社区的护理

  D. 对生命过程中不同阶段健康问题的关怀和照顾

  E. 不仅帮患者减轻痛苦、促进康复，而且指导健康人保持和促进健康

7. 关于南丁格尔誓言，不正确的是

A. 终身纯洁

B. 忠贞职守

C. 尽力提高护理之标准

D. 慎守患者家务及秘密

E. 谋求护士之福利

8. 19世纪40年代以后，外科学迅速发展的原因中，不正确的是

A. 将乙醚作为全身麻醉剂

B. 消毒手术器械

C. 发现血型

D. 抗生素发明

E. 南丁格尔开展了护理工作

A_2型题

9. 患者，女，32岁。乳房良性肿瘤切除术后，护士指导其每月定期进行乳房自查，这属于

  A. 一级预防　　　　　B. 二级预防

  C. 三级预防　　　　　D. 体检检查

  E. 疾病复查

10. 护士，女，26岁。工作严谨细致，稳重大方，与他人合作良好，时时处处体现对服务对象尊重、关怀、理解的态度，这属于护士的

  A. 道德素质　　　　　B. 身体素质

  C. 心理素质　　　　　D. 业务素质

  E. 人文素质

（董全斌）

第2章 体液代谢失衡患者的护理

第1节 体液平衡

一、体液的组成和分布

1. 体液由水和溶解于其中的电解质、低分子有机化合物及蛋白质等组成。分布在细胞内外，分别称为细胞内液和细胞外液。
2. ★成年男性体液量约占体重的60%，细胞内液约占体重的40%，细胞外液约占体重的20%（血浆占5%，组织间液占15%）。
3. 成年女性体液量约占体重的55%，婴幼儿可高达70%～80%。

二、体液的平衡和调节

1. 水的平衡

（1）正常成人每天水的摄入量和排出量处于动态平衡中，为2000～2500ml（表2-1、表2-2）。

表2-1 正常成人24h水分入量

摄入量（ml）
饮水 1000～1500
食物水 700
内生水 300
总入量 2000～2500

表2-2 正常成人24h水分出量

排出量（ml）
尿量 1000～1500
★皮肤蒸发 500
★呼吸蒸发 350
粪便 150
总出量 2000～2500

（2）★无形失水（非显性失水）：指皮肤和呼吸蒸发的水分，共850ml。

（3）尿液：肾脏每天排泄体内固体代谢物30～40g，每溶解1g溶质需15ml水，因此每天尿量应不少于500～600ml，此时尿比重高达1.035。

（4）内生水：机体在新陈代谢过程中生成的水，成人每天约300ml，在急性肾衰竭时，需将其计入出入量。

2. 电解质的平衡 血清离子正常值见表2-3。

表2-3 血清离子正常值

离子	正常值（mmol/L）	离子	正常值（mmol/L）
Na^+	142（135～145）	Cl^-	103（98～106）
K^+	5（3.5～5.5）	HCO_3^-	24（23～31）
Ca^{2+}	2.5（2.25～2.75）	—	—

（1）钠

1）★钠为细胞外液的主要阳离子。
2）★血钠正常值为135～145mmol/L，平均为142mmol/L。
3）成人钠日需量为5～9g，相当于等渗盐水500～1000ml。
4）钠离子代谢特点：多吃多排，少吃少排，不吃不排。

2. 电解质的平衡　血清离子正常值见表2-2。

（2）钾

   1）★钾是细胞内液的主要阳离子。
   2）★血钾正常值为3.5～5.5mmol/L。
   3）成人钾日需量为3～4g，相当于10%氯化钾溶液30～40ml。
   4）钾离子代谢特点：多吃多排，少吃少排，不吃也排。禁食2日不补钾，即可发生低血钾。

锦囊妙"记"

细胞内外主要阳离子：钠主外，钾主内。

3. 酸碱平衡　★正常动脉血浆的酸碱度（pH）维持在7.35～7.45。pH低于7.35为酸中毒，高于7.45为碱中毒。机体通过血液缓冲系统、肺、肾和细胞缓冲四个途径来维持体液的酸碱平衡。

（1）缓冲系统：★血液中最重要的缓冲对是HCO_3^-/H_2CO_3，HCO_3^-的正常值平均为24mmol/L，H_2CO_3的正常值平均为1.2mmol/L，当二者比值为20：1时，血清pH为7.4。体内酸增多时，HCO_3^-与H^+结合生成CO_2排出体外，使酸得到中和（强酸变弱酸）；碱增多时，H^+和CO_3^{2-}结合生成HCO_3^-，使碱得到中和（强碱变弱碱）。缓冲系统的调节作用迅速但短暂。

（2）肺的调节：★酸中毒时呼吸加深加快，碱中毒时呼吸变浅变慢，肺是排出体内挥发性酸（碳酸）的主要器官。

（3）肾的调节：主要通过★HCO_3^-的重吸收和H^+-Na^+交换来完成，肾是调节酸碱平衡最重要的器官，但调节速度比较缓慢。

（4）细胞缓冲：由于细胞膜Na^+-K^+交换时是用3个K^+出胞换2个Na^+和1个H^+入胞，所以★酸中毒时伴有高钾血症，碱中毒时伴有低钾血症。

第2节　水和钠代谢失衡患者的护理

一、高渗性脱水（原发性脱水）

1. 病因
（1）水分摄入不足：如长期禁食、高温下劳动饮水不足等。
（2）水分排出过多：如高热大汗、烧伤暴露疗法等。

2. 临床表现　高渗性脱水的表现见表2-4。

表2-4　高渗性脱水的表现

程度	表现	失水量（占体重%）
轻度	症状：★口渴（最早出现）	2～4
中度	症状：极度口渴，尿少 脱水体征：口唇干燥，皮肤弹性差，眼窝凹陷，舌纵沟增多	4～6
重度	除上述表现外，出现脑功能障碍的表现，如躁狂、幻觉、谵妄，甚至昏迷和休克等	≥6

3. 辅助检查　血钠浓度＞150mmol/L，血液浓缩，尿比重增高。

4. 治疗原则　轻者多饮水即可。★静脉补液首选5%葡萄糖溶液。

二、低渗性脱水（慢性脱水）

1. 病因　反复呕吐、严重腹泻、长期胃肠减压等消化液慢性丢失。

2. 临床表现　低渗性脱水的表现见表2-5。

表2-5　低渗性脱水表现

程度	临床表现	血钠（mmol/L）	缺NaCl（g/kg）
轻度	食欲差、头晕、疲乏、尿量正常或增多等	130～135	<0.5
中度	恶心、呕吐、视物模糊、起立时晕倒、血压不稳或下降、尿量减少等	120～130	0.5～0.75
重度	以上症状加重并出现休克、抽搐、昏迷、腱反射减弱等	<120	0.75～1.25

3. 辅助检查　血钠＜135mmol/L，尿比重低。

4. 治疗原则　★轻中度缺钠者静脉补充等渗盐水，重者输入高渗盐水（3%～5%氯化钠溶液）。

三、等渗性脱水（急性脱水）

1. 病因 { （1）消化液急性丧失：大量呕吐、急性肠梗阻、肠瘘等。
（2）体液急性丢失：急性腹膜炎、大面积烧伤早期等。

2. 临床表现　最常见的脱水类型，患者既有脱水症状，也有缺钠症状，但不口渴，若在短期内体液丧失达到体重的5%，患者会出现脉搏细速、肢端湿冷、血压不稳或下降等血容量不足的症状。当体液继续丧失达到或超过体重的6%～7%则可出现严重的休克。

3. 辅助检查　实验室检查血钠维持在正常范围，血液浓缩，尿比重增高。

4. 治疗原则　轻者饮含盐饮料，不能饮水或中度脱水者，★首选静脉补给平衡盐溶液或等渗盐水。

四、液体疗法的护理

1. 补多少（定量） { （1）补液总量：①生理需要量：★成人日需量为2000～2500ml。②已经损失量：指从发病到就诊时已经损失的液体总量。③继续损失量：在治疗过程中，非生理性的体液丢失量。★体温每升高1℃，每天每公斤体重增加失水3～5ml；大汗湿透一身衬衣裤约失水1000ml；气管切开患者由呼吸蒸发的水分比正常人多2～3倍，每天为800～1200ml。
（2）计算方法：①★第1天补液量=生理需要量+1/2已经损失量。②第2天补液量=生理需要量+前1天继续损失量+1/2已经损失量（酌情补）。③第3天补液量=生理需要量+前1天继续损失量。

2. 补什么（定性） { （1）生理需要量：选用0.9%氯化钠溶液500ml，5%～10%葡萄糖溶液1500～2000ml。
（2）已经损失量：高渗性脱水以输入5%葡萄糖溶液为主，以后再给予少量盐，糖与盐之比大约为3∶1；等渗性脱水补给盐和糖各半；低渗性脱水以补盐为主，重度缺钠给予高渗性盐水。
（3）继续损失量：①呕吐、腹泻、胃肠减压、肠瘘等所致的胃肠液体丢失，用生理盐水或平衡盐溶液补给。②发热者，或高温作业者，应补葡萄糖溶液。③气管切开患者，每天呼吸失水用葡萄糖溶液补给。④出汗湿透全身衣裤，失液量用等渗糖、盐水各半补充。

3. 如何补　★静脉补液的一般原则是先盐后糖（高渗性脱水例外）、先晶后胶、先快后慢、液种交替、尿畅补钾。

4. 护理要点 { （1）准确记录每天液体的出入量。
（2）观察输液情况：按要求控制滴速，密切观察有无输液反应。
（3）监测心肺功能：年老体弱、心功能不良者应监测中心静脉压。若出现急性肺水肿等，应减慢或停止输液。
（4）疗效的观察：①★尿量：为主要观察指标。尿量在30ml/h以上说明血容量基本得到补充。②生命体征。③精神状态。④缺水征象是否改善。⑤中心静脉压。⑥血、尿等检查结果。

第3节　钾代谢失衡患者的护理

一、低钾血症

1. 定义　★血钾浓度低于3.5mmol/L。

2. 病因 { （1）钾摄入不足：如长期禁食等。
（2）钾排出过多：严重呕吐、持续胃肠减压、肠瘘等导致钾丢失；长期使用排钾利尿剂（如呋塞米）等。
（3）钾向细胞内转移：★碱中毒、大量输入葡萄糖、氨基酸溶液、胰岛素等。

3. 临床表现

（1）骨骼肌抑制：★最早表现为肌无力，可有腱反射减弱，严重时弛缓性瘫痪（软瘫）。

（2）平滑肌抑制：恶心、呕吐、腹胀、肠鸣音减弱和肠麻痹等表现。

（3）心功能异常：主要表现为传导阻滞和节律异常，轻者第一心音低钝、窦性心动过速，严重者心室颤动或停搏。

（4）中枢神经系统抑制：淡漠、嗜睡，严重者神志不清（图2-1）。

（5）低钾性碱中毒：反常性酸性尿。

图2-1　低钾血症的临床表现

4. 辅助检查

（1）实验室检查：血钾浓度＜3.5mmol/L。

（2）心电图检查：T波低平或倒置，S-T段降低，QT间期延长，★可出现U波。

5. 治疗原则　病因治疗，补充钾盐。★补钾以口服最安全，不能口服者静脉补钾。

6. 护理要点

（1）一般护理：卧床休息，鼓励进食含钾丰富的食物。

（2）病情观察：精神状态、生命体征、尿量、血钾水平、心电图变化。

（3）治疗配合：★静脉补钾原则①尿少不补钾：尿量须达到40ml/h以上才能补钾。②浓度不过高：静脉滴注氯化钾溶液的安全浓度不超过0.3%。③滴速不过快：不宜超过60滴/分（ivgtt/min）。④补钾不过量：一般每天补钾3～6g且宜分次输入。⑤禁止将氯化钾溶液直接静脉推注。

（4）心理护理。

（5）健康指导：去除病因，及时补钾。

锦囊妙"记"

静脉补钾"四不原则"

尿量不少（＞40ml/h）、浓度不高（＜0.3%）、
滴速不快（＜60滴/分）、总量不大（＜6g/d）。

二、高钾血症

1. 定义　血钾浓度超过5.5mmol/L。

2. 病因

（1）钾摄入过多：如补钾过量、过快、浓度过高，或★大量输入库存血等。

（2）钾排出减少：如急性肾衰竭少尿或无尿期，应用保钾利尿剂等。

（3）细胞内钾外移：如★重症溶血、大面积烧伤、严重挤压伤、酸中毒等。

3. 临床表现

（1）四肢软弱无力，严重时可软瘫、吞咽和呼吸困难。

（2）心肌抑制：心跳缓慢、心律不齐，★严重时可发生心搏骤停（停跳于舒张期）。

（3）继发性酸中毒。

4. 辅助检查

（1）实验室检查：血钾＞5.5mmol/L。

（2）心电图检查：T波高尖，QT间期延长，QRS波群增宽，PR间期延长。

5. 治疗原则　积极治疗原发病；停钾、抗钾、转钾、排钾。

6. 护理要点

（1）一般护理：卧床休息，禁止含钾丰富的食物。

（2）病情观察：精神状态、生命体征、尿量、血钾水平、心电图变化。

（3）治疗配合：★①禁钾：停用一切含钾的药物、食物，不输库存血。②抗钾：发生心律不齐时，★应用10%葡萄糖酸钙溶液加入等量25%葡萄糖溶液稀释后缓慢静脉注射，利用钙离子对抗钾离子对心肌的抑制作用。③转钾：碳酸氢钠溶液缓慢滴注、葡萄糖加胰岛

6. 护理要点 素作静脉滴注，促进钾向细胞内转移。④排钾：静脉推注呋塞米，口服阳离子交换树脂，透析等，透析疗法最有效，常用腹膜透析和血液透析。

（4）心理护理。

（5）健康指导：去除病因，定期复查。

第4节 酸碱代谢失衡患者的护理

一、代谢性酸中毒

1. 病因
（1）体内产酸过多：如休克、创伤、感染、高热等引起的乳酸酸中毒；糖尿病和严重饥饿状态等引起的酮症酸中毒。
（2）碱性物质丢失过多：如严重腹泻、肠瘘、胆瘘、胰瘘等。
（3）排酸减少：如急性肾衰竭少尿期。

2. 临床表现
（1）★最突出症状是呼吸加深加快，呼气中可有酮味（烂苹果味）。
（2）毛细血管扩张，颜面潮红、口唇樱红（合并休克者口唇发绀）。

3. 辅助检查 血 pH < 7.35，[HCO_3^-] ↓，尿呈强酸性，血钾可升高。

4. 治疗原则
（1）积极治疗原发病。
（2）纠正脱水：轻度者，病因去除、正确补液纠正脱水后，多可恢复。
（3）补碱：★[HCO_3^-] < 15mmol/L 应补碱，首选 5%NaHCO$_3$ 溶液。

5. 护理要点
（1）一般护理：卧床休息，注意酸性食物与碱性食物相搭配。
（2）病情观察：★酸中毒常掩盖低钾血症和低钙血症。在补充 5%NaHCO$_3$ 溶液后注意观察有无缺钾、缺钙发生。
（3）治疗配合：①配合治疗原发病。②及时补液，纠正脱水。③正确补碱。5% 碳酸氢钠溶液，量宜小不宜大，一般用 100～250ml 静脉滴注，5% 碳酸氢钠溶液是高渗性液体，宜单独输入，滴速不宜过快，另静脉输注时应注意防止药物渗漏，以免引起局部组织坏死。
（4）心理护理。
（5）健康指导：尽早治疗原发病，糖尿病者控制好血糖，均衡饮食。

二、代谢性碱中毒

1. 病因
（1）酸性物质丢失过多：如★幽门梗阻、长期胃肠减压等。
（2）碱性物质摄入过多。
（3）低钾血症。

2. 临床表现
（1）★呼吸浅慢。
（2）电解质紊乱：如低钾血症、低钙血症的表现。

3. 辅助检查
（1）血 pH > 7.45，[HCO_3^-] ↑。
（2）血钾、血钙下降。
（3）在低钾性碱中毒时可出现反常酸性尿。

4. 治疗原则
（1）控制原发病。
（2）★轻者补生理盐水和适量氯化钾，情况多可改善。
（3）重度患者（血清[HCO_3^-]45～50mmol/L，pH > 7.65），可静脉滴注稀盐酸溶液或盐酸精氨酸溶液。

5. 护理要点
（1）鼓励患者进食富含钾、钙的食物。
（2）观察患者的意识和抽搐情况，监测血气分析、血电解质。
（3）应用纠正碱中毒的药物，如盐酸溶液，注意滴速。
（4）抽搐者，给予 10% 葡萄糖酸钙溶液 20ml 缓慢静脉注射。

三、呼吸性酸中毒

1. 病因　引起★肺泡通气不足的疾病，如呼吸中枢抑制、呼吸道梗阻等。
2. 临床表现　胸闷、气促、呼吸困难、发绀、头痛，甚至血压下降、谵妄、昏迷。
3. 辅助检查　血气分析显示血pH降低，$PaCO_2$上升。
4. 护理要点　★解除呼吸道梗阻，改善通气；给氧；正确使用呼吸机，注意调整潮气量及呼吸频率；采取控制感染、促进排痰等措施。

四、呼吸性碱中毒

1. 病因　主要因过度换气、CO_2排出过多所致，见于癔症、高热、颅脑损伤等。
2. 临床表现　呼吸由深快转为浅促，可有眩晕、手足和口周麻木、抽搐。
3. 辅助检查　血气分析显示血pH增高，$PaCO_2$下降。
4. 护理要点　用长纸筒罩住口鼻呼吸，减少CO_2直接排出；也可吸入含5%CO_2的氧气，提高血$PaCO_2$。呼吸机使用不当者，调整呼吸机参数。

要点回顾

1. 体液平衡包括哪些？正常范围是多少？
2. 三种不同类型脱水各有何特征？
3. 静脉补钾的注意事项是什么？
4. 代谢性酸中毒的临床表现是什么？如何纠正？

●○ 模拟试题栏——识破命题思路，提升应试能力 ○●

一、专业实务

A₁型题

1. 机体调节酸碱平衡最迅速的方式是
   A. 血液缓冲系统　　　B. 肺
   C. 肾　　　　　　　　D. 细胞缓冲
   E. 皮肤

2. 将机体每天产生的固体代谢废物经肾排出体外，每天尿量至少需要
   A. 100～200ml　　　B. 200～300ml
   C. 300～400ml　　　D. 400～500ml
   E. 500～600ml

3. 不属于正常生理状况的水的排出的是
   A. 尿　　　B. 皮肤蒸发　　C. 呼吸
   D. 粪便　　E. 出汗

4. 关于正常体液含量的叙述，错误的是
   A. 男性成人体液总量占体重的60%
   B. 男性多于女性
   C. 成人多于老年人
   D. 婴儿多于成人
   E. 肥胖者多于肌肉发达者

5. 等渗性脱水的病因可见于
   A. 水丢失过多　　　　B. 水摄入不足

   C. 长期反复呕吐　　　D. 急性肠梗阻
   E. 补液过多

6. 引起低钾血症的病因，不对的是
   A. 长期禁食　　　　　B. 代谢性碱中毒
   C. 输入大量葡萄糖　　D. 使用胰岛素
   E. 输入大量库存血

7. 低钾性碱中毒最可能出现于
   A. 尿毒症　　　　　　B. 胃手术后
   C. 输入大量库存血　　D. 术后少尿
   E. 严重创伤

A₂型题

8. 患者，女，45岁。胃手术后第一天，禁食，该患者今天至少需输注0.9%氯化钠溶液
   A. 200～500ml　　　B. 300～500ml
   C. 400～500ml　　　D. 500～1000ml
   E. 1000～1500ml

9. 患者，男，26岁。因车祸大出血输入1600ml库存血，该患者可能出现
   A. 低血钾　　　　　　B. 低血钙
   C. 低血钠　　　　　　D. 高血钠
   E. 高血钾

10. 患者，女，32岁。因腹泻、呕吐入院，心电图显

示ST段水平压低，T波倒置，U波增高，最可能的病因是

A. 高钾血症　　　　B. 低钾血症

C. 高钙血症　　　　D. 洋地黄效应

E. 洋地黄中毒

11. 患者，男，56岁。下肢严重挤压伤后发生急性肾衰竭，少尿期不可能出现的是

A. 尿比重低　　　　B. 低钾血症

C. 低钠血症　　　　D. 代谢性酸中毒

E. 氮质血症

12. 患者，男，33岁。脑外伤术后应用呼吸机支持呼吸，血气分析PaO_2 100mmHg，$PaCO_2$ 20mmHg，pH 7.48，$[HCO_3^-]$ 23mmol/L。该患者最可能是

A. 代谢性酸中毒　　B. 代谢性碱中毒

C. 呼吸性酸中毒　　D. 呼吸性碱中毒

E. 混合性碱中毒

13. 患者，男，48岁。因急性坏死性胰腺炎入院，已发生胰瘘7天。该患者可能发生的酸碱平衡失调是

A. 代谢性酸中毒　　B. 代谢性碱中毒

C. 呼吸性酸中毒　　D. 呼吸性碱中毒

E. 混合性碱中毒

A_3/A_4型题

（14～15题共用题干）

患者，女，42岁。严重创伤后并发急性呼吸衰竭，作气管插管，呼吸机辅助呼吸。

14. 若给予的潮气量过大，频率过快，可引起

A. 代谢性酸中毒　　B. 代谢性碱中毒

C. 呼吸性酸中毒　　D. 呼吸性碱中毒

E. 等渗性脱水

15. 对症处理措施，正确的是

A. 吸入含1%CO_2的氧气

B. 吸入含3%CO_2的氧气

C. 吸入含5%CO_2的氧气

D. 吸入含7%CO_2的氧气

E. 吸入含10%CO_2的氧气

二、实践能力

A_1型题

16. 高渗性脱水早期的主要表现是

A. 口渴　　　　　　B. 血压下降

C. 尿量先多后少　　D. 神志不清

E. 眼窝凹陷

17. 代谢性酸中毒最突出的临床表现是

A. 呼吸加深加快　　B. 心律失常

C. 血压下降　　　　D. 神志不清

E. 口唇樱红

18. 纠正代谢性酸中毒首选

A. 11.2%乳酸钠溶液　B. 5%碳酸氢钠溶液

C. 林格液　　　　　D. 0.9%氯化钠溶液

E. 5%葡萄糖溶液加氯化钾

19. 对高渗性脱水患者执行输液治疗时，应首先输入

A. 等渗盐水　　　　B. 平衡盐溶液

C. 5%葡萄糖溶液　　D. 右旋糖酐

E. 林格液

20. 在静脉补钾时，200ml生理盐水中最多可加入10%氯化钾的量是

A. 14ml　　　B. 12ml　　　C. 10ml

D. 8ml　　　E. 6ml

21. 高钾血症引起心律失常时，静脉注射应首选的药物是

A. 10%硫酸镁溶液

B. 5%碳酸氢钠溶液

C. 10%葡萄糖酸钙溶液＋等量葡萄糖溶液

D. 利尿剂

E. 5%葡萄糖溶液＋胰岛素

22. 碱中毒时出现手足抽搐的主要原因是

A. 血钾减少　　　　B. 血氯减少

C. 血钠减少　　　　D. 血钙减少

E. 血镁减少

A_2型题

23. 患者，男，40岁。急性肠梗阻，继发等渗性脱水。下述情况与患者不符的是

A. 口渴　　　　　　B. 尿少

C. 黏膜干燥　　　　D. 血压下降

E. 血钠150mmol/L

24. 患者，男，25岁。在高温下连续工作6h后，出现口渴、唇舌干燥，尿少，该患者可能发生了

A. 低渗性脱水　　　B. 高渗性脱水

C. 等渗性脱水　　　D. 高血钾

E. 低血钾

25. 患者，男，34岁。因急性缺水、缺钠入院，第1天应补充的已经丧失量为

A. 估算量的1/4　　B. 估算量的1/3

C. 估算量的2/3　　D. 估算量的1/2

E. 估算量的全部

26. 患者，男，44岁。肠瘘1月余。血气分析提示：代谢性酸中毒。该患者最突出的症状是

A. 呼吸浅慢　　　　B. 呼吸深快

C. 呼吸浅快　　　　D. 呼吸深慢

E. 呼吸不规则

27. 患者，男，36岁。急性腹泻，口渴、尿少、血压偏低。应首先输入的液体是
    A. 5%葡萄糖溶液　　B. 10%葡萄糖溶液
    C. 平衡盐溶液　　　D. 5%碳酸氢钠溶液
    E. 11.2%乳酸钠溶液

28. 患者，男，44岁。幽门梗阻，严重呕吐，血气分析pH和[HCO_3^-]明显增高。补液最好选用
    A. 5%葡萄糖溶液　　B. 10%葡萄糖溶液
    C. 平衡盐溶液　　　D. 0.9%氯化钠溶液
    E. 5%碳酸氢钠溶液

29. 患者，男，36岁。因高渗性脱水已静脉输液3000ml，判断其血容量是否补足的最简便、可靠指标是
    A. 脉搏、呼吸　　　B. 血压、脉压
    C. 尿量　　　　　　D. 中心静脉压
    E. 血钠测定

30. 患者，男，40岁。慢性肾衰竭，血钾5.7mmol/L。下列哪项对该患者禁用
    A. 等渗盐水　　　　B. 10%葡萄糖溶液
    C. 右旋糖酐　　　　D. 林格液
    E. 碳酸氢钠

31. 患儿，3岁。腹泻伴中度脱水、酸中毒，经补液及纠酸治疗后出现腹胀，心音低钝，四肢腱反射减弱，考虑患儿最可能是
    A. 低钾血症　　　　B. 高钾血症
    C. 低钠血症　　　　D. 高钠血症
    E. 低血糖

32. 患者，男，35岁。体重60kg，体温持续39℃，晚间用退热药后，大汗淋漓，渗透全身衬衣裤，估计以上两项额外失水量为
    A. 500ml　　　　　B. 800ml
    C. 1000ml　　　　D. 1500ml
    E. 2000ml

33. 等渗性脱水伴酸中毒患者，在补充碱性溶液纠正酸中毒后，可能发生
    A. 低钠　　B. 低氯　　　C. 低钾
    D. 低镁　　E. 低碳酸氢根

34. 患者，男，70岁，肺源性心脏病多年，现出现呼吸性酸中毒，应优先处理的问题是
    A. 控制感染　　　　B. 促进排痰
    C. 高浓度吸氧　　　D. 使用碱性液体
    E. 解除呼吸道梗阻，改善通气

35. 如视频所示，其静脉补钾的浓度下列最合适的是

A. 5%葡萄糖溶液500ml+10%氯化钾25ml
B. 5%葡萄糖溶液500ml+10%氯化钾20ml
C. 5%葡萄糖溶液500ml+10%氯化钾15ml
D. 5%葡萄糖溶液250ml+10%氯化钾15ml
E. 5%葡萄糖溶液250ml+10%氯化钾10ml

A_3/A_4型题

（36～38题共用题干）

患者，男，50岁。体重60kg，因食管癌进食困难1月余入院。诉：乏力、极度口渴、尿少而色深。检查：血压、体温均正常，眼窝凹陷，口唇干燥，皮肤弹性差。

36. 该患者存在的水电解质失衡是
    A. 轻度高渗性脱水　B. 轻度低渗性脱水
    C. 轻度等渗性脱水　D. 中度高渗性脱水
    E. 中度低渗性脱水

37. 该患者入院第1天，补液总量为
    A. 1500～2000ml　　B. 2000～2500ml
    C. 2500～3000ml　　D. 3000～3200ml
    E. 3200～4000ml

38. 该患者应首先输入
    A. 5%葡萄糖溶液　　B. 3%氯化钠溶液
    C. 等渗盐水　　　　D. 右旋糖酐
    E. 平衡盐溶液

（39～41题共用题干）

患者，女，41岁。因腹泻3天，补液后尿量增加，但在查体时发现其肌张力低下、膝腱反射迟钝、腹胀、肠鸣音减弱，听诊心音低钝。

39. 提示该患者可能存在
    A. 低血磷　　　　　B. 低血镁
    C. 低血钙　　　　　D. 低血钠
    E. 低血钾

40. 该患者宜选用治疗的液体是
    A. 5%葡萄糖溶液　　B. 10%葡萄糖溶液
    C. 10%氯化钾溶液　D. 0.9%氯化钠溶液
    E. 5%碳酸氢钠溶液

41. 为该患者静脉补钾的先决条件是
    A. 尿量在40ml/h以上
    B. 浓度在0.3%以上
    C. 速度＜60滴/分
    D. 总量不宜超过3～6g
    E. 患者心功能正常

（董全斌）

第3章　外科患者营养支持的护理

第1节　概　　述

营养支持是指经肠内或肠外途径为患者补充人体所需营养的一种技术，包括肠内营养（EN）和肠外营养（PN）。

一、外科患者的代谢特点

1. 饥饿时　饥饿早期，机体首先会把肝脏和肌肉中的糖原储备耗尽，然后再依靠糖异生作用。此时，机体依靠肝脏和肌肉蛋白分解以提供糖异生前体物质，蛋白质合成减少。最后，脂肪动员成为主要能源物质，体内酮体形成及糖异生作用增强。

2. 创伤应激下　手术创伤、感染等应激状态下，能量消耗增高，胰岛素抵抗和糖异生增加出现高血糖、蛋白质分解增强、负氮平衡、脂肪分解增强。

二、营养物质的基本作用

1. 糖　是机体维持生命活动所需能量的主要来源。供给量3～3.5g/（kg·d），供能约占总热量的50%。

2. 蛋白质　是机体构成细胞的基本有机物，是生命活动的主要承担者，用于维持血浆胶体渗透压、组织修复、维持免疫状态和器官功能。

3. 脂肪　用于提供能量，还可提供必需脂肪酸维持细胞膜结构，剂量为甘油三酯0.7～1.3g/（kg·d），供给机体总热量的30%～40%。

4. 水和电解质　用于维持体液平衡，维护各种酶的活性及神经、肌肉的应激性，参与和维持细胞正常代谢的过程。

5. 维生素　是维持机体健康所必需的一类有机化合物，用于参与和维持正常代谢过程。

6. 微量元素　在机体内含量极微小，但具有强大的生物学作用，如铁、铜、锌、硒等，用于参与和维持机体正常代谢过程。

三、营养不良的临床表现

1. 消瘦　比标准体重低15%以上，或短期内体重下降过快。

2. 贫血表现。

3. 低蛋白血症性水肿。

4. 其他　如皮肤干燥、毛发脱落、肌肉萎缩、乏力等。

四、营养评定

1. 健康史　重点了解
   - （1）有无慢性消耗性疾病、手术创伤、感染病史。
   - （2）体重、食量的变化。
   - （3）有无呕吐、腹泻等症状。
   - （4）了解患者的饮食偏好。

2. 人体测量
（1）体重：应根据患者近3～6个月体重变化加以判断，短期内体重下降过快应视为消瘦。无主观意识控制体重的情况下，体重丢失＞10%（无时间限定）或3个月体重丢失＞5%，即存在营养不良。
（2）体重指数（BMI）：BMI＝体重（kg）/身高（m）^{2}，正常参考值为18.5～24kg/m^2，25～30kg/m^{2}为超重，＞30g/m^{2}为肥胖，★低于18.5kg/m^{2}为消瘦。
（3）三头肌皮褶厚度可作参考。
（4）握力测定：反映肌肉功能的有效指标，正常男性握力≥35kg，正常女性握力≥23kg。

3. 其他状况　贫血、水肿等表现。

4. 实验室检查
（1）血清清蛋白：★低于35g/L。
（2）血清转铁蛋白：低于2g/L。
（3）血清淋巴细胞总数：低于1.5×10^9/L。
（4）24h氮平衡测试：持续呈负氮平衡。
（5）免疫皮肤试验：显示皮肤反应低下。

五、营养不良的分类

1. 消瘦型营养不良　为能量缺乏型，为蛋白质和能量摄入不足，肌肉组织和皮下脂肪减少，体重下降，但血清清蛋白指标基本正常。
2. 低蛋白型营养不良　主要表现为血清清蛋白、转铁蛋白指标下降，但体重基本正常。
3. 混合型营养不良　具有上述两种类型的临床特征。

第2节　外科患者营养支持的护理

一、肠内营养

（一）概述　肠内营养是经口或喂养管提供维持人体代谢所需营养素的一种方法，分部分（经口补充）和全肠内营养。★凡胃肠有吸收功能，能耐受肠内营养制剂者，应首选肠内营养。

1. 适应证
（1）胃肠吸收功能正常，但进食障碍、高分解代谢状态、慢性消耗性疾病、肝肾功能不全及糖不耐受的患者。
（2）肠外营养支持的患者在病情稳定后，可逐渐过渡到肠内营养。

2. 禁忌证　肠梗阻、消化道活动性出血、腹腔或肠道感染、严重腹泻或吸收不良、休克等。

3. 肠内营养制剂
（1）非要素型制剂（整蛋白为主的制剂），溶液渗透压为接近等渗，适用于胃肠消化吸收功能基本正常的患者。
（2）要素型制剂（氨基酸为主的制剂），溶液渗透压为高渗（470～850mmol/L），不用消化可直接吸收，适用于消化吸收不良的患者。
（3）组件型制剂：以某种或某类型的营养素为主的肠内营养制剂，如蛋白质组件、脂肪组件、糖类组件等。
（4）疾病专用型制剂：针对不同疾病特征而设计的专用制剂。主要有糖尿病、肝病、肾病、肿瘤等专用制剂。高支链氨基酸配方适用于肝病患者，必需氨基酸配方适用于肾衰竭患者。

4. 肠内营养给予途径　有口服和管饲两种，管饲方式有以下两种。
（1）鼻胃管或鼻肠管：适用于★时间小于2周的患者。
（2）胃及空肠造瘘：适用于时间超过2周的患者。

5. 肠内营养的输注方式
（1）按时分次给予：★每次100～300ml，在10～20min输注完成，每天6～8次。适用于长期家庭营养支持的患者。
（2）间隙性重力输注：每次250～500ml，每天4～6次。
（3）连续经泵输注：经12～24h均匀输注。胃肠反应较轻，营养吸收较好，为临床上推荐的方式。

6. 主要并发症
 (1) 鼻、口咽或食管的损伤。
 (2) 恶心、呕吐、腹泻等消化道症状。
 (3) 水、电解质、糖代谢等的异常。
 (4) 感染并发症与营养液误吸及污染有关，★营养液误吸引起的吸入性肺炎是最严重的并发症。

（二）常见护理诊断/问题
 1. 有误吸的危险　与喂养管位置、管饲时体位、胃排空速度有关。
 2. 有口咽、食管黏膜损伤的可能　与长时间留置喂养管有关。
 3. 腹胀、腹泻　与肠内营养液的浓度、温度、输注速度、喂养管放置的位置及患者耐受性等有关。

（三）护理措施

1. 预防误吸
 (1) 管道护理：①妥善固定，做好标记。②避免喂养管扭曲、压迫或拉脱。③输注前确定喂养管的位置是否恰当。④保持喂养管通畅，喂养前后或连续输注4h以上时，需用温开水或生理盐水20～30ml进行冲管，以保证通畅。
 (2) 选择合适的体位：采用坐位或30°～45°的半卧位，持续30～60min，有助于防止营养液反流误吸。经鼻肠管或空肠造瘘者，可采用随意卧位。
 (3) 及时评估胃内残留量：若胃残留量超过100～150ml，应减慢或停止输注。
 (4) 输注过程中加强观察：如患者出现呛咳，呼吸困难或咳出类似营养液的痰液时，可能为误吸，应及时处理。

2. 提高胃肠道耐受性
 (1) 加强观察，如患者出现腹胀腹泻、恶心呕吐时，应及时查明原因。如为乳糖不耐受，改为无乳糖配方的营养制剂。
 (2) 控制营养液的浓度、速度和渗透压：应从低浓度开始，再根据胃肠道适应程度逐步递增。营养液的★温度保持在38～40℃为宜，以防烫伤患者。
 (3) 控制输注量和速度，营养液宜从少量、低浓度开始，速度宜慢，经胃管给予，开始可用全浓度（20%～24%），滴速为25～50ml/h，从每天给予500～1000ml开始，逐日增加滴速和浓度，5～7天达到患者能耐受的总需要量。
 (4) 严格遵守无菌原则，防止配制及输注时营养液受污染，现配现用，暂时不用的置于4℃的专用冰箱保存，24h用完，每天更换输注管。
 (5) 伴有低蛋白血症的患者，应及时补充血清蛋白或血浆。

3. 避免黏膜、皮肤损伤　选用材质细软的喂养管，每天用油膏涂擦与喂养管接触的鼻咽部黏膜；加强对造瘘口皮肤的保护和口腔护理。

4. 感染并发症的护理　发生吸入性肺炎或急性腹膜炎时应及时处理。

5. 定时监测血糖及水电解质变化，了解肝肾功能及评价营养支持的效果。

6. 指导患者及家属掌握居家喂养及喂养管的自我护理方法。

锦襄妙"记"　肠内营养输注时护理措施可以归纳为"一控二防三注意"。一控是控制总量。二防是防污染、防误吸。三注意是输注时注意浓度由低到高、注意速度由慢到快，注意温度保持在38～40℃。

二、肠外营养　胃肠外营养（PN）指通过静脉途径供给人体所需营养素的方法。当患者所需营养素全部由静脉途径提供时，称为全胃肠外营养（TPN）。

（一）适应证
 1. 高分解代谢状态　如严重感染、大面积烧伤、创伤或大手术。
 2. 胃肠道吸收功能障碍或胃肠道需要休息者。
 3. 因疾病或治疗限制，不能经胃肠道摄食或摄入不足。
 4. 需要改善营养状况的患者　如营养不良、手术前后的营养支持、放疗与化疗期间。

（二）禁忌证

严重水、电解质平衡失调；凝血功能异常；休克。

（三）营养素及制剂　目前PN强调糖与脂肪双能量来源。

1. 葡萄糖　★为主要供能物质，占全部能量的50%。成人对葡萄糖的日需量为100～150g。

2. 脂肪乳剂　提供的能量占总能量的30%～40%，成人用量为1～2g/（kg·d）。

3. 复方氨基酸　每天氨基酸基础需要量为0.8～1.0g/（kg·d），应激状态下蛋白质分解增强，可以增加至1.2～1.5g/（kg·d）。可分为平衡型与特殊型两种，多数患者采用平衡型氨基酸；有相关疾病者可采用特殊型氨基酸配方，如肝病患者，采用含支链氨基酸较多而芳香氨基酸较少的配方；肾病患者，采用8种必需氨基酸较多，而非必需氨基酸较少的配方。

4. 电解质　需补充钾、钠、氯、钙、镁、磷等电解质。

5. 维生素　水溶性维生素体内无储备，禁食后即应补充；脂溶性维生素体内有一定的储备，短期禁食不致缺乏。

6. 微量元素　TPN超过2周时，应静脉补充微量元素。

（四）肠外营养液的输注途径及方法

1. 输注途径（图3-1）
  - （1）周围静脉：★适用于静脉营养时间在2周以内者，补充部分营养的患者。
  - （2）中心静脉：★时间大于10天的全肠外营养支持选用中心静脉途径。中心静脉插管常经锁骨下静脉或颈内静脉途径。

2. 方法
  - （1）全营养混合液（TNA）：是将PN的各种营养素配制于3L的塑料袋中，具有降低营养液的渗透压、减少污染、各种营养素能均匀输入等优点。
  - （2）单瓶输注：不具备TNA输注条件的情况下采用单瓶输注。

锦囊妙"记"

营养支持"2周"的意义

①肠内营养支持时间少于2周，使用鼻胃肠或鼻肠管途径，而超过2周则用胃或肠造瘘。②肠外营养支持时间少于2周，使用周围血管途径输注，而大于2周则用中心静脉途径。③全肠外营养支持输注时间超过2周，必须补充脂溶性维生素及微量元素。

（五）常见护理诊断/问题

潜在并发症　★气胸、血管损伤、胸导管损伤、导管移位、空气栓塞、血栓性静脉炎；穿刺部位感染、★导管脓毒症、★肠源性感染；体液失衡、电解质紊乱、★非酮性高渗性高血糖性昏迷、高脂血症、低血糖性休克等。

（六）护理措施

1. 规范配制和使用全肠外营养混合　遵守无菌操作原则，营养液★现配现用，不得加入激素、抗生素、升压药等；全肠外营养混合液在24h内输完，暂时不用者保存在4℃冰箱内，输注前0.5～1h取出置室温下复温后再输注。

2. 合理输注　合理安排输液顺序及输注的速度，TNA输注不超过200ml/h。根据患者24h液体出入量，合理补液，维持水、电解质与酸碱平衡。

3. 静脉导管的护理（图3-1）　★TPN导管必须专用，妥善固定静脉导管，防止导管扭曲、变形、移位、受压等，每班查看体外导管长度，确保输注装置、接头紧密连接；穿刺24h后消毒置管口皮肤，更换透明敷贴并注明时间，以后每周至少更换1次，局部有异常及时消毒并更换透明敷贴，★每天更换输液管道；停止输注时采用脉冲式正压封管技术，防止回血凝固堵塞导管。

4. 定期监测与评价　PN最初3天需每天监测血清电解质、血糖水平，3天后如果血糖稳定，改为1～2次/周。每隔1～2周测血清清蛋白、转铁蛋白、前清蛋白、淋巴细胞计数等及肝肾功能。

5. 并发症的观察与护理

（1）置管相关的并发症：与中心静脉插管或留置有关，包括气胸、血管损伤、胸导管损伤、导管移位、空气栓塞。置管的并发症重在预防。

（2）感染：①导管性脓毒症：与输入污染、插管处皮肤感染等有关。护理措施：加强导管的护理，严密观察患者局部与全身有无感染，如怀疑有导管性脓毒症，应及时做细菌培养并进行抗菌治疗。②肠源性感染：与长期TPN时肠黏膜萎缩，肠屏障功能减退有关，所以，当患者胃肠功能恢复后，应尽早开始肠内营养。

（3）糖代谢紊乱：①高血糖和高渗性非酮性昏迷，出现血糖升高、脱水、神志改变等，所以葡萄糖输入的速度控制在5mg/（kg·min），必要时加用适量胰岛素降低血糖。②低血糖时出现面色苍白、四肢湿冷等症状，应及时补充葡萄糖。

（4）肝功能异常：主要与葡萄糖超负荷引起的肝脂肪变性有关。

（5）血栓性静脉炎：多发生于周围静脉外营养支持，可采用热敷理疗、更换穿刺部位等处理。

6. 健康教育

（1）告知患者及家属有关PN的知识。

（2）尽早经口进食或肠内营养。

（3）为出院患者提供饮食营养指导及制订饮食计划。

要点回顾

1. 营养不良的主要病因有哪些？
2. 如何选择不同类型的肠内营养制剂？
3. 肠外营养素包括哪几类？
4. 肠外营养输注途径有哪些？
5. 肠外营养有何常见并发症？

中心静脉途径

静脉导管的护理
①严格无菌操作
②每天消毒更换敷料
③严密观察皮肤情况
④妥善固定，防止导管移位
⑤专管专用，不能用于注药、抽血等
⑥防止导管堵塞

周围静脉途径

图3-1 肠外营养输注的途径及导管的护理措施

●○ **模拟试题栏——识破命题思路，提升应试能力** ○●

一、专业实务

A₁型题

1. 关于外科营养支持的叙述，正确的是
   A. 高支链氨基酸配方适用于肾衰竭患者
   B. 首选肠内营养支持
   C. 经鼻肠管进行肠内营养支持时较易发生误吸
   D. 要素饮食是有渣饮食
   E. 葡萄糖、氨基酸和脂肪乳剂最好分别单独输注

2. 成人每天蛋白质的需要量是
   A. 0.5～1.0g/kg   B. 1.0～1.5g/kg
   C. 1.5～2.0g/kg   D. 2.0～2.5g/kg
   E. 2.5～3.0g/kg

3. 可考虑进行肠内营养的疾病是
   A. 消化道活动性出血   B. 急性肠梗阻
   C. 休克   D. 食管癌晚期
   E. 严重腹泻

4. 判断机体肥胖最常用、最简便的指标是
   A. 体重   B. 血脂

C. 三头肌皮褶厚度   D. BMI
E. 实际体重与理想体重之比

A₂型题

5. 患者，男，54岁。因疾病需肠内营养支持，灌注时，喂养液适宜的温度是
   A. 18℃   B. 28℃   C. 38℃
   D. 48℃   E. 58℃

6. 患者，男，60岁。行肠外营养支持，其中葡萄糖输注速度最多不超过每分钟
   A. 2mg/kg   B. 3mg/kg   C. 4mg/kg
   D. 5mg/kg   E. 6mg/kg

7. 患者，男，35岁。身高1.70m，体重50kg，根据体重指数判断其为
   A. 正常   B. 超重   C. 肥胖
   D. 营养过剩   E. 营养不良

8. 患者，女，67岁。因食管癌收入院，可以帮助护士判断是否营养不良的依据是
   A. 体重指数为17kg/m²

B.一年内体重下降超过5kg

C.一年内体重下降5%

D.血清白蛋白40g/L

E.体重指数高于正常值范围

9.患者，男，65岁。食管癌晚期，空肠造瘘后行肠内营养，其喂养液配制后用完应在

A.8h内　　B.12h内　　C.16h内

D.24h内　　E.36h内

A_3/A_4型题

（10～11题共用题干）

患者，男，46岁。与同事聚会后突发剧烈腹痛，疼痛呈持续性，伴呕吐，呕吐物为胃内容物，体温39.8℃，诊断为急性坏死性胰腺炎，拟急诊手术治疗。

10.该患者术后第2天营养供给应采取

A.普食　　　　　B.管饲流质食物

C.完全胃肠外营养　D.要素饮食

E.经肠内营养泵连续滴注营养液

11.术后第5天，患者体温降至正常后又升高至39.5℃，精神萎靡，寒战，无腹痛、腹胀，伤口引流液少，应考虑其可能发生了

A.气胸　　　　　B.低血糖

C.吸入性肺炎　　D.高血糖昏迷

E.导管性脓毒症

二、实践能力

A_1型题

12.不属于肠内营养适应证的是

A.吞咽和咀嚼困难　B.意识障碍

C.消化道瘘　　　　D.大面积烧伤

E.胃肠道功能障碍

13.关于肠外营养制剂，描述错误的是

A.复方氨基酸溶液　B.葡萄糖

C.适量抗生素　　　D.肠脂肪乳剂

E.电解质、维生素、微量元素

14.肠外营养支持不适用于

A.胃肠道瘘　　　B.重大手术后

C.大面积烧伤　　D.急性重症胰腺炎

E.凝血功能障碍

15.下列对胃肠内营养支持的护理措施中，不恰当的是

A.经胃管饲时，采取半坐卧位

B.营养液保存在22～24℃条件下

C.滴注时营养液温度在38℃左右

D.注意无菌操作

E.观察体温、呼吸、脉搏、血压变化

A_2型题

16.患者，男，43岁。体重50kg，胃癌根治术后行肠外营养支持，某日在快速输入10%葡萄糖溶液后主诉口渴，随之意识模糊，该患者可能出现了

A.吸入性肺炎　　　B.高血糖

C.气胸　　　　　　D.并发脑血管意外

E.脂肪超载综合征

17.患者，男，47岁。行胃次全切除术后发生了十二指肠残端瘘，需肠外营养支持，应选择周围静脉还是中心静脉，主要取决于

A.患者的营养状况　B.病房的护理条件

C.患者的意愿　　　D.患者的经济条件

E.肠外营养的需要量和时间

A_3/A_4型题

（18～20题共用题干）

患者，男，36岁。暴饮暴食后突发腹痛，疼痛呈持续性并阵发加重，伴呕吐，体温升高，被诊断为急性坏死性胰腺炎，急诊行手术治疗。

18.术后第5天患者体温降至正常后又升高至39.5℃，精神不振，寒战，无腹痛腹胀，伤口引流液少，应警惕其可能发生了

A.空气栓塞　　　　B.低血糖症

C.高血糖症　　　　D.导管脓毒症

E.急性胰腺炎加重

19.给此患者静脉输注20%脂肪乳剂250ml需要

A.1～1.5h　　B.2～2.5h　　C.3～3.5h

D.4～5h　　　E.6h以上

20.经过6天胃肠外营养支持，患者胃肠道逐渐恢复，现遵医嘱给予鼻饲管维持营养，插胃管后护士如图所示的操作目的是

A.防止胃管脱出

B.缓解插管引起的不适

C.防止胃内容物反流

D.验证胃管是否在胃内

E.判断胃管是否通畅

（吴小雯）

第4章　外科休克患者的护理

一、定义　休克是机体遭受强烈的致病因素侵袭后，导致有效循环血容量锐减、组织灌注不足、细胞代谢紊乱和内脏器官功能障碍为特点的临床综合征。

二、病因与分类　根据引起休克的病因不同，休克可分为低血容量性、感染性、心源性、神经源性和过敏性休克五类。低血容量性休克和感染性休克在外科最常见。

三、病理生理

1. 各类休克共同的病理生理基础　★有效循环血容量锐减和组织灌注不足。

2. 微循环变化　分为微循环收缩期（休克早期、代偿期）、微循环扩张期（休克中期、抑制期）、微循环衰竭期（休克晚期、衰竭期）。

> **锦囊妙"记"**
>
> **微循环变化**
>
> 微循环收缩期——少灌少流，灌少于流；
>
> 微循环扩张期——多灌少流，灌大于流；
>
> 微循环衰竭期——先凝血，后出血。

3. 代谢变化　★无氧代谢引起代谢性酸中毒（乳酸增多），血糖升高，水钠潴留，尿素氮、肌酐和尿酸增高等。

4. 内脏器官的继发性损害
   - （1）休克持续超过10h未纠正，可发生内脏器官功能损害。
   - （2）造成休克患者死亡最主要的原因是多器官功能衰竭（图4-1）。
   - （3）发生多系统器官功能衰竭时，最先受累的脏器是肺。

> **锦囊妙"记"**　休克可以概括为三变化五衰竭
>
> 三变化，即微血管收缩—微血管扩张—弥散性血管内凝血
>
> 五衰竭，即急性呼衰、心衰、肾衰、脑水肿、肝衰。

呼衰　脑水肿　肝衰　心衰　肾衰　糜烂出血

图4-1　多器官功能衰竭

四、临床表现　休克的临床表现见表4-1。

表4-1　休克的临床表现

项目	休克早期	休克期	休克晚期
神志	紧张、烦躁不安	淡漠、迟钝	模糊甚至昏迷
皮肤黏膜	苍白，发冷	发绀，发冷	花斑、瘀斑，厥冷
脉搏	<100次/分，尚有力	>100次/分，较弱	很弱，摸不清
血压	收缩压正常或稍高，脉压<30mmHg	收缩压70～90mmHg，脉压<20mmHg	收缩压<70mmHg或测不到
尿量	正常或稍少	减少	极少或无尿
失血量（占全身血容量百分比）	<800ml（<20%）	800～1600ml（20%～40%）	>1600ml（>40%）

锦囊妙"记"

休 克 晚 期

五无一有。五无：无血压、无脉搏、无体温、无意识、无尿；

一有：有广泛出血倾向（皮肤黏膜内脏出血）。

五、辅助检查

1. 血、尿、粪常规

2. 动脉血气分析　反映呼吸功能和酸碱平衡动态。

3. 中心静脉压（CVP）★反映全身血容量和右心功能之间的关系。
- （1）★正常值：$5\sim10cmH_2O$。
- （2）临床意义：$<5cmH_2O$表示血容量不足；$>15cmH_2O$提示心功能不全；$>20cmH_2O$表示存在充血性心力衰竭。

4. 肺毛细血管楔压（PCWP）　正常值为$6\sim15mmHg$。反映肺静脉、左心功能。

六、治疗要点
尽快恢复有效循环血容量；积极处理原发病；纠正微循环障碍；保护重要器官功能，预防多器官功能障碍综合征（MODS）。

七、护理诊断/问题

1. 体液不足　与失血、失液有关。

2. 气体交换障碍　与肺循环血量不足、肺水肿、肺不张有关。

3. 潜在并发症　感染、受伤、压疮、MODS等。

八、护理措施

1. 一般护理
- （1）吸氧：氧流量$6\sim8L/min$。
- （2）体位：★平卧位或中凹位（图4-2），中凹位有利于增加回心血量。
- （3）积极处理原发病：为抗休克的根本措施。对于肝脾破裂、急性活动性上消化道出血的失血性休克的患者，应在尽快恢复血容量的同时积极进行手术准备，实施紧急手术止血。感染性休克的处理应先抗休克，休克纠正后重点抗感染。
- （4）其他措施：镇静止痛、保暖等，★禁用热水袋等体表局部加温，防止体表血管扩张，导致休克加重、耗氧量增加，避免患者烫伤。拉起床边护栏，必要时使用约束带，预防损伤。

图4-2　抗休克体位

2. 病情观察
- （1）神志：★反映脑组织血液灌注情况。
- （2）生命体征：①脉搏细速、呼吸急促、收缩压$<90mmHg$，脉压$<20mmHg$，表明休克存在。②呼吸>30次/分或<8次/分，表示病情危重。③休克患者体温大多偏低，感染性休克患者常有高热，若体温突然升至$40℃$以上或骤降至$36℃$以下，均提示病情危重。④休克指数=脉率/收缩压，≥1.0提示有休克；>2.0为严重休克。
- （3）皮肤色泽和温度：★反映体表灌流情况。
- （4）尿量：★反映肾血流灌注情况，是观察休克变化最简单和有效的指标。尿量$>30ml/h$，提示休克好转。
- （5）辅助监测：血尿粪常规、血电解质、血气分析、肝肾功能、中心静脉压（CVP）等。

3. 治疗配合
- （1）补充血容量（扩容）的护理：★是抗休克的基本措施。
  - 1）建立静脉通道：两条以上，尽快行中心静脉插管，同时可监测CVP。
  - 2）液体选择：★一般先晶后胶，晶体首选平衡盐溶液，胶体首选血浆。大出血超过30%应快速输注全血。
  - 3）合理补液：根据血压（BP）及CVP的测定指导补液，中心静脉压与补液的关系见表4-2。

3. 治疗配合

（1）补充血容量（扩容）的护理：★是抗休克的基本措施。

表4-2　中心静脉压与补液的关系

CVP	BP	原因	处理原则
★低	低	血容量严重不足	加快输液的速度
低	正常	血容量不足	适当补液
★高	低	心功能不全或血容量过多	给强心药，减慢输液
高	正常	容量血管过度收缩	舒张血管
正常	低	心功能不全或血容量不足	补液试验

补液试验：取等渗盐水250ml，在5～10min内经静脉滴入，若血压不变而CVP升高，提示心功能不全；若血压升高而CVP不变，提示血容量不足。

锦囊妙"记" CVP和补液的关系，要记住一高一低一正常

一高：CVP高，提示心功能不全；

一低：CVP低，提示血容量不足；

一正常：CVP正常，提示要做补液试验。

（2）应用血管活性药物

1）从小剂量、低浓度开始，遵医嘱控制输入速度。

2）★血管扩张剂需在补足血容量的前提下使用。

3）严防血管收缩药外渗，造成组织坏死。如有外渗应立即停止注射，局部用普鲁卡因封闭。

（3）配合处理原发病。

（4）纠正代谢紊乱：①纠正酸中毒，首选5%碳酸氢钠。②调节休克患者的应激反应，使用糖皮质激素。③改善细胞代谢，常用能量合剂。

（5）维护重要器官功能：维护肺、脑、肾、心等器官功能。对诊断明确的弥散性血管内凝血（DIC），早期可用肝素抗凝，晚期则使用抗纤溶药物，如氨甲苯酸等。

（6）防治感染：注意无菌操作，预防肺部、泌尿系等的感染，合理正确使用抗生素。

4. 心理护理

九、健康指导

1. 加强自我保护，指导意外伤害的自救知识。

2. 发生严重创伤或疾病及时到医院就诊。

要点回顾

1. 休克患者为什么不能用热水袋、电热毯保暖？

2. CVP的正常值和临床意义有哪些？

3. 休克患者应取什么体位？有何意义？

4. 休克患者的观察要点有哪些？

5. 给休克患者快速补充血容量的护理要注意什么？

模拟试题栏——识破命题思路，提升应试能力

一、专业实务

A₁型题

1. 各类休克共同的病理生理基础是

A. 外周血管扩张　　B. 心输出量不足

C. 细胞代谢紊乱　　D. 有效循环血量锐减

E. 酸碱平衡失调

2. DIC 发生在休克的

  A. 休克抑制期

  B. 休克代偿期

  C. 微循环扩张期

  D. 微循环衰竭期

  E. 微循环收缩期

3. 休克时出现酸中毒的主要原因是

  A. 大量呕吐、腹泻

  B. 大量血浆丢失

  C. 抗利尿激素增加

  D. 无氧代谢引起乳酸堆积

  E. 肾上腺素释放增加

A_2型题

4. 患者，男，26岁。因车祸导致失血性休克被送入急诊，经抢救后给予留置导尿，24h引流尿液350ml，此状况属于

  A. 无尿   B. 少尿

  C. 尿潴留   D. 尿量正常

  E. 尿量偏少

5. 患者，男，38岁。因严重复合伤伴创伤性休克急诊入院。在监测患者病情变化时，最简便有效的指标是

  A. 生命体征   B. 神志

  C. 皮肤色泽   D. 中心静脉压

  E. 尿量

6. 患者，女，38岁。因脾破裂大失血入院，患者表情淡漠、反应迟钝，皮肤发绀，血压80/60mmHg，脉搏114次/分，尿量20ml/h，其表现属于

  A. 微循环痉挛期   B. 微循环收缩期

  C. 微循环扩张期   D. 微循环衰竭期

  E. 微循环代偿期

7. 患者，女，36岁。大面积烧伤后5h入院。脉搏120次/分，血压70/50mmHg，尿少。发生上述状况最可能的原因是

  A. 大量红细胞丧失造成肺换气障碍

  B. 大量水分蒸发造成脱水

  C. 疼痛导致的生理反应

  D. 创面细菌感染造成感染性休克

  E. 大量体液从血管内渗出引起低血容量性休克

8. 患者，女，28岁。停经45天，下腹隐痛2天，加重1天入院。查体：面色苍白，四肢湿冷，体温不升，脉搏126次/分，血压76/50mmHg，此时最适宜的体位是

  A. 截石位   B. 俯卧位

  C. 中凹卧位   D. 半坐卧位

  E. 去枕仰卧位

9. 患者，男，33岁。因失血性休克入院治疗3天。患者出现胸闷、气急、呼吸困难，化验$PaCO_2$ 62mmHg，吸氧后缺氧症状仍无改善，可能发生了

  A. 呼吸性酸中毒   B. 急性呼吸窘迫综合征

  C. 呼吸性碱中毒   D. 肺不张

  E. 急性心力衰竭

A_3 / A_4型题

（10～11题共用题干）

  患者，男，36岁。暴饮暴食后剧烈腹痛28h。查体：血压80/60mmHg，脉搏110次/分，面色苍白，四肢湿冷，全腹均有压痛、反跳痛和肌紧张，肠鸣音消失。诊断为急性弥漫性腹膜炎合并休克。

10. 该患者的休克属于

  A. 神经源性休克   B. 低血容量性休克

  C. 心源性休克   D. 感染性休克

  E. 过敏性休克

11. 患者发生休克的原因是

  A. 大量毒素吸收

  B. 大量体液丧失于腹腔

  C. 毒素吸收和血容量减少

  D. 中毒性心肌炎

  E. 急性呼吸衰竭

二、实践能力

A_1型题

12. 抗休克时应用血管扩张剂的前提是

  A. 与血管收缩剂交替使用

  B. 舒张压＞60mmHg

  C. 心功能正常

  D. 血容量补足

  E. 收缩压＜100mmHg

13. 给予休克患者吸氧，适宜的氧流量为

  A. 2～4L/min   B. 4～6L/min

  C. 6～8L/min   D. 8～10L/min

  E. 10～12L/min

14. 休克早期的临床表现，不对的是

  A. 烦躁不安   B. 面色苍白

  C. 尿量减少   D. 血压下降

  E. 神志清楚

15. 休克病情已进入休克期的指标是

  A. 神志淡漠   B. 皮肤发绀

  C. 血压下降   D. 无尿

E. 脉搏摸不清

16. 关于休克护理，下列哪项不妥

A. 平卧位　　　　　B. 吸氧

C. 用热水袋保暖　　D. 观察尿量

E. 测血压、脉搏

17. 休克患者快速输液时，应警惕

A. 局部胀痛　　　　B. 液体渗出血管外

C. 血液过度稀释　　D. 肺水肿及心力衰竭

E. 血压升高

18. 纠正休克引起的严重酸中毒，首选药物是

A. 5%碳酸氢钠　　　B. 平衡盐溶液

C. 1.25%碳酸氢钠　 D. 稀盐酸

E. 11.2%乳酸钠

A₂型题

19. 张某，女，23岁。失血性休克，患者血压70/50mmHg，脉搏 120次/分，尿量20ml/h，抢救时应首先输入的液体为

A. 5%葡萄糖溶液　　B. 0.9%氯化钠溶液

C. 5%碳酸氢钠溶液　D. 平衡盐溶液

E. 20%甘露醇溶液

20. 患者，女，36岁。肝硬化，突发大量呕血约600ml，精神紧张，面色苍白，皮肤发冷，血压90/70mmHg，脉搏104次/分，其表现属于

A. 休克早期　　　　B. 休克期

C. 休克晚期　　　　D. 未发生休克

E. 虚脱

21. 患者，男，40岁。大腿外伤后大出血，失血性休克。经输液输血2500ml后，血压80/50mmHg，尿量30ml/h，中心静脉压15cmH₂O，提示

A. 血容量不足　　　B. 心功能不全

C. 周围血管扩张　　D. 静脉过度收缩

E. 肾功能不全

22. 如视频所示，应采取的措施是

A. 加快输液

B. 控制输液量，减慢输液

C. 暂停输液，用强心剂

D. 用升压药物

E. 补液试验

23. 患者，男，30岁。急性肠梗阻，弥漫性腹膜炎，感染性休克。经补液扩容后，血压95/65mmHg，中心静脉压6cmH₂O，但2天来每小时尿量15ml，尿比重1.010，提示

A. 血容量仍不足　　B. 心功能不全

C. 肾衰竭　　　　　D. 肾上腺皮质功能不全

E. 抗利尿激素分泌过多

24. 患者，男，40岁。感染性休克，监测CVP 18cmH₂O，血压80/60mmHg，尿量20ml/h，应如何处理

A. 按原速输液，加利尿剂

B. 减慢输液

C. 加速输液

D. 减慢输液，给强心药

E. 维持原状

25. 患者，男，38岁。因失血性休克正在输液。现测得其CVP 4.8cmH₂O，血压80/55mmHg。应采取的措施是

A. 纠正酸中毒　　　B. 减慢输液

C. 用利尿药　　　　D. 使用强心药

E. 加快输液速度

26. 黄某，女，44岁。因失血性休克收住入院，正在接受扩容治疗。现测得其中心静脉压正常，血压低于正常值，应采取的措施是

A. 加快输液

B. 控制输液量，减慢输液

C. 暂停输液，用强心药

D. 用升压药物

E. 补液试验

27. 患者，男，57岁。重度烧伤后8h，面色发绀，四肢湿冷，表情淡漠，反应迟钝。脉搏114次/分，呼吸36次/分，血压70/50mmHg，尿量10ml/h，血气分析提示[HCO₃⁻]18mmol/L，下列护理措施不妥的是

A. 建立静脉通路　　B. 取中凹体位

C. 用热水袋保暖　　D. 吸氧

E. 拉起床边护栏

28. 患者，男，40岁。因绞窄性肠梗阻急症入院，血压85/60mmHg，脉搏115次/分，皮肤发绀，正确的处理原则是

A. 用升压药　　　　B. 补充血容量

C. 用强心药　　　　D. 边抗休克边手术

E. 立即手术

29. 患者，男，20岁。腹部闭合性损伤2h。血压52/40mmHg，脉搏150次/分，呼吸36次/分，Hb 68g/L。患者神志淡漠、口唇发绀。腹腔穿刺抽出不凝固血液。目前对患者最佳的治疗方案是

A. 快速输血补液

B. 立即行剖腹探查

C. 尽早应用血管收缩剂

D. 快速输血补液同时行剖腹探查止血术

E. 待休克纠正后行剖腹探查

30. 李某,男,20岁。胸腹背部大面积烧伤19h。查见血压65/50mmHg,脉搏121次/分,CVP 2.5cmH₂O,尿量15ml/h,诊断为烧伤合并休克。应立即为患者采取的治疗措施是

　　A. 应用强心药　　　B. 扩充血容量

　　C. 纠正酸中毒　　　D. 给予糖皮质激素

　　E. 使用血管活性药物

31. 患者,男,50岁。因车祸致伤急诊入院,初步检查拟诊骨盆骨折合并腹腔内脏损伤,有休克征象。护士应首先给予

　　A. 建立静脉通道

　　B. 准备骨盆兜,行悬吊牵引

　　C. 准备腹腔手术止血

　　D. 准备髋部石膏固定

　　E. 准备骨牵引器材

32. 患者,男,39岁。在高温下持续工作10h,出现意识不清入院。患者皮肤湿冷,血压70/50mmHg,脉搏细速。体温37.2℃,心率116次/分,此时患者首优的护理问题是

　　A. 有感染的危险　　B. 清理呼吸道无效

　　C. 知识缺乏　　　　D. 体温过高

　　E. 体液不足

A₃/A₄型题

(33～35题共用题干)

　　患者,男,27岁。受压在倒塌的房屋下4h后被救,经现场紧急处置后送往医院,诊断为创伤性休克。入院后2h,患者出现便血、咯血和血尿。患者血压80/60mmHg,脉搏110次/分,皮肤黏膜有瘀点、瘀斑。实验室检查:血小板70×10⁹/L、纤维蛋白原1.3g/L、凝血酶原时间比正常延长5s。

33. 该患者可能出现了

　　A. 出血倾向　　　　B. 弥散性血管内凝血

　　C. 急性肾衰竭　　　D. 急性呼吸窘迫综合征

　　E. 上消化道出血

34. 为该患者抗凝治疗,宜选用

　　A. 肝素　　　　　　B. 氨基己酸

　　C. 氨甲苯酸　　　　D. 鱼精蛋白

　　E. 酚妥拉明

35. 若病情继续加重,对弥散性血管内凝血晚期出血,抗凝治疗宜选用

　　A. 肝素　　　　　　B. 氨基己酸

　　C. 潘生丁　　　　　D. 鱼精蛋白

　　E. 低分子右旋糖酐

(36～38题共用题干)

　　患者,男,20岁。胸腹背部大面积烧伤8h。查体:血压68/50mmHg,脉搏120次/分,CVP 2.5cmH₂O,尿量15ml/h,诊断为烧伤合并休克。

36. 该患者的休克,应属于

　　A. 感染性休克　　　B. 失血性休克

　　C. 创伤性休克　　　D. 失液性休克

　　E. 心源性休克

37. 应立即为患者采取的治疗措施是

　　A. 应用强心药　　　B. 扩充血容量

　　C. 纠正酸中毒　　　D. 给予糖皮质激素

　　E. 使用血管活性药物

38. 对该患者的护理措施,不正确的是

　　A. 快速补液　　　　B. 安置半卧位

　　C. 观察生命体征　　D. 记录尿量

　　E. 适当保暖

(39～42题共用题干)

　　测得某休克患者CVP 6cmH₂O,血压80/60mmHg,为了进一步明确诊断,取等渗盐水250ml,在5～10min内快速经静脉滴入。

39. 若血压不变而CVP升高,提示

　　A. 血容量不足　　　B. 肾功能不全

　　C. 肺功能不全　　　D. 心功能不全

　　E. 血容量过多

40. 此时正确的处理措施是

　　A. 充分补液

　　B. 适当补液

　　C. 给强心药,减慢输液

　　D. 使用血管扩张剂

　　E. 给予血管收缩剂

41. 若血压升高而CVP还是正常,则提示

　　A. 血容量不足　　　B. 肾功能不全

　　C. 肺功能不全　　　D. 心功能不全

　　E. 血容量过多

42. 此时应采用的处理措施是

　　A. 立即输血

　　B. 加快输液

　　C. 给强心药,减慢输液

　　D. 使用血管扩张剂

　　E. 使用血管收缩剂

(黄媛媛)

第5章　麻醉患者的护理

第1节　麻醉前护理

一、概述　麻醉是应用药物或其他方法，使手术患者整体或局部暂时失去感觉，从而消除手术时的疼痛。
★麻醉的要求是安全、无痛、精神安定、适度肌松。

二、分类

1. 局部麻醉　简称局麻。麻醉药作用于周围神经系统，使相应区域的痛觉消失，但患者意识清醒。可分为：表面麻醉、局部浸润麻醉、区域阻滞麻醉、神经干（丛）阻滞麻醉四种类型。

2. 椎管内麻醉　可分为：蛛网膜下腔阻滞麻醉（腰麻）和硬脊膜外隙阻滞麻醉。

3. 全身麻醉　简称全麻。麻醉药对中枢神经系统产生抑制效应，患者的意识和全身痛觉暂时消失，肌肉松弛，反射活动减弱。可分为：吸入麻醉、静脉麻醉、复合麻醉等。

三、护理措施

1. 心理护理　介绍麻醉方法、麻醉过程，减轻患者焦虑、恐惧心理。

2. 纠正或改善病理生理状态　尽量改善患者营养状况，纠正脱水、电解质和酸碱平衡紊乱。合并心脏病者，应重视改善心脏功能。合并高血压者，应将收缩压控制在180mmHg以下，舒张压控制在100mmHg以下。糖尿病患者空腹血糖应控制在8.3mmol/L以下，尿糖低于（++）且尿酮体阴性。吸烟者要求戒烟2周以上。

3. 皮肤过敏试验　★普鲁卡因、丁卡因使用前需做皮试。

4. 胃肠道准备　★常规禁食12h，禁饮4h，以防止麻醉中或麻醉后呕吐引起误吸或窒息。

5. 麻醉前用药

（1）麻醉前用药的目的
1）镇静，缓解患者紧张、焦虑和恐惧。
2）抑制腺体分泌，保持呼吸道通畅。
3）减少麻醉药副作用，抑制迷走神经反射。
4）提高痛阈，缓解术前疼痛和增强麻醉效果。

（2）麻醉前常用药物（表5-1）

表5-1　常用麻醉前用药

药物类型	药名	作用	用法和用量（成人）
镇静药	地西泮	安定镇静、催眠、抗惊厥、抗焦虑	口服2.5～5mg
	咪达唑仑		肌内注射0.04～0.08mg/kg
催眠药	苯巴比妥	镇静催眠、抗惊厥	肌内注射0.1～0.2g
镇痛药	吗啡	镇痛、镇静	肌内注射0.1mg/kg
	哌替啶		肌内注射1mg/kg
抗胆碱药	阿托品	抑制腺体分泌、解除平滑肌痉挛	肌内注射0.01～0.02mg/kg
	东莨菪碱	抑制迷走神经兴奋	肌内注射0.2～0.6mg

★吗啡抑制呼吸中枢，小儿、老人慎用，孕妇和呼吸功能障碍者禁用。
★甲亢、心动过速、高热患者禁用阿托品，可选用东莨菪碱。

第2节　局部麻醉患者的护理

一、概述

1. 常用局部麻醉药（局麻药）
　　（1）酯类：常用的有普鲁卡因、丁卡因等。
　　（2）酰胺类：常用的有利多卡因、布比卡因和罗哌卡因等。

2. 局部麻醉方法
　　（1）表面麻醉：将穿透力强的局麻药作用于黏膜表面，透过黏膜阻滞黏膜下的神经末梢产生麻醉效果。常用药物为1%～2%的丁卡因或2%～4%的利多卡因。眼、鼻、咽喉、气管等处的浅表手术或内镜检查常用此法。
　　（2）局部浸润麻醉：将局麻药注射到手术区的组织内，使组织内的神经末梢阻滞，达到麻醉作用。常用药物为0.25%～1%的普鲁卡因或0.25%～0.5%的利多卡因。
　　（3）区域阻滞麻醉：将局麻药注射在手术部位的四周及基底部的组织中，使通入手术区的神经纤维的传导中断。
　　（4）神经阻滞麻醉：将局麻药注入神经干、丛、节的周围，阻滞其冲动传导，使所支配的区域无痛。常用臂神经丛阻滞、颈神经丛阻滞、肋间神经阻滞、指（或趾）神经阻滞。

二、局部麻醉副作用及护理

1. 过敏反应　是指使用少量局麻药后出现荨麻疹、咽喉水肿、支气管痉挛、低血压等，严重者危及生命。临床上以普鲁卡因和丁卡因等酯类局麻药过敏者多见，故使用前应常规进行药物过敏试验。★若发生过敏，首先停止用药；吸氧；补充血容量，紧急时给予血管加压药，并应用糖皮质激素和抗组胺药。

2. 毒性反应　血中局麻药浓度超过机体耐受力而出现的中毒表现。
　　（1）★常见原因
　　　　1）一次用量过大，浓度过高。
　　　　2）局麻药误注入血管内。
　　　　3）注药部位血运丰富，吸收过快。
　　　　4）患者体质虚弱，对局麻药耐受力下降。
　　　　5）药物间的相互影响。
　　（2）临床表现：毒性反应轻者表现为兴奋、多语、烦躁、眩晕、寒战等，重者可出现意识不清、抽搐、血压下降、呼吸停止等。
　　（3）预防
　　　　1）控制局麻药的浓度和剂量（普鲁卡因限量1g，利多卡因限量0.4g，丁卡因限量0.1g）。
　　　　2）避免误入血管，注药前应回抽查看有无血液，无回血方可注入。
　　　　3）局麻药中加入适量肾上腺素，可减慢局麻药吸收，减少毒性反应的发生，并能延长麻醉作用时间。★指（趾）端、阴茎等末梢循环部位忌用，高血压、心脏病患者和老年人不宜使用。
　　　　4）麻醉前可给予地西泮或巴比妥类药物。
　　（4）急救护理
　　　　1）立即停止局麻药注入；保持呼吸道通畅，给氧。
　　　　2）轻者用地西泮静脉或肌内注射；抽搐或惊厥者，给予硫喷妥钠静脉注射；抽搐不能控制，可静脉注射琥珀酰胆碱后行气管插管及人工呼吸；低血压可使用麻黄碱或间羟胺；心动过缓则静脉注射阿托品；若心跳呼吸停止，应立即行心肺复苏。

第3节 椎管内麻醉患者的护理

一、蛛网膜下腔阻滞麻醉

1. 概述

（1）蛛网膜下腔阻滞麻醉（简称腰麻）：是将局麻药注入蛛网膜下腔，阻滞部分脊神经的传导，从而使其所支配区域产生麻醉作用的方法。

（2）方法：患者常取侧卧位，屈髋屈膝，头颈向胸部屈曲，腰背部尽量向后弓屈，使棘突间隙张开以便于穿刺（图 5-1）。★成人经 $L_3 \sim L_4$、$L_4 \sim L_5$ 间隙进针，经棘上韧带、棘间韧带、黄韧带后，突破蛛网膜，穿刺成功后有脑脊液滴出。

图 5-1 腰麻体位

（3）适应证和禁忌证：适用于手术时间在 2～3h 以内的下腹部、盆腔、会阴部、下肢手术。禁忌证：①休克。②脓毒症。③凝血功能障碍。④穿刺部位有感染。⑤脊柱外伤或结核。⑥急性心力衰竭或冠心病发作。⑦中枢神经系统疾病，如脑脊膜炎、颅内压增高等。⑧不能配合者，如小儿或精神病患者。

2. 常见并发症

（1）★头痛：为常见的并发症之一。多在术后 2～7 天出现，枕、额部明显，抬头或坐立时加剧，平卧后减轻或消失。
  1）★原因：脑脊液流出致颅内压下降。
  2）★预防：麻醉后常规去枕平卧 6h。

（2）血压下降、心动过缓：
  1）原因：麻醉区域血管扩张，回心血量减少。
  2）处理：血压下降酌情加快输液，必要时静脉注射麻黄碱；心动过缓者可静脉注射阿托品。

（3）呼吸抑制：
  1）原因：麻醉平面过高，导致呼吸肌运动功能抑制。
  2）表现：发绀、胸闷、气促、说话费力、胸式呼吸减弱等。
  3）处理：吸氧，使用面罩辅助呼吸。若呼吸停止，立刻行气管插管和人工呼吸。

（4）恶心、呕吐：
  1）原因：手术牵拉内脏、迷走神经亢进、呕吐中枢兴奋等因素所致。
  2）处理：麻醉前禁食，使用阿托品。已发生呕吐者予以对症处理。

（5）尿潴留：
  1）原因：主因是支配膀胱的副交感神经被阻滞后恢复较慢。下腹部、肛门或会阴手术后切口疼痛及患者不习惯床上排尿等也会导致尿潴留。
  2）治疗原则：先诱导排尿，无效者再行导尿。

二、硬脊膜外隙阻滞麻醉

1. 概述

（1）硬脊膜外隙阻滞麻醉（又称硬膜外阻滞或硬膜外麻醉）：是将局麻药注入硬脊膜外间隙阻滞部分脊神经的传导，使其所支配区域产生麻醉作用的方法。

（2）适应证和禁忌证：适用于除头部以外的任何手术，尤其适用于上腹部手术。禁忌证和腰麻的相似。

2. 常见并发症

（1）★全脊椎麻醉（全脊麻）：是硬脊膜外隙阻滞麻醉最严重的并发症。
  1）原因：误将大量局麻药注入蛛网膜下腔导致全部脊神经被阻滞。
  2）表现：注药后迅速出现呼吸困难、血压下降、意识丧失，继而呼吸停止。
  3）处理：立即使用面罩加压给氧，行气管插管人工呼吸，加快输液，维持呼吸和循环功能，心搏骤停者行心肺复苏。
  4）预防：导管置入硬膜外间隙回抽无脑脊液后方可继续给药。

（2）其他：神经损伤、硬膜外血肿、硬膜外脓肿、麻醉药毒性反应等。

第4节　全身麻醉患者的护理

一、概述

1. **吸入麻醉**　是将气体或挥发性液体麻醉药经呼吸道吸入而产生全身麻醉作用的方法。常用的吸入麻醉药：乙醚、氧化亚氮（笑气）、氟烷、恩氟烷、异氟烷等。
2. **静脉麻醉**　是经静脉注入麻醉药，通过血液循环作用于中枢神经系统而产生全身麻醉作用的方法。与吸入麻醉药相比，其优点为诱导快，对呼吸道无刺激，无环境污染，术后恶心、呕吐发生率低。常用静脉麻醉药：氯胺酮、依托咪酯、丙泊酚（异丙酚）等。
3. **复合全身麻醉**　是指两种或两种以上的全身麻醉药（全麻药）和（或）麻醉方法复合应用，以达到最佳临床麻醉效果。复合全身麻醉是目前应用最广泛的全身麻醉方法。

二、全身麻醉患者的护理

1. 一般护理
（1）★全身麻醉未清醒者应去枕平卧，头偏向一侧（图5-2），清醒后根据手术需要安置合适体位。

图5-2　全麻未醒体位

（2）全麻清醒的标志：回答切题。全麻苏醒过程中常出现躁动不安和幻觉，应加以保护，必要时加以约束。

锦囊妙"记"

全麻患者防误吸
术前抗胆碱药物不可缺，术后去枕平卧头一偏。

2. **病情观察**　意识与精神、生命体征、液体出入量、肢体感觉与运动、其他不适及并发症等。

3. 常见并发症的护理

（1）反流与误吸。原因：全身麻醉时患者意识丧失，吞咽及咳嗽反射减弱或消失，贲门松弛，胃内容物较多的患者容易发生胃食管反流。反流物若到达咽喉部，就可发生误吸，造成窒息或吸入性肺炎。表现：恶心、呕吐，伴有唾液增多，频繁的吞咽动作，痉挛性呼吸等。处理：患者一旦出现呕吐，应迅速将头偏向一侧，并取头低足高位，避免呕吐物进入呼吸道，同时用吸引器清除口鼻腔的反流物。必要时行气管内插管或支气管镜检查，清除气管内异物。

（2）呼吸道梗阻

1）上呼吸道梗阻。常见原因：机械性梗阻，如舌后坠、口腔内分泌物或血液及异物阻塞、喉头水肿及喉痉挛等。表现：不全梗阻者为呼吸困难并伴有鼾声；完全梗阻者有鼻翼扇动和三凹征。处理：舌后坠可通过托下颌或放置口咽/鼻咽导气管的方法解决梗阻；有咽喉部分泌物及异物阻塞者及时清除；轻度喉头水肿者给予糖皮质激素可缓解，严重者应立即行气管内插管或气管切开；轻度喉痉挛者经面罩加压给氧即可缓解，严重者可应用肌松药后行控制通气或经环甲膜穿刺置管后行加压给氧。

2）下呼吸道梗阻。常见原因：支气管痉挛、气管导管扭折、导管斜面堵塞、分泌物或误吸物堵塞气管及支气管等。处理：遵医嘱使用支气管解痉药；行气管插管，清除分泌物或呕吐物。

（3）通气量不足。常见原因：由于麻醉药、麻醉镇痛药物和肌松药产生的中枢性和外周性呼吸抑制，同时辅助呼吸或控制呼吸的分钟通气量不足所致。表现：CO_2潴留，低氧血症。处理：应增加潮气量或呼吸频率，应以辅助或控制呼吸直到呼吸功能完全恢复，必要时以拮抗药逆转。

（4）低氧血症。表现：呼吸急促、发绀、躁动不安、心动过速、心律失常及血压升高等。常见原因和处理：①肺不张：通过吸痰、增大通气量及肺复张等措施纠正。②肺水肿：可发生于急性左心衰竭或肺毛细血管通透性增加。应增加吸入氧浓度，同时积极治疗原发病。③误吸：轻者应用氧治疗有效，严重者应行机械通气治疗。④弥散性缺氧：可见于氧化亚氮吸入麻醉。停止吸入氧化亚氮后应继续吸氧至少5～10min。⑤麻醉机的故障、氧气供应不足、气管内导管脱出气管外或插入一侧支气管、呼吸道梗阻均可引起低氧血症，应及时发现和纠正。

（5）低血压。麻醉期间收缩压低于80mmHg，或高血压病史者收缩压下降幅度超过基础值的30%者应及时处理。常见原因：①术中失血过多可引起低血容量性休克。②术中牵拉内脏时可引起反射性血压下降，同时发生心动过缓，应及时解除刺激，必要时给予阿托品治疗。③麻醉过深可导致血压下降、脉压变小。④过敏反应、肾上腺皮质功能低下及复温时，均可引起血管张力降低而导致低血压。治疗包括补充血容量、应用血管收缩药及按病因治疗。

3. 常见并发症的护理

（6）高血压。麻醉期间收缩压升高幅度超过基础值的30%或高于160mmHg会增加失血量，增加心肌耗氧量，使心脑血管意外的危险性增加，应及时处理。常见原因：①与手术、麻醉操作有关，如手术探查、气管插管等。②与并存疾病有关，如甲亢、原发性高血压和颅内压增高等。③药物导致的血压升高，如氯胺酮。④通气不足引起CO_2潴留。一旦手术中出现高血压，首先要去除诱因，并保证合适的麻醉深度。

（7）心律失常。麻醉深度不当、手术刺激过强、低血压、高血压、CO_2潴留和低氧血症均可诱发心律失常。护理：维护心功能和血压的正常。心电监护、监测尿量，合理补液。若血压下降、心动过缓，应在补充血容量的同时，静脉注射麻黄碱、阿托品。

（8）中枢神经系统并发症

　1）体温失调：多数患者全麻后体温偏低，注意保暖。少数患者会出现高热、抽搐、惊厥，应积极进行物理降温。
　2）术后恶心、呕吐：麻醉后最常见的并发症。
　3）苏醒延迟或不醒。

要点回顾

1. 手术麻醉前胃肠准备要求有哪些？
2. 哪些患者麻醉前禁用阿托品？
3. 局麻药毒性反应的原因有哪些？如何预防？
4. 腰麻术后最常见的并发症是什么？预防其发生的有效措施是什么？
5. 全身麻醉术后患者，护士应给予什么体位？

●○ 模拟试题栏——识破命题思路，提升应试能力 ○●

一、专业实务

A₁型题

1. 静脉麻醉不可缺少的麻醉前用药是
　A. 苯巴比妥钠　　　B. 地西泮
　C. 阿托品　　　　　D. 吗啡
　E. 异丙嗪

2. 麻醉是为手术或医疗检查创造良好的条件，其目的不包括

　A. 保障患者安全　　B. 为了手术成功
　C. 适当肌肉松弛　　D. 患者精神安定
　E. 手术时无痛

3. 腰麻常用穿刺点为
　A. $L_1 \sim L_2$棘突间隙　　B. $L_3 \sim L_4$棘突间隙
　C. $L_2 \sim L_3$棘突间隙　　D. $T_{12} \sim L_1$棘突间隙
　E. $L_5 \sim S_1$棘突间隙

4. 以1%普鲁卡因作局部浸润麻醉，一次最大用量是

A. 200mg B. 300mg

C. 400mg D. 500mg

E. 1000mg

5. 麻醉前用药的目的不包括

A. 提高痛阈以减少麻醉药用量

B. 减少不良神经反射

C. 使患者情绪稳定、利于合作

D. 防止术中支气管痉挛

E. 减少口腔和呼吸道分泌物

6. 麻醉前禁食禁饮的主要目的是

A. 防止脏器吻合口感染

B. 防止术中呕吐引起误吸

C. 防止术后腹胀

D. 方便手术操作

E. 防止术中排便

7. 腰穿后患者去枕平卧的主要目的是

A. 有利于脑血液循环 B. 减轻脑膜刺激症状

C. 预防颅内压降低 D. 防止昏迷

E. 防止脑缺血

A₂型题

8. 患者,男,48岁。拟全麻下行胃大部切除术,术前医嘱中使用阿托品的目的是

A. 减少呼吸道分泌 B. 镇静催眠

C. 抑制迷走神经反射 D. 镇痛

E. 抗惊厥

9. 患者,男,67岁。需在全麻下行食管癌根治术,患者有甲亢病史,为保持其呼吸道通畅,麻醉前必不可少的用药是

A. 吗啡 B. 阿托品

C. 氯丙嗪或异丙嗪 D. 东莨菪碱

E. 地西泮或氟哌啶醇

10. 患者,男,75岁。拟行前列腺摘除术。麻醉前镇痛慎用吗啡,原因是吗啡

A. 抑制呼吸 B. 引起恶心、呕吐

C. 减慢心率 D. 抑制中枢

E. 降低血压

11. 患者,女,50岁。拟硬膜外麻醉下行胆囊切除术。麻醉前为其催眠,最常用的药物是

A. 苯巴比妥钠 B. 哌替啶

C. 芬太尼 D. 异丙嗪

E. 东莨菪碱

12. 患者,男,40岁。颈部蜂窝织炎,在局麻下行局部切开引流手术。在局麻过程中,发生毒性反应。关于局麻药毒性反应的原因,下列错误的是

A. 超过一次用药限量

B. 体质虚弱,不能耐受常用剂量

C. 对局部麻醉药过敏

D. 误注入血管

E. 药物间相互影响

13. 患者,男,50岁。在腰麻下行膀胱切开取石术,术毕返回病房后。患者诉头痛,引起患者头痛的主要原因是

A. 术中出血 B. 迷走神经亢进

C. 颅内压增高 D. 脑脊液外漏

E. 精神紧张

14. 如视频所示,患者未清醒前应安置的体位是

A. 去枕平卧位

B. 半卧位

C. 斜坡位

D. 去枕平卧位,头偏向一侧

E. 侧卧位

15. 患者,男,40岁。拟行胸腔探查术,麻醉备药中有异氟烷。异氟烷属于

A. 镇静药物 B. 镇痛药物

C. 吸入麻醉药物 D. 静脉麻醉药物

E. 催眠药物

16. 患者,女,48岁。拟在腰麻下行全子宫切除术,腰麻是将局麻药注入

A. 蛛网膜下腔 B. 蛛网膜外腔

C. 硬脊膜下腔 D. 硬脊膜外腔

E. 蛛网膜内腔

17. 患者,男,37岁。下肢外伤2h,拟局麻下行清创缝合术。麻醉用药前,护士需要为患者常规进行皮试的局麻药是

A. 利多卡因 B. 依替卡因

C. 普鲁卡因 D. 布比卡因

E. 罗哌卡因

18. 患者,女,28岁。拟在局麻下行右侧乳房纤维腺瘤摘除术。护士配药时在局麻药中加入0.1%肾上腺素,其目的是

A. 防止麻醉后血压下降

B. 防止麻醉后心率减慢

C. 防止过敏反应

D. 延长麻醉时间

E. 增强镇痛效果

19. 患者,女,50岁。拟在硬膜外阻滞麻醉下行胆总管切开取石术。医嘱术前用药:苯巴比妥

钠 0.1g、阿托品 0.5mg，麻醉前 30min 肌内注射。该患者麻醉前用药的目的，下列说法不正确的是

A. 减轻焦虑和恐惧

B. 减少麻醉药的副作用

C. 抑制迷走神经兴奋

D. 防止心动过缓

E. 解痉止痛

20. 患者，男，25 岁。头皮裂伤 3h，拟在局麻下行清创缝合术，最合适的麻醉方式是

A. 表面麻醉　　　　B. 局部浸润麻醉

C. 区域阻滞麻醉　　D. 神经阻滞麻醉

E. 硬膜外阻滞麻醉

21. 患者，男，51 岁。全身麻醉下行颅内血肿清除术，术后患者出现呼吸道梗阻，下述原因中不常见的是

A. 呕吐误吸　　　　B. 麻醉过深

C. 舌后坠　　　　　D. 喉痉挛

E. 口腔分泌物增多

22. 患者，男，31 岁。大面积烧伤后换药，为减轻疼痛，又让患者神志清楚，应选用的麻醉药是

A. 氯胺酮　　　　　B. 硫喷妥钠

C. 氟烷　　　　　　D. 异氟烷

E. 氧化亚氮

A₃/A₄ 型题

（23～25 题共用题干）

患者，男，32 岁。因转移性右下腹痛 3h 入院，诊断为急性阑尾炎，拟在硬膜外麻醉下行阑尾切除术。

23. 硬膜外麻醉是将局麻药注入

A. 蛛网膜下腔　　　B. 硬脊膜外腔

C. 硬脊膜下腔　　　D. 脊髓内

E. 蛛网膜外腔

24. 麻醉前医嘱：阿托品 0.5mg 肌内注射，阿托品属于

A. 催眠药　　　　　B. 镇静药

C. 镇痛药　　　　　D. 抗组胺药

E. 抗胆碱药

25. 对该患者，麻醉前使用阿托品的主要目的是

A. 抑制胃肠蠕动

B. 防止术中心动过缓、血压下降

C. 减少消化道分泌

D. 减少唾液分泌

E. 加强镇痛效果

二、实践能力

A₁ 型题

26. 硬膜外麻醉最严重的并发症是

A. 血压下降　　　　B. 神经损伤

C. 硬膜外血肿　　　D. 硬膜外腔感染

E. 全脊髓麻醉

27. 全麻后患者完全清醒的标志是

A. 呼之能睁眼　　　B. 对刺激有反应

C. 能听到讲话　　　D. 能正确回答问题

E. 能翻身活动

28. 成人麻醉前常规禁食的时间是

A. 5h　　　　B. 6h　　　　C. 12h

D. 18h　　　E. 24h

29. 局麻药出现毒性反应时，首先采取的措施是

A. 立即停药，保持呼吸道通畅

B. 地西泮静脉注射

C. 肌内注射苯巴比妥钠

D. 给升压药

E. 人工呼吸

30. 全身麻醉患者清醒前最危险的意外及并发症是

A. 呕吐物引起窒息　B. 体温过低

C. 引流管脱出　　　D. 坠床

E. 意外损伤

A₂ 型题

31. 患者，女，32 岁。在腰麻下行阑尾切除术，术后 2 天出现头痛，以枕部、额部痛明显，坐起时加重，正确的护理措施是

A. 不去枕平卧 6h　　B. 去枕平卧 6h

C. 头低足高位 6h　　D. 半卧位 6h

E. 侧卧位 6h

32. 患者，男，65 岁。在局麻下行背部脂肪瘤切除术，术中患者精神紧张，继而发生抽搐、惊厥，应给予用药是

A. 苯巴比妥钠　　　　B. 硫喷妥钠

C. 苯妥英钠　　　　　D. 地西泮

E. 异丙嗪

33. 患者，女，40 岁。在局麻下行右下肢皮下囊肿摘除术。术中患者出现兴奋、多语、烦躁，考虑为局麻药中毒反应，此时应首先采取的措施是

A. 地西泮静脉注射

B. 异丙嗪静脉注射

C. 硫喷妥钠静脉注射

D. 吸氧

E. 停止麻醉药注入

34. 患者，男，37岁。在全身麻醉下行剖胸探查术。术后安返病房，患者尚未清醒，此时最危险的并发症是

A. 坠床　　　　　　　B. 体温过低

C. 窒息　　　　　　　D. 引流管脱出

E. 低血压

35. 患者，女，59岁。在全麻下行乳腺癌根治术。关于全麻术后的护理，下列叙述不正确的是

A. 保持呼吸道通畅

B. 监测血压、呼吸

C. 清醒后4～6h可常规进食

D. 麻醉未清醒，去枕平卧，头偏向一侧

E. 麻醉清醒前，应有专人护理

36. 患者，女，28岁。局部麻醉下取淋巴结活检。麻醉前护理中，不正确的是

A. 小手术可不必禁食

B. 常规心电图，了解心脏功能

C. 不必作局麻药皮肤过敏试验

D. 术前用巴比妥类和地西泮类药物

E. 做好局麻的用具准备

37. 患者，男，47岁。在全身麻醉下行肝脏切除术。术后患者尚未清醒，应多长时间测一次血压、呼吸、脉搏

A. 5～10min　　　　　B. 10～15min

C. 15～20min　　　　 D. 15～30min

E. 15～25min

38. 患者，女，40岁。在硬膜外麻醉下行胃大部切除术。麻醉时，护士配合麻醉师最主要的观察内容是

A. 体位　　B. 呼吸、血压　　C. 面色

D. 尿量　　E. 疼痛

39. 患者腰椎穿刺术后，去枕平卧6h的目的是防止出现

A. 休克　　B. 脑疝　　　　C. 惊厥

D. 呕吐　　E. 头痛

A₃/A₄ 型题

（40～42题共用题干）

患者，男，38岁。在硬膜外麻醉下行胃大部切除术。在注入麻醉药6min后，患者迅速出现呼吸困难、血压下降、心跳细弱、躯体和四肢无痛觉。

40. 该患者可能发生了

A. 全脊髓麻醉　　　　B. 严重过敏反应

C. 严重中毒反应　　　D. 窒息

E. 麻药用量过多

41. 此时最主要的危险是

A. 昏迷　　　　　　　B. 意识丧失

C. 麻醉作用持久　　　D. 损伤脊髓导致截瘫

E. 呼吸心搏骤停

42. 此时的急救措施不正确的是

A. 加快输液　　　　　B. 静脉注射血管扩张药

C. 人工呼吸　　　　　D. 注药前回抽脑脊液

E. 监测血压

（43～46题共用题干）

患者，女，40岁。在局麻下行背部脂肪瘤摘除术。局部注射1%普鲁卡因50ml +0.1%盐酸肾上腺素0.1ml，行区域阻滞麻醉。8min后，患者突然眩晕、呼吸急促、谵妄、肌肉震颤，继之呼吸困难、四肢抽搐、血压下降、心率缓慢。

43. 考虑患者最可能发生了

A. 精神高度紧张　　　B. 过敏反应

C. 毒性反应　　　　　D. 呼吸抑制

E. 神经损伤

44. 出现这一并发症最可能的原因是

A. 药物过敏　　　　　B. 药物吸收速度慢

C. 药物误注入血管　　D. 患者心功能差

E. 注射部位血运差

45. 针对该原因，应采取的预防措施是

A. 控制一次性用药量

B. 注药前先回抽，确定无回血再注药

C. 减慢注药速度

D. 稀释药物浓度

E. 用药前做药敏试验

46. 针对患者血压下降可选用

A. 麻黄碱　　　　　　B. 地西泮

C. 硫喷妥钠　　　　　D. 异丙嗪

E. 苯巴比妥钠

（黄媛媛）

第6章 围术期的护理

═══ **考点提纲栏——提炼教材精华，突显高频考点** ═══

一、围手术期的概念 从确定手术治疗时起，至与本次手术有关的治疗基本结束为止的一段时间，包括手术前、手术中和手术后三个阶段。

二、手术分类
1. **择期手术** 可在充分的术前准备后选择合适时机进行手术，如一般的良性肿瘤切除术、疝等。
2. **限期手术** 手术时间虽然可以选择，但不宜延迟过久，如恶性肿瘤根治术等。
3. **急症手术** 在最短时限内完成必要的准备，然后迅速实施手术，以挽救患者的生命，如肝、脾破裂等。

锦囊妙"记"

手术分类举例
"择良限恶，破裂需急"。

第1节 手术前患者的护理

一、护理评估

1. **健康史和身体状况** 评估患者本次发病的原因、主要症状和体征、有无重要脏器功能异常，以提高患者手术耐受能力。

2. **辅助检查**
   - （1）三大常规检查：血常规检查、尿常规检查、大便常规检查，手术前血红蛋白＜90g/L应输血。
   - （2）血液生化检查：肝功能、肾功能、电解质、血糖检查，血清白蛋白＜30g/L，术前须予以纠正。
   - （3）凝血功能检查：出凝血时间、血小板计数、凝血酶原时间等。凝血机制障碍者，术前予以纠正。

二、护理诊断/问题
1. **焦虑/恐惧** 与缺乏手术和麻醉的相关知识及担忧疾病预后等有关。
2. **知识缺乏** 与缺乏手术、麻醉及术前准备等相关知识有关。
3. **睡眠型态紊乱** 与疾病导致的不适和担忧疾病预后等有关。

三、护理措施
1. **饮食和休息** 加强饮食，急腹症患者暂禁饮食，静脉补充营养物质。保证有效的睡眠，必要时遵医嘱使用镇静安眠药。
2. **输血和补液** 术前常规做好血型鉴定和交叉配血试验。
3. **药物过敏试验** 术前1天应常规做青霉素、普鲁卡因过敏试验。有特殊要求者，还需做碘过敏试验、破伤风抗毒素（TAT）过敏试验等。
4. **适应性训练** 术后患者因麻醉和手术的影响，加之不习惯在床上排便，易发生尿潴留，术前应进行排尿训练；指导患者进行术中体位训练；自行调整卧位和床上翻身方法。

5. 呼吸道准备
（1）★吸烟者，术前2周戒烟。
（2）胸部手术者训练腹式呼吸；腹部手术者训练胸式呼吸。
（3）指导深呼吸及有效咳嗽咳痰练习。
（4）已有肺部感染者术前给予有效治疗，痰液黏稠者可采用超声雾化吸入或服用化痰药物促进痰液咳出。

6. ★胃肠道准备
（1）择期手术患者术前8～12h禁食，4h禁水。胃肠道手术患者，入院后即给予少渣饮食，术前1～2天给予流质饮食。
（2）腹部手术患者术前一天用肥皂水灌肠，排空肠腔内粪便。
（3）消化道手术患者术前放置胃管，幽门梗阻患者术前3天每晚以温生理盐水洗胃。
（4）结肠或直肠手术患者术前3天口服肠道不吸收抗生素，需清洁灌肠。

7. 手术区皮肤准备　充分清洁手术区皮肤和剃除毛发。皮肤准备时间一般在手术前2h为宜，★手术区皮肤准备范围包括切口周围至少15cm的区域。备皮范围见表6-1。

表6-1　手术备皮范围

手术部位	备皮范围
颅脑手术	剃除全部头发及颈部毛发，保留眉毛
颈部手术	上自唇下，下至乳头水平线，两侧至斜方肌前缘
胸部手术	上自锁骨上及肩上，下至脐水平，包括患侧上臂腋下，胸背均超过中线5cm以上
上腹部手术	上自乳头水平，下至耻骨联合，两侧至腋后
下腹部手术	上自剑突，下至大腿上1/3前内侧及会阴部，两侧至腋后线，剃除阴毛
腹股沟手术	上自脐平线，下至大腿上1/3内侧，两侧至腋后线，包括会阴部，剃除阴毛
肾手术	上自乳头平线，下至耻骨联合，前后均过正中线
会阴部及肛门手术	上自髂前上棘，下至大腿上1/3，包括会阴及臀部，剃除阴毛
四肢手术	以切口为中心，包括上、下方各20cm以上，一般超过远、近端关节或为整个肢体

8. 手术日晨护理
（1）手术日晨测量生命体征，若患者发热、血压升高或女性患者月经来潮，应延迟手术。
（2）术前30～60min遵医嘱注射术前用药。
（3）排尽尿液，估计手术时间长或盆腔、下腹部手术者，应留置导尿。胃肠道及上腹部手术者，术前置胃管。
（4）患者进手术室前取下义齿、发夹、眼镜、手表、首饰，拭去指甲油、口红等化妆品，贵重物品交专人保管。

9. 特殊准备及护理
（1）急症手术："四禁"，即禁食、禁饮、急腹症禁用泻药灌肠、未明确诊断前禁用止痛剂。
（2）心血管病：患者若血压高于180/100mmHg，术前应选用合适的降压药物，但不要求降至正常后才做手术。急性心肌梗死患者发病后6个月内不宜择期手术，6个月以上无心绞痛发作者，在严密监测下可实施手术；心力衰竭患者应在病情控制3～4周后再考虑手术。糖尿病患者手术前应控制血糖在5.6～11.2mmol/L、尿糖（＋）～（＋＋）为宜。肾疾病、营养不良、凝血功能障碍等异常在术前应积极纠正。

第2节　手术室护理工作

一、手术室环境和人员职责

（一）手术室环境

1. 位置　靠近手术科室，方便接送患者。低层建筑一般选择在中上层和顶层，高层建筑则尽可能避免设在首层和顶层。

2. **布局** 手术室按照洁净程度分为3个区。
- （1）非洁净区（非限制区、污染区）：设在外围。
- （2）准洁净区（半限制区、清洁区）：设在中间。凡已行手臂消毒或已穿无菌手术衣者不可进入此区。
- （3）洁净区（限制区、无菌区）：设在内侧，非手术人员或非在岗人员禁止入内。此区内的一切人员及其活动都必须严格遵守无菌原则。

3. **建筑要求** 一般手术间面积为30～40m²，手术间高度3m左右，走廊宽度不少于2.5m，手术间的门净宽不少于1.4m，无门槛，最好采用感应自动门。门窗结构密闭性要强，封闭式无创手术间，手术间应有良好的隔音设备、空气过滤净化装置。

4. **手术间的设施**
- （1）手术间数目与外科床位数之比为1：（20～25）。
- （2）★手术间应保持室温在22～25℃，相对湿度在40%～60%。

5. **洁净手术室** 根据净化标准，可将洁净手术室分为：Ⅰ级（特别洁净手术间）、Ⅱ级（标准洁净手术间）、Ⅲ级（一般洁净手术间）、Ⅳ级（准洁净手术间）。

（二）手术人员职责

1. **手术医师**
- （1）手术者：负责并主持手术操作的全过程。
- （2）助手：协助手术者进行止血、结扎、试血、暴露手术野、拉钩、剪线等操作。

2. **麻醉医师** 负责手术患者的麻醉、给药、监测及处理。术毕协同手术人员将患者送回病房或复苏间。

3. **器械护士** 又称洗手护士，负责术前准备和术中向手术医生直接传递器械等。
- （1）术前准备：术前15～20min洗手，穿无菌手术衣，戴无菌手套，做好器械台的整理工作。
- （2）★清点、核对物品：手术开始前、术中关闭体腔或深部组织前及缝合至皮下组织时，分别与巡回护士共同清点、复核手术台上的器械、敷料及缝针等物品，做好记录。

4. **巡回护士** 其主要职责有以下两项。
- （1）安置体位：根据手术要求安置手术体位。
- （2）★清点、核对物品：分别与洗手护士共同清点、复核手术台上的器械、敷料及缝针等物品，保证物品与手术前数目相符。

二、手术室物品管理及无菌处理

（一）布类用品
1. **手术衣** 用于遮盖手术人员未经消毒的衣着和手臂。
2. **手术单** 各种手术单均为双层，★铺在器械台上的布单应下垂至少30cm。

（二）敷料类
1. **纱布** 干纱布垫用于遮盖伤口两侧的皮肤，盐水纱布垫用于保护显露的内脏，碘仿纱布多用于感染伤口的引流和止血。
2. **棉花类** 棉垫用于胸、腹部及其他大手术后的外层敷料，棉球用于消毒皮肤、洗涤伤口、涂拭药物；棉签用于采集标本或涂擦药物。

（三）器械类
1. 分基本器械、专科器械、特殊器械。
2. 器械类一般采用★高压蒸汽灭菌，但刀剪类锐利手术器械，不可高压蒸汽灭菌，一般采用化学消毒灭菌。
★手术室物品经高压灭菌后有效期为7天，超过7天需重新灭菌。

三、患者的准备 提前0.5～1h接患者到手术室做手术准备。

（一）手术体位
1. ★仰卧位 最常用的体位。适用于腹部、颌面部、颈部、骨盆及下肢手术等。
2. 侧卧位 适用于胸部、腰部及肾手术。
3. 俯卧位 用于脊柱及其他背部手术。
4. 膀胱截石位 适用于会阴部、尿道和肛门部手术。

（二）手术区皮肤消毒

1. **消毒剂**　碘伏可直接用于皮肤切口消毒，婴幼儿皮肤、面部皮肤、口鼻腔黏膜、会阴部手术消毒一般采用0.5%安尔碘。

2. **消毒方法**　用安尔碘涂擦手术区域2遍即可。

3. **★消毒范围**　包括手术切口周围15～20cm的区域。

4. **消毒原则** ┤（1）以手术切口为中心向四周消毒。
（2）★感染伤口或肛门会阴部皮肤消毒，应从外周向感染伤口或会阴肛门处消毒。
（3）已接触污染部位的消毒棉球不能回擦。

四、手术人员的准备

（一）更衣　手术人员进入手术室，必须在换鞋处更换手术室专用鞋，然后进入更衣室更换洗手衣、裤，戴好手术帽和口罩。

（二）外科手消毒

1. **洗手**　将双手、前臂和上臂下1/3用洁肤柔皂液洗净并用清水冲净。
2. **★刷手**　范围是从指尖到肘上10cm。顺序是从指尖至手腕、从手腕至肘部、从肘部至肘上部依次刷洗，左、右手臂交替进行，时间约3min（根据洗手液说明）。用流动水从指尖至肘部冲洗。
3. **擦干**　取无菌巾由手至肘上10cm移动擦干。不能超过刷手范围，不能回擦。
4. **消毒手臂**　取消毒液涂擦双手至肘部，再取消毒液涂擦双手。

（三）穿脱无菌手术衣、戴无菌手套

1. 注意未戴手套的手，不可触及手套的外面。戴手套的手不可触及手套内面。
2. 无菌手术完毕后，需连台手术时，先脱手术衣，再脱手套。
3. 如果手套未破损，可不用重新刷手，仅需用消毒液再搓揉双手至上臂下1/3两遍，若前一台为污染手术，则需重新刷手。
4. 穿无菌手术衣：取出无菌手术衣注意避免同其他物品相接触，双手插入袖后，两臂平行前伸，不可高举过肩，也不可向两侧伸展；穿好无菌手术衣后，穿衣者★双手需保持在肩以下、腰以上、胸前，视线范围内。

五、手术室无菌操作技术

（一）手术中的无菌操作原则

1. **明确无菌区域**　★手术人员穿无菌手术衣及戴好无菌手套后，肩部以下、腰部以上、腋中线以前及双手臂为无菌区，其他视为有菌区域。

> **锦囊妙"记"**
>
> **无菌区域范围**
>
> "双手双臂，肩（减）下腰上，腋中以前"。

2. **遵守无菌原则** ┤（1）手术中前臂或肘部若受污染，应立即更换手术衣或加套无菌袖套。
（2）手术时不可在手术人员背后或头顶方向传递器械及手术用品。
（3）同侧手术人员如需调换位置时，应先退后一步，转过身背对背地转至另一位置，避免触及对方背部不洁区。
（4）保持手术室内洁净效果、减少空气污染。若参观手术，每个手术间人数不宜超过2人。

（二）无菌器械桌的准备

1. **巡回护士** ┤（1）首先检查无菌包的有效使用期及包布有无破损，手术物品准备情况。
（2）打开无菌包要先对侧后近侧。

2. **器械护士**　穿好无菌手术衣，戴无菌手套后再次用手打开覆盖的包布，铺在台面上的无菌巾共6层，无菌单应下垂至少30cm。将手术器械按使用先后顺序分类排放整齐。备用无菌台，则应用双层无菌巾盖好，有效期4h。

要点回顾

1. 手术分为哪几类？并分别举例说明。

2. 择期手术患者术前禁食禁饮多久？手术区皮肤备皮范围是多少？手术室的温湿度分别是多少？

3. 洗手护士和巡回护士共同的职责是什么？铺在器械台上的布类单应至少下垂多少？手术室物品经高压灭菌后有效期为多少？

4. 手术区皮肤消毒的范围为多少？哪些部位消毒一般采用0.5%安尔碘？感染伤口或肛门会阴部皮肤消毒应遵循什么原则？

5. 外科手消毒刷手范围为多少？穿好无菌手术衣及戴好无菌手套后哪些部位视为无菌区？

第3节　手术后患者的护理

一、护理评估

1. 健康史　了解手术方式和麻醉类型，手术过程是否顺利，患者是否苏醒等情况。

2. 身体状况　了解有无切口疼痛、恶心、呕吐、腹胀、呃逆、尿潴留等不适。

3. 辅助检查 $\begin{cases}（1）实验室检查：了解血常规、尿常规、生化检查、血气分析。\\（2）影像学检查：了解B超、X线、CT、MRI等变化。\end{cases}$

二、护理诊断/问题

1. 疼痛　与手术创伤、安置引流管等有关。

2. 清理呼吸道无效　与痰液黏稠、切口疼痛不能有效咳嗽等有关。

3. 体液不足　与术中出血、失液或术后禁食、呕吐、引流等有关。

4. 舒适的改变　与术后疼痛、恶心、呕吐、腹胀、尿潴留等有关。

5. 潜在并发症　术后出血、切口感染、切口裂开、肺部感染、泌尿系感染等。

三、护理措施

1. 病情观察
- （1）生命体征
  - 1）大手术后：每15～30min测生命体征一次，病情稳定后改为每1～2h测一次。中、小手术者，每1～2h测量一次，直至平稳。
  - 2）★吸收热（手术热）：术后患者体温会略有升高，一般在38℃左右，2～3天后恢复正常。
- （2）体液平衡：观察记录液体入量、失血量、尿量、引流量等。
- （3）切口及引流情况：切口有无出血、渗血、渗液、感染及切口愈合情况。敷料有无被浸湿、脱落等。引流液的性状、量、颜色，引流是否通畅。

2. 体位
- （1）麻醉未消除前，根据麻醉方法安置体位。
  - 1）全麻尚未清醒者，取平卧位，头偏向一侧。
  - 2）腰麻后去枕平卧6h，硬膜外麻醉后平卧4～6h。
- （2）麻醉解除后，可根据手术部位调整体位。
  - 1）颅脑手术后，无休克或昏迷，取15°～30°头高足低斜坡卧位。
  - 2）颈、胸部手术后，多取高半坐卧位。
  - 3）腹部手术后，多取低半坐卧位。腹腔内有感染者，若病情许可，取半坐位或头高足低位，以利引流。
  - 4）脊柱或臀部手术后，可取俯卧位或仰卧位。

锦囊妙"记"

麻醉解除后一般体位的安排

"手术部位及以上应抬高，或术侧在上"

3. 引流管护理
- （1）单腔或双腔橡皮引流管放置的时间主要由引流的目的而定。放置浅表部位的★乳胶片一般术后1～2天拔除，烟卷引流一般术后3天拔除。
- （2）胃肠减压管一般在胃肠道功能恢复、肛门排气后，即可拔除。

4. 饮食
- （1）局麻下小手术，全身反应较轻者，术后即可进食。
- （2）蛛网膜下腔阻滞和硬脊膜外腔阻滞者，术后3～6h可进食。
- （3）★胃肠道手术：一般术后禁食24～48h，待肠蠕动恢复、肛门排气后开始进水、少量流食，逐步过渡到半流质、普食。早期避免牛奶、豆类等胀气食物。

5. 切口护理 保持切口敷料清洁干燥。
- （1）切口的愈合分级
  - 1）甲级愈合：切口愈合良好，无不良反应。
  - 2）乙级愈合：切口处有炎症反应，如红肿、硬结等，但未化脓。
  - 3）丙级愈合：切口化脓，需拆除缝线引流脓液。
- （2）缝线拆除时间：①头、面、颈部为术后4～5天拆线。②下腹部、会阴部为术后6～7天拆线。③胸部、上腹部、背部、臀部为术后7～9天拆线。④四肢为术后10～12天拆线。⑤减张缝合为术后14天拆线。

锦囊妙"记" **拆线歌诀**

头颈面4～5天；下腹会阴6～7天；胸、上腹、背、臀7～9天；四肢10～12天；减张缝合14天。

6. 早期活动
- （1）有利于增加肺活量，减少肺部并发症。
- （2）有利于促进肠蠕动，防止腹胀、肠粘连。
- （3）有利于恢复膀胱功能，防止尿潴留。
- （4）有利于改善全身血液循环，促进切口愈合，预防压疮、下肢静脉血栓形成。

7. 常见不适的护理
- （1）恶心呕吐：多为麻醉后的反应。呕吐时，头偏向一侧，及时清除呕吐物。
- （2）腹胀：早期腹胀是由于麻醉抑制胃肠蠕动功能，肠腔内积气过多引起，随胃肠道功能恢复、肛门排气后自然缓解。若腹胀伴阵发性绞痛，肠鸣音亢进，甚至有金属音，警惕机械性肠梗阻。
- （3）尿潴留：较为多见。
  - 1）若术后6～8h尚未排尿，或虽有排尿，但尿量甚少，耻骨上叩诊呈浊音，应考虑尿潴留。
  - 2）处理措施：①听流水声、下腹部热敷、轻柔按摩。②用镇静止痛药解除切口疼痛，促进患者自行排尿。③上述措施无效时，在无菌操作下导尿。
- （4）疼痛：术后24h内疼痛最为剧烈，2～3天后逐渐缓解。
- （5）呃逆：多与神经中枢或膈肌受刺激有关，一般为暂时性的。若上腹部手术后出现顽固性呃逆，应警惕膈下感染。

8. 手术后并发症的预防及护理
- （1）发热：一般不超过38℃，临床称为外科手术热，但若术后3～6天仍持续发热，则提示存在感染或其他不良反应。
- （2）术后出血：★多发生在术后1～2天。
  - 1）严密观察生命体征、切口敷料、引流情况等。
  - 2）术后患者出现休克的表现，★中心静脉压低于5cmH$_2$O、尿量少于25ml/h，考虑有术后出血。
  - 3）少量出血时，更换切口敷料、加压包扎或应用止血药；出血量大时，应加快输血输液速度，做好再次手术的准备。
- （3）★切口感染：常发生于术后3～5天，切口有红、肿、热、痛、脓性渗出，甚至波动感等典型表现。遵医嘱合理使用抗生素；感染早期给予局部理疗，加强换药，使用有效抗生素，若脓肿已形成应及时拆线或切开引流。

锦囊妙"记"

切口感染的判断依据

"切口感染，术后三五，红肿热痛，或触波动。"

8. 手术后并发症的预防及护理	（4）切口裂开：常发生在术后1周左右，多见于腹部及肢体邻近关节处。	1）原因：营养不良、切口缝合技术有缺陷及突然增加腹压（如起床、用力排便、咳嗽、呕吐时）。 2）★处理：全层裂开者嘱其平卧休息，立即用无菌生理盐水纱布覆盖切口处，送手术室处理；若有内脏脱出，切勿在床旁还纳内脏。部分裂开者暂不手术，待病情好转后择期行切口疝修补术。
	（5）肺不张、肺炎：常发生在胸、腹部大手术后，临床表现如下。	1）早期发热、呼吸和心率加快。 2）肺部叩诊呈浊音或实音。 3）听诊有局限性湿啰音，呼吸音减弱或消失。 4）血气分析：PaO_2下降和$PaCO_2$升高。
	（6）尿路感染：常继发于尿潴留。术后对留置导尿管者，严格遵守无菌原则；指导患者术后自主排尿，鼓励患者多饮水，保持尿量在1500ml/d上。	
	（7）深静脉血栓形成：常发生于术后长期卧床、活动减少的老年人或肥胖者，以下肢深静脉血栓形成多见。故术后鼓励患者早期下床活动，卧床期间进行主被动活动可预防；★发生深静脉血栓时，应抬高、制动患肢，禁止局部按摩及经患肢输液，以防血栓脱落引起栓塞。	

锦囊妙"记"

深静脉血栓形成的预防及护理

"预防多动，血栓制动，抬高禁按，禁止操作"。

四、健康指导

1. 休息和活动

2. 康复指导

3. 复诊时间
- （1）一般患者手术后1～3个月到门诊随访1次。
- （2）肿瘤患者应于术后2～4周到门诊复诊。
- （3）患者出院后若出现体温＞38℃、切口红肿或有异常腹痛、腹胀、肛门停止排便排气等，应及时就诊。

要点回顾

1. 什么是吸收热？

2. 术后如何安置患者的体位？

3. 胃肠减压管拔管的指征是什么？胃肠道术后如何安排患者的饮食？

4. 术后早期活动的优点有哪些？

5. 说出切口感染发生的时间及典型表现；如何处理切口裂开？深静脉血栓形成后应注意什么？

●○ 模拟试题栏——识破命题思路，提升应试能力 ○●

一、专业实务

A_1型题

1. 属于急症手术的是
   A. 直肠癌根治术
   B. 慢性胆囊炎、胆石症
   C. 肝破裂
   D. 腹股沟疝修补术
   E. 痔疮切除术

2. 属于限期手术的是
   A. 直肠癌根治术
   B. 急性阑尾炎
   C. 大隐静脉高位结扎术

D. 腹股沟疝修补术

E. 胃溃疡穿孔修补术

3. 手术区皮肤准备,应以切口为中心,周围需至少达到

　A. 5cm　　　　B. 10cm　　　　C. 15cm

　D. 25cm　　　　E. 30cm

4. 为防止患者在术中呕吐而引起窒息,术前应

　A. 7h禁食,4h禁饮　　B. 12h禁食,4h禁饮

　C. 10h禁食,4h禁饮　　D. 12h禁食,3h禁饮

　E. 16h禁食,4h禁饮

5. 手术包经高压灭菌后保存的时间为

　A. 3天　　　　B. 5天　　　　C. 7天

　D. 10天　　　　E. 14天

6. 手术间的室温应保持在

　A. 18~20℃　B. 18~25℃　C. 20~25℃

　D. 22~25℃　E. 25~28℃

7. 铺在器械台的布类单应下垂至少

　A. 5cm　　　　B. 10cm　　　　C. 15cm

　D. 25cm　　　　E. 30cm

A₂型题

8. 患者,男,38岁,装卸工。右侧腹股沟肿块突出2年,站立及行走时肿块突出,平卧及手推肿块可回纳,压迫内环未见肿块突出。诊断为右侧腹股沟斜疝。该患者最恰当的治疗方法是

　A. 暂不手术　B. 择期手术　　C. 禁忌手术

　D. 急症手术　E. 限期手术

9. 患者,女,40岁。因乳腺癌收入院,在院期间饮食、作息、排泄均正常,手术前1天值班护士巡视时发现其晚上入睡困难,夜间常醒来,且多次询问护士做手术会不会痛,手术有无危险,该患者目前主要的护理问题是

　A. 睡眠型态紊乱　与入睡困难、夜间常醒有关

　B. 睡眠型态紊乱　与环境的改变有关

　C. 睡眠型态紊乱　与护士夜间巡视有关

　D. 睡眠型态紊乱　与即将手术,心理负担过重有关

　E. 睡眠型态紊乱　与生理功能改变有关

10. 患者,男,29岁。行局部麻醉下肛周脓肿手术,术前患者双手颤抖,与其沟通时患者表示深恐手术发生意外,该患者主要护理问题是

　A. 知识缺乏　　　　B. 体液不足

　C. 营养失调　　　　D. 焦虑/恐惧

　E. 忧郁

11. 患者,女,56岁。行肠切除术。在肠道切开前,用纱布垫进行保护的目的是

A. 防止手术野水分蒸发

B. 防止周围组织器官误伤

C. 防止肠管干燥

D. 防止肠内容物污染腹腔

E. 压迫止血

12. 患者,男,43岁。突发上腹部刀割样疼痛6h,诊断为胃穿孔,需急诊行胃大部切除术。护士长安排你担当巡回护士,在整个手术过程中你应与洗手护士共同完成的工作是

　A. 术中观察病情　　B. 传递器械

　C. 安置手术体位　　D. 清点敷料器械

　E. 术后清洗器械

13. 患儿,男,5岁。自幼发现心脏杂音,诊断为房间隔缺损,需手术治疗。作为巡回护士,为该患者选择手术间的类型应为

　A. 特别洁净手术间　B. 标准洁净手术间

　C. 非洁净手术间　　D. 一般洁净手术间

　E. 准洁净手术间

14. 患者,男,43岁。突发上腹部刀割样疼痛6h,诊断为胃穿孔,需急诊行胃大部切除术。如果你作为洗手护士,在穿无菌手术衣和戴无菌手套后,应保持无菌的区域是

　A. 双肩以上及胸部

　B. 双手臂,腰以上,腋中线以前

　C. 腰以上的胸背部

　D. 双手及双臂

　E. 双肩及胸部

15. 胃穿孔患者,需急诊行胃大部切除术。作为巡回护士,不属于其职责的是

　A. 观察病情　　　　B. 安置手术体位

　C. 传递手术器械　　D. 作好术前环境准备

　E. 监督手术人员遵守无菌操作

16. 患者,男,25岁。因"头部创伤"急诊入院。现浅昏迷,CT提示脑挫裂伤、颅内血肿,在全麻下行颅内血肿清除术。术后第2天,患者应采取的体位是

　A. 头高足低位　　　B. 半卧位

　C. 头低足高位　　　D. 中凹卧位

　E. 俯卧位

17. 患者,女,57岁。饱餐后突发右上腹部刀割样绞痛,诊断为急性胆囊炎。在硬膜外麻醉下急诊行胆囊切除、胆总管探查、T形管引流术,术后第2天,患者体温38℃,可能的原因是

　A. 手术切口感染　　B. T形管阻塞

C. 肺部感染　　　D. 腹腔感染

E. 外科手术热

18. 患者，女，30岁。腹部创伤后行剖腹探查，术后出现伤口感染，下列描述哪项是错误的

A. 切口红、肿、热、痛

B. 术后48h体温为38℃

C. 术后3天内体温在38℃以上

D. 切口有脓性分泌物

E. 白细胞计数增高

19. 患者，女，38岁。胆囊切除术后第1天。患者精神萎靡，眼窝凹陷，唇干舌燥，尿少且尿比重高，此患者的主要护理问题是

A. 营养失调　　　B. 体液不足

C. 排尿异常　　　D. 失血

E. 感染

20. 患者，男，56岁。行腹部手术后第6天出现顽固性呃逆，应警惕

A. 切口感染　　　B. 肺不张

C. 急性胃扩张　　D. 膈下感染

E. 肠梗阻

21. 患者，男。食管癌切除、食管胃吻合术后5天，突然出现高热、寒战、呼吸困难、胸痛，白细胞20×10⁹/L，该患者可能发生了

A. 肺炎、肺不张　B. 吻合口瘘

C. 吻合口狭窄　　D. 乳糜胸

E. 出血

22. 患者，女，37岁。因肠粘连并肠梗阻需行手术治疗，患者的丈夫、父母、哥哥及10岁的儿子都到了医院。医务人员介绍完手术的重要性及风险后，要求签订手术协议书，签订人应首选

A. 患者本人　　　B. 患者的父母

C. 患者的丈夫　　D. 患者的哥哥

E. 患者的儿子

23. 消化道手术后，提示患者肠蠕动恢复的有效指征是

A. 腹胀减轻　　　B. 肛门排气

C. 患者有饥饿感　D. 患者有便意

E. 胃管的引流量较前减少

24. 预防手术部位感染的措施，错误的是

A. 尽量减少患者术后在监护室滞留的时间

B. 伤口敷料湿透应立即更换

C. 处理同一患者不同部位的伤口不必洗手

D. 厌氧菌感染切口的脏敷料需焚毁

E. 采用封闭式重力引流

25. 戴无菌手套时，正确的是

A. 戴手套的手不可触及未戴手套的手

B. 戴手套的手不可触及手套外面

C. 未戴手套的手可以触及手套的外面

D. 已戴手套的手可以接触手套的内面

E. 未戴手套的手不可触及另一只手套的内面

A₃/A₄型题

（26～28题共用题干）

患者，女，43岁。进食油腻食物后突发右上腹部疼痛4h，B超提示为胆囊炎、胆石症，需急诊行胆囊切除术，护士长安排你担当巡回护士

26. 你应将王女士安排在

A. 特别洁净手术间　B. 一般洁净手术间

C. 非洁净手术间　　D. 标准洁净手术间

E. 准洁净手术间

27. 该患者清点器械、敷料、缝针等应在

A. 深部手术关闭前　B. 手术开始前

C. 手术进行中　　　D. 手术结束后

E. 手术开始前和腹腔关闭前后

28. 洗手护士，下述职责不对的是

A. 手术结束后整理器械台

B. 手术结束后，做手术室清洁和消毒工作

C. 手术中密切配合

D. 提前20～30min洗手

E. 手术结束后，清洗器械

（29～30题共用题干）

患者，女，36岁。突发右下腹部疼痛，诊断为急性阑尾炎，急诊行阑尾切除术。

29. 该患者术后早期出现恶心、呕吐的主要原因是

A. 麻醉反应　　　B. 体位不适

C. 肠梗阻　　　　D. 切口疼痛

E. 膈下脓肿

30. 若患者术后第5天切口出现了红肿、疼痛，T 39℃，可能的原因是

A. 外科手术热　　B. 腹部切口感染

C. 下肢静脉血栓形成 D. 泌尿系感染

E. 肺部感染

二、实践能力

A₁型题

31. 术前患者最常见的护理问题是

A. 体液不足　　　B. 知识缺乏

C. 营养失调　　　D. 焦虑/恐惧

E. 睡眠型态紊乱

32. 以下关于术前准备的描述中，不正确的一项是

A. 术前2周停止吸烟 B. 大中型手术前需配血

C. 手术区备皮　　　D. 处理已发现的感染灶

E. 手术前禁用镇静剂

33. 下列体位中，最常用的手术体位是

A. 仰卧位　　　　　　B. 俯卧位

C. 侧卧位　　　　　　D. 颈仰卧位

E. 头低足高位

34. 脊柱手术时，患者应采用的体位是

A. 平卧位　　　　　　B. 侧卧位

C. 俯卧位　　　　　　D. 胸膝卧位

E. 半坐卧位

35. 外科刷手的范围是

A. 从指尖到肘关节

B. 从指尖到肘上3cm

C. 从指尖到肘上5cm

D. 从指尖到肘上6cm

E. 从指尖到肘上10cm

36. 手术日晨的护理，错误的是

A. 如有活动性义齿应取下

B. 如有发热应给予退热药

C. 按医嘱给麻醉前用药

D. 进手术室前常规排尿

E. 按需要将相关资料和用物带入手术室

37. 术后早期活动的优点，不对的是

A. 减少血栓性静脉炎的发生

B. 减少伤口感染的机会

C. 减少肺部并发症

D. 防止腹胀、便秘

E. 促进排尿功能的恢复

38. 预防术后肺不张最主要的护理是

A. 吸烟者术前戒烟

B. 术前应用抗生素

C. 作雾化吸入

D. 定时翻身拍背协助有效咳嗽

E. 给予祛痰剂

39. 导致手术野污染的途径，应除外

A. 手术器械用品　　B. 麻醉器械

C. 手术人员的手臂　D. 患者手术区皮肤

E. 感染病灶或空腔脏器内容物

40. 手术前有关皮肤的准备，不正确的是

A. 手术前一天沐浴，洗头

B. 修剪指（趾）甲，更换衣服

C. 剃去手术区皮肤的毛发

D. 腹部手术擦净脐部污垢

E. 备皮由患者或家属来完成

41. 全麻术后未清醒前的体位应取

A. 平卧位，头偏向一侧

B. 头高斜坡卧位

C. 俯卧位，头偏向一侧

D. 半坐卧位

E. 头低足高位

42. 心理护理时，对患者提出有关本人疾病的问题时，应

A. 将全部病情告诉患者，并详细解释机制

B. 尽量安慰患者，使其毫无顾虑

C. 有关疾病的问题一律由医生回答

D. 谈话中尽可能避而不谈

E. 注意保护性医疗，恰如其分地解释病情

43. 全麻患者完全清醒是指

A. 呼之能睁眼　　　B. 对刺激有反应

C. 能听到讲话　　　D. 能正确回答问题

E. 能翻身活动

44. 术后早期下床活动的作用不包括

A. 促使呼吸加深，防止肺部并发症

B. 促进血液循环，防止血栓形成

C. 促进伤口愈合，防止伤口感染

D. 促进胃肠蠕动，防止肠粘连及腹胀

E. 促进排尿功能恢复，防止尿潴留

45. 甲状腺癌术后待患者生命体征平稳后，宜采取的体位是

A. 平卧位　　　　　　B. 半坐卧位

C. 头低足高位　　　D. 头高足低位

E. 俯卧位

46. 肝癌患者术前肠道准备最主要的目的是

A. 预防术中污染

B. 有利于切口愈合

C. 预防术后血氨增高

D. 预防术后肠道感染

E. 预防腹腔脓肿的形成

A_2型题

47. 患者，男，57岁。直肠癌，拟行Dixon术，术前3天护士遵医嘱给予患者口服甲硝唑，口服此药的目的是

A. 清洁肠道

B. 防止术后便秘

C. 预防术后癌肿复发

D. 防止术中出血

E. 杀灭肠道内细菌

48. 患者，男，36岁。昨日在硬膜外麻醉下行疝修补术，今天体温38℃，脉搏88次/分。最可能是
   A. 肺部感染　　　　B. 泌尿道感染
   C. 伤口感染　　　　D. 吸收热
   E. 切口感染

49. 患者，女，35岁。乳腺癌，拟手术治疗。患者术前情绪低落，沉默寡言，暗自流泪，夜不能寐。护士应采取的最合适的护理措施是
   A. 陪伴患者一起悲伤
   B. 联系患者家属
   C. 给患者注射镇静催眠药物
   D. 批评患者不懂事
   E. 开导患者，给予精神上的支持

50. 患者，男，55岁。因急性阑尾炎准备急症手术，患者担心"手术意外"，但又因病情重不敢不进行手术，护士采取的护理措施不妥的是
   A. 向患者介绍手术成功的病例
   B. 告诉患者手术没有任何风险
   C. 向患者说明手术目的
   D. 教会患者使用放松技术
   E. 鼓励患者家属探视时给予心理支持

51. 患者，女，48岁。近4个月来排便次数增多，大便呈黏液脓血样且有里急后重感而入院，入院后诊断为结肠癌，拟行结肠癌根治术，此患者术前准备正确的是
   A. 2日内禁食
   B. 3日前做肠道准备并口服肠道不吸收抗生素
   C. 3日前做肠道准备并口服肠道吸收抗生素
   D. 3日前做肠道准备工作并服泻剂
   E. 3日前做清洁灌肠

52. 患者，女，23岁。突发右下腹疼痛3h入院，诊断为急性阑尾炎，需行阑尾切除急症手术，关于该患者术前准备，错误的是
   A. 手术区备皮
   B. 禁食禁饮
   C. 药物皮肤过敏试验
   D. 术前用药
   E. 灌肠

53. 患者，女，30岁。Ⅲ期内痔，行手术治疗。作为巡回护士应给该患者安置
   A. 仰卧位　　　　B. 俯卧位
   C. 侧卧位　　　　D. 膀胱截石位
   E. 头低足高位

54. 患者，男，60岁。吸烟40余年，近1个月来出

现刺激性干咳，痰中带血丝，诊断为右肺中心型肺癌，行右肺癌根治术。你作为巡回护士应给该患者安置
   A. 仰卧位　　　　B. 俯卧位
   C. 左侧卧位　　　D. 颈仰卧位
   E. 头低足高位

55. 患者，女，30岁。肠梗阻术后第1天尚未排气，但患者诉说饥饿要求进食，此时护士首先应采取的措施是
   A. 直接将此情况报告医生
   B. 询问患者想进食的食物
   C. 告知其不能进食的原因
   D. 告知可进食的食物种类
   E. 直接拒绝患者请求

56. 患者，女，40岁。胃大部切除术后第3天，患者要求将胃管拔出。请问拔除胃肠减压管最可靠的指征是
   A. 体温正常　　　　B. 腹胀消失
   C. 肛门排气　　　　D. 24～72h后
   E. 引流液体量少

57. 患者，女，71岁。胃癌根治术后第7天，咳嗽时突感腹部有崩裂声。检查发现切口全部裂开，见有小肠脱出。首先应该采取的措施是
   A. 戴手套后将脱出肠管送回腹腔
   B. 协助医生消毒肠管后送回腹腔
   C. 戴手套就地消毒并还纳肠管，缝合切口
   D. 用无菌盐水纱布覆盖，再用胶布固定
   E. 用无菌盐水纱布覆盖加腹带包扎，送去手术室处理

58. 患者，女，35岁。发现右侧乳房肿物1月余，诊断为乳腺癌，需行乳腺癌根治术。护士给患者进行健康指导，不正确的是
   A. 如发热应延期手术
   B. 将贵重物品取下，交家人保管
   C. 术前用药
   D. 嘱患者排尿
   E. 来月经不影响手术

59. 患者，男，64岁。肠梗阻手术后第7天，因多次右下肢静脉输液，并发血栓性静脉炎，其护理方法应禁忌的措施是
   A. 局部硫酸镁湿热敷
   B. 患肢抬高
   C. 局部按摩
   D. 患肢制动

E. 应用抗生素

60. 患者，男，55岁。因咳嗽、咳痰2个月，痰中带血丝，X线片提示中心型肺癌，在全麻下行肺癌根治术，手术过程顺利。麻醉未清醒时，该患者应安置
    A. 平卧位，头偏向一侧
    B. 侧卧位，头偏向一侧
    C. 半卧位
    D. 端坐位
    E. 头高足低位

A₃/A₄型题

（61～62题共用题干）

患者，男，55岁。半年来排便次数增多，时有便意，便形变细，粪便表面附有暗红色血液，体重明显减轻，食欲差，拟诊断直肠癌，准备手术治疗。

61. 该患者术前准备中，不恰当的是
    A. 术前练习并掌握深呼吸运动
    B. 术前训练胸式呼吸
    C. 术前指导患者床上活动的方法
    D. 术前3天口服肠道不吸收抗生素
    E. 术前1天做好肠道准备

62. 该患者术日晨的护理，不包括
    A. 留置导尿管　　　B. 放置胃管
    C. 用温盐水洗胃　　D. 遵医嘱术前给药
    E. 取下活动的义齿

（63～65题共用题干）

患者，女，50岁。2年前开始出现腰部隐痛，1年前出现行走时右下肢疼痛难以忍受，在弯腰、咳嗽、排便等用力时疼痛加剧。诊断为腰椎间盘突出症，拟行腰椎间盘突出物摘除术。

63. 该患者应采取何种手术体位
    A. 仰卧位　　　　　B. 俯卧位
    C. 侧卧位　　　　　D. 颈仰卧位
    E. 头低足高位

64. 该患者手术区切口消毒的范围是
    A. 5～10cm　　　　B. 5～15cm
    C. 10～15cm　　　 D. 15～20cm
    E. 20～30cm

65. 为该患者实施皮肤消毒，正确的是
    A. 用0.25%安尔碘消毒皮肤2遍
    B. 用0.5%安尔碘消毒皮肤2遍
    C. 用0.5%安尔碘消毒皮肤1遍

D. 消毒方法是从四周向手术切口涂擦
E. 消毒棉球可以来回涂擦

（66～68题共用题干）

患者，男，32岁。突发上腹部刀割样疼痛10h，腹肌强直，反跳痛，作好术前准备，剖腹探查，行十二指肠球部溃疡穿孔修补术，术后6h内虽已排尿3次，但每次尿量少，约数毫升。

66. 该患者可能出现了
    A. 尿频　　　　　　B. 尿潴留
    C. 尿失禁　　　　　D. 尿路感染
    E. 肾积水

67. 引起该患者现有问题的可能原因，不包括
    A. 麻醉的影响　　　B. 排尿反射抑制
    C. 切口疼痛　　　　D. 不适应卧床体位
    E. 补液量过多

68. 首选的护理措施是
    A. 诱导排尿　　　　B. 减慢输液滴速
    C. 控制液体入量　　D. 导尿
    E. 肌内注射卡巴胆碱

（69～72题共用题干）

患者，男，65岁。胃溃疡伴瘢痕性幽门梗阻，今晨在气管内麻醉下行毕Ⅱ式胃大部切除术，术毕返回病房。术后留置胃管、腹腔引流管，现麻醉未醒。

69. 目前该患者最重要的护理问题是
    A. 疼痛
    B. 潜在并发症：出血
    C. 潜在并发症：窒息
    D. 潜在并发症：感染
    E. 潜在并发症：吻合口瘘

70. 应给患者安置
    A. 低半卧位　　　　B. 仰卧位
    C. 平卧，头侧向一边 D. 头低足高位
    E. 头高足低位

71. 术后第1天，以下观察内容中最主要的项目是
    A. 胃排空延迟　　　B. 吻合口瘘
    C. 倾倒综合征　　　D. 肛门排气
    E. 术后出血

72. 术后第1天，胃管引流出鲜红色血性液体400ml，正确的处理是
    A. 继续观察　　　　B. 停止胃肠减压
    C. 应用止血药、输血 D. 加快输液速度
    E. 马上进手术室止血

（吴小雯）

第7章 外科感染患者的护理

考点提纲栏——提炼教材精华，突显高频考点

第1节 概　述

外科感染是指需要外科手术处理的感染，以及与手术、损伤、介入性诊疗操作等有关的感染。

一、常见致病菌

锦囊妙"记" 葡萄菌力最强，溶血菌最多见，大肠菌合成K，铜单菌见烧伤。

1. 葡萄球菌　以金黄色葡萄球菌致病力最强。
2. 链球菌　以溶血性链球菌最多见。
3. 大肠埃希菌　存在于肠道内、对维生素K的合成有重大作用。
4. 铜绿假单胞菌　多见于大面积烧伤时创面感染。
5. 各种致病菌导致脓液的特点（表7-1）。

表7-1　各种致病菌导致脓液的特点

致病菌	脓液特点	致病菌	脓液特点
金黄色葡萄球菌	黄色，稠厚，无臭	铜绿假单胞菌	淡绿色，腥臭味
溶血性链球菌	淡红色，稀薄，量大	脆弱类杆菌（厌氧菌）	恶臭
大肠埃希菌	灰白色，稠厚，有粪臭味	变形杆菌	特殊的恶臭

二、分类

1. **按致病菌种类和病变性质分类**
   （1）非特异性感染：又称化脓性感染或一般性感染，占外科感染的大多数，★特点是一菌多病，多菌一病。
   （2）特异性感染：是指由一些特异性病原体引起的感染，特点是一菌一病，表现独特。如结核杆菌引起的结核、★破伤风梭菌引起的破伤风。

2. **按病变进程分类**
   （1）急性感染：★病程多在3周以内。
   （2）慢性感染：★病程持续超过2个月的感染。
   （3）亚急性感染：病程介于3周和2个月的感染。

锦囊妙"记" 小3急、大2慢
即小于3周为急性感染，大于2个月为慢性感染。

三、病理生理　感染的转归有3种。

1. 炎症局限　当人体抵抗力占优势、治疗及时或有效，炎症即被局限、吸收消散或在局部形成脓肿。
2. 炎症扩散　致病菌毒力强、数量多，机体抵抗力弱时，感染扩散，导致全身感染。
3. 转为慢性感染

四、临床表现

1. 局部表现　红、肿、热、痛、功能障碍是非特异性感染的典型症状。
2. 全身表现　若感染扩散，可出现寒战、发热、头痛、食欲减退等全身表现，严重者导致脓毒血症。
3. 特异性表现　如破伤风患者可表现为肌肉强直性收缩、阵发性痉挛。

五、辅助检查

1. 实验室检查　有全身症状者，白细胞计数、中性粒细胞计数增高。当白细胞计数低于 $4×10^9/L$，提示感染严重。
2. 细菌培养　必要时可重复培养。

六、治疗要点

1. 局部治疗
   - （1）非手术治疗
     - 1）★感染部位限制活动；肢体感染者，抬高患肢。
     - 2）物理治疗：早期可以采取局部热敷或采用超短波、红外线照射等物理疗法。
   - （2）手术治疗：★脓肿形成后应及时切开引流，使脓液排出。各部位外科感染的处理要点见图7-1。
2. 全身治疗
   - （1）抗生素治疗：合理、正确使用抗生素，严格掌握适应证。
   - （2）对症治疗：加强支持和对症处理。

疖：脓肿形成切开引流

危险三角区 严禁挤压
颈部蜂窝织炎尽早切开减压

脓性指头炎出现搏动性跳痛切开减压

小而深的刺伤注意防止破伤风感染

图7-1　各部位外科感染的处理要点

七、护理问题

1. 焦虑　与疼痛不适及对预后的担心有关。
2. 疼痛　与水肿、炎性介质刺激有关。
3. 体温过高　与感染炎症反应有关。
4. 潜在并发症　脓毒症、感染性休克、窒息等。

八、护理措施

（一）一般护理

1. 体位与休息　保证充足的休息和睡眠，指导和协助患者抬高患肢、局部制动、避免受压，以减轻局部肿胀和疼痛，利于炎症消退。
2. 饮食与营养　鼓励进食高热量、高蛋白、高维生素易消化饮食。高热及口唇、口底感染者，进食流质或半流质饮食。

（二）病情观察　观察患者神志、精神状态，定时测量生命体征；注意有无感染扩散和脓肿转移，有无全身感染中毒症状或感染性休克征象，发现异常及时告知医生。

（三）治疗配合

1. 局部治疗配合
   - （1）局部用药：轻者可用鱼石脂软膏、金黄膏局部外敷，肿胀明显者可用50%硫酸镁溶液湿热敷。
   - （2）物理治疗：采用局部热敷、超短波、红外线照射，可改善局部血液循环，促进炎症消退。
   - （3）手术治疗：注意观察引流管是否通畅，局部组织有无感染，加强换药。
2. 全身治疗配合
   - （1）应用抗生素：早期可根据感染部位、临床表现及脓液性状估计致病菌种类，选用适当的抗生素。获得细菌培养和药物敏感试验结果后，根据检查结果选用敏感抗生素，注意观察药物的效果、不良反应和配伍禁忌。
   - （2）支持疗法：输液纠正患者的水、电解质、酸碱失衡。
3. 对症护理　高热患者给予降温。疼痛剧烈者给镇痛药物。合并感染性休克者予抗休克治疗。体温过低者注意保暖。

（四）心理护理　及时与患者沟通，向患者介绍康复过程，关心、鼓励患者，使之消除焦虑情绪，积极配合
　　　治疗。

（五）健康指导

1. 指导患者加强营养和锻炼身体，提高机体抵抗力。

2. 注意个人和环境卫生，做好劳动保护，及时正确处理创伤。

3. 积极治疗足癣、糖尿病、营养不良等各种慢性疾病。

第2节　浅表软组织化脓性感染患者的护理

一、疖

1. 定义　★单个毛囊及其所属皮脂腺的急性化脓性感染。

2. 病因　★多由金黄色葡萄球菌引起，常发生在毛囊和皮脂腺丰富的部位。

3. 疖病　与患者抵抗力较低（如糖尿病）或皮肤不洁等有关。

4. 临床表现

（1）初起局部出现红、肿、热、痛的小结节，渐增大，出现黄白色小点，脓点破溃，脓液流出，炎症逐渐愈合。

（2）★面部"危险三角区"部位的疖，如挤压可引起化脓性海绵状静脉窦炎，眼部及周围组织的红、肿、痛，伴有寒战、高热、头痛，严重者可危及生命。

5. 治疗要点

（1）局部用碘酊，也可用热敷或物理疗法，或外敷鱼石脂软膏或中草药。

（2）★面部"危险三角区"部位的疖严禁挤压。

（3）脓肿形成者切开引流。

二、痈

1. 定义　★多个相邻毛囊及其所属皮脂腺或汗腺的急性化脓性感染。

2. 病因　★多由金黄色葡萄球菌引起，常发生在颈、背部。

3. 临床表现

（1）局部红肿浸润，略隆起，质地坚韧，边界不清，中央部有多个脓点，破溃后呈蜂窝状，患者可有全身症状。

（2）★唇痈处理不当易引起颅内感染。

（3）颈痈压迫气管可引起呼吸困难甚至窒息。

4. 治疗要点　加强营养，应用抗生素；局部治疗，脓肿形成者切开引流；★唇痈禁忌切开；颈痈引起呼吸困难应提前手术。

> **锦囊妙"记"**　单个毛囊疖，多个毛囊痈，毛囊数量多少可鉴别疖和痈。
> 疖和痈病因是金黄色葡萄球菌，面部"危险三角区"的疖禁挤压，挤压可引起
> 化脓性海绵状静脉窦炎（内眦静脉、眼静脉），唇痈禁切开。

三、急性蜂窝织炎

1. 定义　★皮下、筋膜下、肌间隙或深部疏松结缔组织的急性弥漫性化脓性感染。

2. 病因　致病菌主要为溶血性链球菌。

3. 临床表现

（1）表浅的急性蜂窝织炎局部症状明显，深部的急性蜂窝织炎全身症状明显。

（2）厌氧菌引起的产气性皮下蜂窝织炎局部可触及捻发音；金黄色葡萄球菌引起的新生儿蜂窝织炎又称为新生儿皮下坏疽。

（3）★口底、颌下及颈部的急性蜂窝织炎，可发生喉头水肿和压迫气管，引起呼吸困难，甚至窒息。

4. 治疗要点

（1）休息，局部理疗，肢体抬高制动，全身应用抗生素。

（2）脓肿形成后切开引流。

（3）★对厌氧菌感染者，用3%过氧化氢溶液冲洗伤口和湿敷。

（4）★口底、颌下的急性蜂窝织炎应尽早切开减压，以防喉头水肿、窒息死亡。

四、急性淋巴管炎和急性淋巴结炎

1. 定义　多继发于其他急性感染病灶，细菌由原发病灶（疖、足癣）进入淋巴管，引起淋巴管炎，再扩散到淋巴结，引起淋巴结炎。

2. 病因 {
（1）浅部急性淋巴管炎在皮下结缔组织层内沿集合淋巴管蔓延。
（2）浅部急性淋巴结炎发生部位为颈部、腋窝和腹股沟，亦可在肘内侧或腘窝部。
（3）致病菌常为乙型溶血性链球菌、金黄色葡萄球菌等。
}

3. 临床表现 {
（1）★网状淋巴管炎即为丹毒。好发于面部、小腿，局部皮肤颜色鲜红，边界清楚并略隆起，不化脓，体温可达39～40℃，易复发。
（2）管状淋巴管炎 {
1）浅层急性淋巴管炎：★病灶表面出现一条或多条"红线"，硬而有压痛。
2）深层急性淋巴管炎：不出现红线，但患肢肿胀、压痛。
}
（3）急性淋巴结炎可有淋巴结肿大、压痛，严重者有全身症状。
}

4. 治疗要点 {
（1）丹毒 {
1）★具有传染性，应予以接触（床旁）隔离。
2）患者应休息，局部50%硫酸镁湿敷，全身应用足量抗生素（首选青霉素，应在症状消失后继续用药3～5天以防复发）。
}
（2）急性淋巴管炎和淋巴结炎 {
1）应用抗生素，患肢抬高并制动，热敷、理疗。
2）急性淋巴结炎脓肿形成应切开引流。
}
}

第3节　手部急性化脓性感染患者的护理

一、概述

{
1. 临床常见的手部急性化脓性感染包括甲沟炎、脓性指头炎、腱鞘炎、滑囊炎和掌深间隙感染。
2. 多由于手部轻微外伤，如擦伤、刺伤、切割伤、剪指甲过深或逆剥皮刺等引起。
3. 主要致病菌为皮肤表面的金黄色葡萄球菌。
}

二、甲沟炎和指头炎

1. 定义　甲沟炎是指甲沟或其周围组织的感染。指头炎是末节手指掌面皮下组织的化脓性感染。

2. 病因 {
（1）甲沟炎多因手指的轻微外伤，如刺伤、剪指甲过深或逆剥皮刺等引起。
（2）脓性指头炎可由甲沟炎扩展、蔓延所致，也可发生于指尖或手指末节皮肤受伤后。
}

3. 临床表现 {
（1）甲沟炎：初期：红、肿、痛，无全身症状，有的可自行或经过治疗后消退，有的迅速化脓形成脓肿。★若不及时切开引流可形成甲下脓肿或指头炎，严重者可发展为慢性甲沟炎或指骨骨髓炎。
（2）脓性指头炎：早期指头轻度肿胀、发红、刺痛。继之指头肿胀加重、剧烈跳痛（搏动样跳痛），肢体下垂时更明显，多伴有全身症状。★伤口经久不愈，若不及时切开，常可引起指骨缺血性坏死，形成慢性骨髓炎。
}

锦囊妙"记"

手部急性化脓性感染三部曲

手指外伤引起一为指甲边缘红、肿、痛为甲沟炎；

二为不及时切开引流致搏动样跳痛为脓性指头炎；

三为伤口经久不愈致骨缺血性坏死，形成慢性骨髓炎。

4. 辅助检查 {
（1）实验室检查：血常规检查示白细胞计数及中性粒细胞增加。
（2）X线检查：可明确感染手指有无指骨坏死。
}

5. 治疗要点 {
（1）甲沟炎：局部热敷、理疗、脓肿形成者切开引流，甲床下积脓者应拔除指甲。
（2）脓性指头炎：★一旦出现指头明显肿胀和跳痛应及时纵向切开减压引流。
（3）根据病情酌情使用抗生素。
}

6. 护理诊断/问题 {
（1）疼痛：与炎症刺激、局部组织肿胀、压迫神经有关。
（2）体温过高：与细菌感染有关。
（3）潜在并发症：指骨坏死。

7. 护理措施 {
（1）缓解疼痛：★患肢制动并抬高，以促进静脉和淋巴回流。
（2）控制感染 {
1）严密观察体温变化，必要时行物理降温。
2）行脓肿切开引流者，保持脓腔引流通畅，观察引流液性状、颜色、量的变化。
3）遵医嘱合理应用抗生素。
（3）观察和预防指骨坏死：密切观察患肢的局部症状，经久不愈者，应拍摄X线片，注意有无指头剧烈疼痛突然减轻、皮肤由红转白等指骨坏死征象。

三、急性化脓性腱鞘炎、滑囊炎和掌深间隙感染

1. 概述 急性化脓性腱鞘炎、滑囊炎和掌深间隙感染均为手掌深部的化脓性感染。

2. 病因 多因手指掌面的刺伤或邻近组织的感染蔓延所致。

3. 临床表现 {
（1）局部表现 {
1）急性化脓性腱鞘炎：患肢肿胀、疼痛，尤以中、近指节为甚。
2）化脓性滑囊炎：拇指肿胀、微屈、不能外展和伸直。
3）掌深间隙感染：包括掌中间隙感染（掌心凹陷消失）和鱼际间隙感染。
（2）全身症状：如寒战、发热、脉搏加快和全身不适等。

4. 辅助检查 {
（1）血常规检查：白细胞计数及中性粒细胞比例增加。
（2）超声波检查：手掌的超声波显示肿胀腱鞘和积存的液体。

5. 治疗要点 {
（1）早期局部外敷、理疗，患肢抬高。
（2）感染严重者，尽早切开引流。
（3）应用有效抗生素。

6. 护理措施 {
（1）密切观察患手的局部症状：观察患手的局部肿胀、疼痛和肤色有无改变。
（2）局部功能锻炼：根据情况指导患者进行按摩、理疗和手功能锻炼，防止肌肉萎缩、肌腱粘连、关节僵硬等。

第4节　全身性感染患者的护理

全身性感染包括脓毒症和菌血症。脓毒症是指有全身炎症反应表现的外科感染的总称。如果细菌侵入血液循环，血培养检出病原菌，称为菌血症。

1. 病因 常继发于严重创伤后感染或各种化脓性感染；感染的发生与致病菌的数量、毒力和机体抵抗力下降有关。

2. 临床表现 {
（1）突然寒战、高热，体温高达40～41℃，老年人或体弱者可体温不升。
（2）头痛、头晕、恶心、呕吐、腹胀、腹泻、面色苍白、神志淡漠、谵妄甚至昏迷。
（3）心率加快、脉搏细速、呼吸急促或困难。
（4）肝脾可肿大，严重者出现黄疸或瘀斑。

3. 辅助检查 {
（1）实验室检查：白细胞计数及中性粒细胞比例增加。★寒战、发热时采血进行细菌或真菌培养，可发现致病菌，并进行药物敏感试验。
（2）X线、B超、CT检查有助于原发病灶判断。

4. 治疗要点 采取综合治疗措施，重点处理原发感染病灶。{
（1）及时彻底处理原发病灶。
（2）应用抗菌药物。
（3）支持疗法。

5. 护理诊断/问题 {
（1）体温过高：与致病菌、坏死组织和炎症介质作用有关。
（2）营养失调：低于机体需要量，与机体分解代谢升高有关。
（3）潜在并发症：感染性休克、水电解质代谢紊乱。

$$6.护理措施\begin{cases}(1)控制感染，维持\\\quad 正常体温\end{cases}\begin{cases}1）观察体温、脉搏的变化及原发病灶的处理效果。\\2）遵医嘱及时、准确应用抗菌药物，观察药物疗效及不良反应。\\3）高热患者给予物理降温，及时补充体液。\\4）加强静脉留置导管的护理。\end{cases}$$

（2）营养支持：给予高热量、高蛋白、富含维生素、易消化的饮食，鼓励患者多饮水。

$$（3）并发症的观察与\\防治\begin{cases}1）感染性休克：密切观察病情，有无休克早期征象，及时报告医生。\\2）水电解质代谢紊乱：注意观察患者有无缺水表现，定期监测患者血电解质变化。\end{cases}$$

第5节　特异性感染患者的护理

一、破伤风

1.概述　破伤风是由破伤风梭菌侵入人体伤口，生长繁殖，产生外毒素而引起的急性特异性感染。

2.病因
- （1）病原菌：破伤风梭菌，是一种革兰氏染色阳性厌氧芽孢菌。
- （2）★致病条件：病原菌侵入伤口，如火器伤、开放性骨折、烧伤、细小的木刺或锈钉刺伤、患者抵抗力低下及无氧环境。

3.病理生理　★痉挛毒素与溶血毒素，是导致破伤风病理生理改变的因素。其中痉挛毒素是引起临床症状的主要毒素（骨骼肌紧张性收缩和阵发性痉挛）。

4.临床表现
- （1）潜伏期：★平均为7～8天，最短24h，潜伏期越短，预后越差。
- （2）前驱期：常持续12～24h。
- （3）发作期
  - 1）典型表现：全身肌肉强直性收缩，阵发性痉挛。
  - 2）最早受累肌群：咀嚼肌。
  - 3）早期表现为咀嚼不便、张口困难；之后相继出现牙关紧闭、"苦笑面容"、颈项强直、角弓反张、握拳屈肘屈膝，甚至呼吸困难。
  - 4）患者神志清醒，一般无高热。
  - 5）病程一般为3～4周。

5.辅助检查
- （1）血常规检查：合并肺部感染时，白细胞计数升高，中性粒细胞比例升高。
- （2）生化检查：破伤风发作期可发生水、电解质和酸碱平衡紊乱。
- （3）渗出物检查：伤口渗出物涂片检查可发现破伤风梭菌。

6.预防与治疗
- （1）预防：关键是创伤后早期彻底清创。★伤后注射破伤风抗毒素（TAT）是最有效方法。
- （2）治疗
  - 1）伤口处理：彻底清创，敞开伤口，用3%过氧化氢溶液或1：5000高锰酸钾溶液冲洗伤口。
  - 2）★中和游离毒素：尽早使用破伤风抗毒素（TAT）。
  - 3）★控制和解除痉挛：是治疗的关键环节。用镇静、解痉药物，如冬眠Ⅰ号。

7.护理诊断/问题
- （1）恐惧：与病情危急、反复发作、担心预后有关。
- （2）有受伤的危险：与肌肉强直痉挛有关。
- （3）营养失调：低于机体需要量，与摄入不足，能量消耗增加有关。
- （4）潜在并发症：★窒息、肺部感染、心力衰竭。

8.护理措施
- （1）一般护理
  - 1）★隔离护理：住单人隔离病房，专人护理。接触患者穿隔离衣，戴口罩、帽子、手套，身体有伤口者不能进入病室工作。
  - 2）★减少一切刺激如吸痰，谢绝探视，保持安静，避光。
  - 3）★治疗、护理操作尽量集中：可在使用镇静药后30min内进行。
  - 4）安全保护：防止痉挛时坠床，使用带护栏的病床，防舌咬伤、骨折等。

8. 护理措施
- （1）一般护理
  - 5）饮食与营养：高维生素、高热量、高蛋白、易消化饮食。必要时鼻饲或肠外营养。
  - 6）严格隔离消毒：实行接触隔离，器械用后采用 0.5% 有效氯胺溶液浸泡 30min，或用 1% 过氧乙酸浸泡 10min，敷料应焚烧。
- （2）保持呼吸道通畅：对病情较重者，应早做气管切开，及时排除呼吸道分泌物。
- （3）应用抗生素：遵医嘱使用青霉素，可抑制破伤风梭菌，又能控制其他需氧菌感染。

9. 健康指导
- （1）宣传破伤风的发病原因和预防知识，注意劳动保护，预防开放性损伤，避免不洁分娩。
- （2）受伤后须及时就诊，正确处理伤口。
- （3）★创伤后预防破伤风最有效、最可靠的方法是应彻底清创并注射破伤风抗毒素（TAT），TAT 应在伤后 12h 内肌内注射，剂量为 1500U，成人和儿童相同；有效期 10 天左右，注射后可引起 IgE 介导的 Ⅰ 型变态反应，用药前需做皮试，皮试阳性脱敏注射。

二、气性坏疽

气性坏疽是由梭状芽孢杆菌引起的一种以肌坏死或肌炎为特征的急性特异性感染。

1. 病因　致病菌为革兰氏染色阳性的厌氧梭状芽孢杆菌，主要是产气荚膜梭菌、水肿杆菌、腐败杆菌等。常为多种致病菌的混合感染。致病条件：细菌侵入伤口、厌氧环境、机体抵抗力低下。

2. 病理生理　致病因素主要是外毒素和酶，使组织细胞坏死、渗出，产生严重水肿和恶臭的硫化氢气体等。

3. 临床表现　病情发展迅速，潜伏期 1～4 天，最短 6～8h。
- （1）局部表现
  - 1）患处呈胀裂样剧痛，常为最早出现的症状。
  - 2）患处明显肿胀，且进行性加剧，压痛剧烈。
  - 3）伤口周围皮肤水肿、苍白、紧张、发亮，随后转为紫红、紫黑。
  - 4）按压伤口周围可有捻发感，伤口内可流出浆液性或血性液体，伴有恶臭。
  - 5）伤口内肌肉坏死，呈暗红色或土灰色，失去弹性，切割时不收缩也不出血。
- （2）全身表现：高热、脉速、呼吸急促、烦躁不安或表情淡漠、出冷汗、贫血等中毒症状，不及时控制可发展为休克。

4. 辅助检查
- （1）实验室检查
  - 1）血常规检查：多有血红蛋白迅速下降、白细胞计数升高。
  - 2）血生化检查：严重患者可出现电解质及酸碱平衡失调改变。
  - 3）细菌学检查：伤口内渗出物涂片可检出粗大的革兰氏染色阳性梭菌，应同时行渗出物细菌培养。
- （2）X 线检查：常显示伤口肌群间有气体。

5. 治疗要点　立即采取措施挽救患者生命，减少组织坏死，降低截肢率。
- （1）彻底清创：在积极抗休克和防治严重并发症的同时行清创术。
- （2）应用抗菌药物：首选大剂量青霉素；大环内酯类和硝咪唑类也有一定疗效。
- （3）高压氧治疗：可提高组织和血液含氧量，破坏致病菌生长繁殖的环境，提高治愈率，降低伤残率。
- （4）全身支持疗法：包括输液、少量多次输注新鲜全血、输注血浆和人体白蛋白、肠内或肠外营养支持等。

6. 护理措施
- （1）心理护理：做好有关的说服和安慰工作，给予必要的感情支持和精神鼓励，使其能以积极的心态配合治疗和护理。
- （2）消毒隔离：同破伤风。
- （3）观察病情：密切观察生命体征、意识、尿量，记录液体出入量，注意有无感染性休克征象；观察患处疼痛、伤口渗出及周围皮肤颜色、伤处肿胀等情况。
- （4）配合治疗：在抗休克的同时做好清创术前准备；3% 过氧化氢溶液或 1∶5000 高锰酸钾溶液冲洗和湿敷伤口；遵医嘱使用抗菌药物，并观察药物的副作用；指导患者到高压氧舱接受高压氧治疗，并观察疗效。

```
┌─────────────────── 要点回顾 ───────────────────┐
```

1.非特异性感染和特异性感染常见的致病菌有哪些？急、慢性感染的时间介定点和感染患者的处理要点是什么？

2.疖、痈、蜂窝织炎的定义是什么？影响生命的特殊部位感染有哪些？处理原则是什么？

3.甲沟炎和指头炎的临床特点和处理原则是什么？

4.破伤风的致病条件是什么？病理生理改变是什么？破伤风的潜伏期及发作期的临床表现是什么？

5.破伤风的治疗原则及护理要点是什么？

●○ 模拟试题栏——识破命题思路，提升应试能力 ○●

一、专业实务

A₁型题

1.下列描述正确的是

　A.金黄色葡萄球菌感染炎症易于扩散

　B.溶血性链球菌感染炎症易于局限

　C.大肠埃希菌常与其他厌氧菌一起混合感染

　D.铜绿假单胞菌对大多数抗菌药物敏感

　E.脆弱拟杆菌是革兰氏染色阳性厌氧性芽孢菌

2.挤压面部"危险三角区"的疖，容易引起

　A.脑脓肿　　　　　B.全身感染

　C.颅内感染　　　　D.急性蜂窝织炎

　E.菌血症

3.痈的主要致病菌为

　A.破伤风杆菌　　　B.金黄色葡萄球菌

　C.乙型溶血性链球菌　D.大肠埃希菌

　E.厌氧菌

4.有关痈的说法，错误的是

　A.是多个相邻毛囊及其所属皮脂腺的急性化脓性感染

　B.多见于成年人

　C.常发生在毛囊和皮脂腺丰富的头面部

　D.痈的发生与皮肤不洁、擦伤及人体抵抗力低下有关

　E.致病菌以金黄色葡萄球菌为主

5.急性淋巴管炎最常见的病因是

　A.静脉炎　　　　　B.足癣

　C.血栓形成　　　　D.甲沟炎

　E.足部外伤

6.急性淋巴管炎首选的抗生素是

　A.庆大霉素　　　　B.青霉素

　C.头孢菌素　　　　D.卡那霉素

　E.氨苄西林

7.在病灶表面出现"红线"，硬而有压痛，通常是

　A.痈　　　　　　　B.丹毒

　C.浅层急性淋巴管炎　D.深层急性淋巴管炎

　E.急性蜂窝织炎

8.软组织化脓性感染，需要床旁隔离的是

　A.痈　　　　　　　B.丹毒

　C.疖　　　　　　　D.急性淋巴管炎

　E.急性蜂窝织炎

9.口底、颌下及颈部蜂窝织炎的最严重后果是

　A.全身性感染　　　B.发热

　C.呼吸困难、窒息　D.吞咽困难

　E.化脓性海绵状静脉窦炎

10.脓性指头炎出现指头搏动性跳痛，应

　A.热敷　　　　　　B.应用广谱抗生素

　C.超短波理疗、按摩　D.外敷金黄散糊剂

　E.切开减压引流

11.引起甲沟炎的原因，错误的是

　A.擦伤　　　　　　B.刺伤

　C.剪指甲过深　　　D.小切割伤

　E.挫伤

12.关于甲沟炎的叙述，错误的是

　A.发病初期患者都有体温升高

　B.可发展为慢性甲沟炎

　C.可形成甲下脓肿

　D.可发展为脓性指头炎

　E.多因局部皮肤破损所致

13.下列患者易发生破伤风的是

　A.列车上分娩　　　B.背部大面积擦伤

　C.痈　　　　　　　D.踝扭伤

　E.上肢挫伤

14.引起破伤风抽搐发作而牙关紧闭的毒素为

　A.杀白细胞素　　　B.血浆凝固酶

C. 链激酶　　　　　D. 溶血毒素

E. 痉挛毒素

15. 破伤风患者出现强直性痉挛，一般最先累及的肌群是

A. 面肌　　　　　　B. 颈肌

C. 咀嚼肌　　　　　D. 背腹肌

E. 四肢肌

16. 破伤风患者注射破伤风抗毒素的目的是

A. 控制痉挛

B. 抑制破伤风杆菌生长

C. 中和血液中的游离毒素

D. 中和与神经结合的毒素

E. 杀死破伤风杆菌

17. 导致破伤风患者死亡的主要原因是

A. 脓毒症　　　　　B. 脱水

C. 代谢性酸中毒　　D. 窒息

E. 肺水肿

A₂ 型题

18. 患者，男，32岁，因颈部蜂窝织炎入院。最可能出现的血常规检查结果是

A. 嗜酸性粒细胞增加

B. 淋巴细胞计数增加

C. 网织红细胞计数增加

D. 中幼粒细胞计数增加

E. 中性粒细胞比例增加

19. 患者，男，58岁。因下腹部皮肤局部红肿，疼痛收治入院，查体：见皮肤进行性坏死，触之有捻发音。考虑为

A. 急性淋巴结炎　　B. 急性蜂窝织炎

C. 痈　　　　　　　D. 疖

E. 丹毒

20. 患者，男，26岁。下肢急性淋巴管炎，查体见肢体肿胀明显。局部应擦拭的药液是

A. 0.1%碘伏　　　　B. 50%硫酸镁

C. 外用生理盐水　　D. 3%过氧化氢

E. 75%乙醇

21. 患者，男，16岁。上唇疖挤压后出现寒战、高热、头痛、昏迷。首先应考虑

A. 败血症　　　　　B. 海绵状静脉窦炎

C. 菌血症　　　　　D. 蜂窝织炎

E. 脓毒血症

22. 患儿，9岁。右臀部肌内注射后疼痛、肿胀7天，伴有高热、头痛、乏力、纳差，疑有深部脓肿，其诊断依据最可靠的是

A. 局部红肿　　　　B. 波动感

C. 穿刺抽得脓液　　D. 患肢功能障碍

E. 血白细胞计数升高

23. 患者，女，68岁。左上肢输液后出现条索状红线，红、肿、热、痛，体温40.2℃，下列措施错误的是

A. 抬高左上肢

B. 多活动左上肢

C. 局部50%硫酸镁行热湿敷

D. 超短波理疗

E. 使用抗生素

24. 患者，女，38岁。因患急性蜂窝织炎，应用抗生素治疗，选择抗生素最理想的依据是

A. 感染发生部位

B. 感染的严重程度

C. 药物敏感试验结果

D. 患者的抵抗力

E. 病菌的类型

25. 患者，男，62岁。因颈部蜂窝织炎入院。患者颈部肿胀明显，观察中应特别注意

A. 体温　　　　　　B. 呼吸

C. 血压　　　　　　D. 吞咽

E. 神志

26. 患者，女，26岁。产后1周出现体温升高，右侧乳房疼痛，局部红肿，有波动感，最主要的处理措施是

A. 托起患侧乳房　　B. 33%硫酸镁湿敷

C. 局部物理疗法　　D. 及时切开引流

E. 全身应用抗生素

27. 患者，女，36岁。左下肢开水烫伤后6天，发现包扎敷料上有绿色脓液，应考虑

A. 铜绿假单胞菌感染

B. 厌氧菌感染

C. 真菌感染

D. 大肠埃希菌感染

E. 金黄色葡萄球菌感染

28. 患者，男，20岁。诊断为右手拇指脓性指头炎，切开引流的方法正确的是

A. 沿着拇指环形切开

B. 沿着拇指两侧横行切开

C. 沿着拇指两侧纵行切开

D. 在拇指腹侧纵行切开

E. 在拇指背侧纵行切开

29. 患者，女，20岁。如下图所示，掌中间隙感染发

生的部位是

A. ①　　　　　　　　B. ②
C. ③　　　　　　　　D. ④
E. ⑤

30. 患者，男，68岁。因慢性支气管炎，长期使用青霉素或阿莫西林治疗，一直出现发热现象。血常规检查：白细胞升高，中性粒细胞比例增高。患者可能是
A. 条件感染
B. 多种致病微生物引起的感染
C. 特殊厌氧菌引起的感染
D. 二重感染
E. 院内感染

31. 患者，男，46岁。因足底刺伤后出现全身肌肉强直性收缩，阵发性痉挛，诊断为破伤风。请问导致破伤风的常见致病菌是
A. 革兰氏染色阳性厌氧芽孢梭菌
B. 铜绿假单胞菌
C. 革兰氏染色阴性厌氧芽孢杆菌
D. 溶血性链球菌
E. 真菌感染

32. 患者，男，26岁。因切割伤急诊入院治疗。预防破伤风的方法是
A. 注射破伤风类毒素0.5ml
B. 注射破伤风毒素0.5ml
C. 注射破伤风抗毒素1500U
D. 注射人体破伤风免疫球蛋白1500U
E. 注射破伤风类毒素0.5ml+抗毒素1500U

33. 患儿，女，8岁。手指刀割伤2h，预防性注射破伤风抗毒素，其剂量为
A. 成人剂量的1/4　　B. 成人剂量的1/2
C. 与成人剂量相同　　D. 根据年龄计算
E. 根据体重计算

34. 患者，男，57岁。在工地上搬运砖头时左脚不慎踩到锈铁钉而被戳破，6天后来院就诊。查体：

患者烦躁不安，牙关紧闭，角弓反张。该患者的病室应
A. 湿度70%～80%　　B. 隔离
C. 光线充足　　　　　D. 开窗通风
E. 室温22～24℃

35. 患者，男，30岁。因农田劳作被泥土中的碎玻璃刺伤足底，未经处理，两天后出现张口困难等症状，初步诊断为破伤风。医护人员对患者处理伤口后，换下的敷料应
A. 统一填埋　　　　　B. 高压灭菌
C. 集中焚烧　　　　　D. 日光曝晒
E. 浸泡消毒

二、实践能力

A₁型题

36. 口底、颌下的急性蜂窝织炎应尽早切开减压，其主要目的是防止
A. 喉头水肿　　　　　B. 吞咽困难
C. 菌血症　　　　　　D. 颅内感染
E. 脓毒血症

37. 需要尽早切开引流的急性软组织感染是
A. 痈　　　　　　　　B. 疖
C. 脓性指头炎　　　　D. 急性淋巴管炎
E. 急性淋巴结炎

38. 脓性指头炎切开时应在手指侧面纵行切开。若治疗不及时，患者易发生
A. 指骨坏死　　　　　B. 肌腱坏死
C. 慢性甲沟炎　　　　D. 掌中间隙感染
E. 鱼际间隙感染

39. 将破伤风抗毒素1500IU用等渗盐水稀释成10ml后，应分几次做脱敏注射
A. 2次　　　　　　　B. 3次
C. 4次　　　　　　　D. 5次
E. 6次

40. 控制破伤风患者痉挛的最主要措施是
A. 保持病室安静
B. 限制探视
C. 使用镇静及解痉剂
D. 治疗与护理操作要集中
E. 静脉滴注破伤风抗毒素

A₂型题

41. 患者，男，38岁。玻璃碎屑刺伤左中指末端，5天后左中指末节肿胀、剧痛、搏动性痛，彻夜难眠，诊断为脓性指头炎。首要的处理措施是
A. 患肢制动　　　　　B. 拔出指甲

C. 局部热敷治疗　　D. 应用抗生素

E. 切开减压引流

42. 患者，男，50岁。左侧肩背出现如下图所示表现，该患者可能为

A. 痈　　　　　　　B. 疖

C. 丹毒　　　　　　D. 急性淋巴结炎

E. 急性蜂窝织炎

43. 患者，男，27岁。5天前上嘴唇出现肿胀，局部出现多个脓头，诊断为唇痈。实施的治疗措施不妥的是

A. 早期切开减压　　B. 全身使用抗生素

C. 局部药物外敷　　D. 饮食以流质为主

E. 让患者充分休息

44. 患者，女，20岁。鼻部疖，带有白色脓点。护士对其进行健康教育，错误的是

A. 局部涂碘伏　　　B. 热敷

C. 理疗　　　　　　D. 外敷中草药

E. 及时挤压排脓

45. 患者，女，30岁。下肢急性蜂窝织炎伴全身感染症状，需采血做抗生素敏感试验。最佳的采血时间应是在患者

A. 寒战时　　　　　B. 高热时

C. 发热间歇期　　　D. 静脉滴注抗生素时

E. 抗生素使用后

46. 患者，女，20岁。寒战、发热，右小腿内侧皮肤出现鲜红色片状疹，烧灼样疼痛，附近淋巴结肿大、疼痛。错误的护理措施是

A. 遵医嘱使用抗生素

B. 嘱患者勿抬高患肢

C. 局部温热敷

D. 给予物理降温

E. 嘱患者卧床休息

47. 患者，男，36岁。小腿处被利器划伤，自行包扎。4天后伤口上方出现一条索状质硬而有压痛的红线，可能是

A. 网状淋巴管炎　　B. 浅部静脉炎

C. 深部淋巴管炎　　D. 浅部淋巴管炎

E. 急性蜂窝织炎

48. 患者，男，58岁。因颈部蜂窝织炎入院，医嘱予气管切开。操作前，护士向其解释该措施的目的是预防

A. 窒息　　　　　　B. 肺不张

C. 全身感染　　　　D. 吞咽困难

E. 化脓性海绵状静脉窦炎

49. 患者，男，18岁。左手拇指脓性指头炎。晚上因左手拇指疼痛而难以入睡。缓解疼痛最简单的措施是

A. 垫高患肢　　　　B. 患肢冷敷

C. 分散患者注意力　D. 肌内注射止痛药

E. 使用镇静剂

50. 患者，女，20岁。右手手指指头炎，尚未形成脓肿，下列护理措施中错误的是

A. 密切观察患者疼痛变化

B. 局部给予热敷

C. 注意观察患者手指有无明显肿胀

D. 遵医嘱合理应用抗生素

E. 尽量放低并患指制动

51. 患者，男，40岁。劳动时不慎致左侧示指刺伤，3天后出现肿胀，逐日加重，转为搏动性跳痛，入院后诊断为脓性指头炎。下列护理评估最重要的是

A. 了解患者伤后的病情变化

B. 使用抗生素有无不良反应

C. 观察并警惕末节指骨骨髓炎

D. 了解患者就诊前的处理

E. 患手和前臂是否保持平置

52. 患者，男，20岁。铁钉扎伤1周后，出现张口受限、苦笑面容、角弓反张，抽搐频繁，护理措施错误的是

A. 注射破伤风抗毒素

B. 保持病室安静避光

C. 密切观察病情

D. 病情严重时少食多餐

E. 做好消毒隔离

53. 患者，男，37岁。3天前手指被树枝刺伤，自行包扎止血，现患者全身乏力，头痛，多次出现阵发性全身肌肉强直性痉挛。治疗期间，患者痉挛发作，面色青紫、发绀，呼吸极度困难，处理的关键是

A. 集中护理，减少探视

B. 吸氧

C. 遵医嘱使用地西泮

D. 气管切开

E. 注射破伤风抗毒素

54. 患者，男，37岁。劳动时足底被锈钉刺伤，8天后，出现全身肌肉强直性收缩和阵发性痉挛1天，诊断为破伤风。下列护理措施中与控制痉挛无关的是

A. 保持病室安静　　B. 护理操作集中进行

C. 按时使用镇静剂　D. 住避光单人房间

E. 定时吸痰

55. 患者，男，20岁。足底刺伤后发生破伤风，频繁抽搐，控制痉挛的主要措施是

A. 住单人隔离病室　B. 限制探视

C. 避免声、光刺激　D. 按时用镇静剂

E. 静脉滴注破伤风抗毒素

56. 患者，男，28岁。因"破伤风"入院治疗，抽搐频繁，呼吸道分泌物多，有窒息的可能，应首先采取的措施是

A. 镇静　　　　　　B. 水合氯醛保留灌肠

C. 静脉滴注TAT　　D. 应用大剂量青霉素

E. 气管切开

A_3/A_4型题

（57～59题共用题干）

患者，女，28岁，4天前不慎刺伤手指，当时有少量流血，2天后患指出现肿胀，呈搏动样跳痛，患肢下垂时加重。

57. 应首先考虑为

A. 甲沟炎

B. 甲下脓肿

C. 急性化脓性腱鞘炎

D. 脓性指头炎

E. 化脓性滑囊炎

58. 针对上述情况，应采取的措施是

A. 热敷　　　　　　B. 应用广谱抗生素

C. 超短波理疗　　　D. 外敷金黄散糊剂

E. 切开减压引流

59. 针对该患者采取的护理措施，不妥的是

A. 患肢制动并抬高

B. 观察手部局部症状

C. 敷料湿透后及时更换

D. 必要时换药前适当应用止痛剂

E. 炎症开始消退时，患者不宜活动患处附近的关节

（60～63题共用题干）

患者，女，60岁。因"颌下急性蜂窝织炎"入院。患者颈部明显红肿、疼痛，伴严重全身感染症状，自感心慌、气促、胸闷、口唇发绀，既往有冠心病及慢性支气管炎史。入院后予以补液、抗感染治疗。

60. 目前患者最可能发生的并发症是

A. 急性肺水肿　　　B. 急性心肌梗死

C. 急性呼吸衰竭　　D. 窒息

E. 慢性支气管炎急性发作

61. 导致患者发生该并发症的原因是

A. 输液过多过快　　B. 支气管痉挛

C. 喉头水肿　　　　D. 心肌缺血缺氧

E. 支气管炎症水肿

62. 预防该并发症的最重要措施是

A. 尽早吸氧

B. 应用支气管解痉剂

C. 大剂量应用皮质激素

D. 舌下含化硝酸甘油

E. 尽早行局部脓肿切开减压

63. 护理措施错误的是

A. 按医嘱应用镇痛剂

B. 按医嘱应用支气管解痉剂

C. 按医嘱应用青霉素

D. 按医嘱给予退热药

E. 按医嘱足量补液

（64～66题共用题干）

患者，男，38岁。8天前在劳动时，左足底被玻璃刺伤，在当地卫生院给予简单清创处理，伤口一直有脓液流出，伴发热，昨起感全身无力，今天出现张口困难，四肢抽搐，诊断为破伤风。

64. 破伤风的潜伏期一般为

A. 24h　　　　　　B. 3～5天

C. 7～8天　　　　D. 1～24h

E. 6～12个月

65. 破伤风属于

A. 败血症　　　　　B. 菌血症

C. 毒血症　　　　　D. 脓血症

E. 脓毒血症

66. 破伤风最早发生强直性痉挛的肌群是

A. 咀嚼肌　　　　　B. 面肌

C. 颈项肌　　　　　D. 背腹肌

E. 膈肌

（67～70题共用题干）

患者，男，30岁。农民，劳动时不慎被竹签刺

伤，到医院进行了简单清创，7 天后出现全身肌肉强直性收缩，诊断为破伤风。就诊医嘱注射破伤风抗毒素。

67. 破伤风最早出现的症状是
　　A. 角弓反张　　　　B. 张口困难
　　C. 苦笑面容　　　　D. 牙关紧闭
　　E. 四肢抽搐

68. 受伤后，预防破伤风的最有效环节是
　　A. 包扎伤口　　　　B. 注射 TAT
　　C. 使用大量抗生素　D. 全身支持疗法
　　E. 注射破伤风类毒素

69. 医嘱破伤风抗毒素治疗，皮试结果呈弱阳性。正确的处理方法是
　　A. 直接注射　　　　B. 脱敏注射
　　C. 口服抗过敏药物　D. 改用抗生素
　　E. 通知医生修改医嘱

70. 患者 1 周前使用过破伤风抗毒素，引起该患者发生过敏的特异性抗体是
　　A. IgA　　　　　　B. IgM
　　C. IgG　　　　　　D. IgC

　　E. IgE

（71～73 题共用题干）

　　患者，男，36 岁。因收稻谷时足底被锈钉刺伤后出现全身肌肉强直性收缩，阵发性痉挛，牙关紧闭，角弓反张，四肢抽搐。入院后诊断为破伤风。

71. 针对该患者采取的护理措施，错误的是
　　A. 将患者置于隔离病室，保持安静
　　B. 病室光线充足
　　C. 治疗、护理操作尽量集中
　　D. 护理操作可在应用镇静剂 30min 内进行
　　E. 应用牙垫，防止舌咬伤

72. 用于冲洗该患者伤口的溶液是
　　A. 3% 过氧化氢　　B. 75% 乙醇
　　C. 0.1% 碘酊　　　D. 蒸馏水
　　E. 生理盐水

73. 抗感染首选的药物是
　　A. 青霉素　　　　　B. 红霉素
　　C. 氯霉素　　　　　D. 庆大霉素
　　E. 新霉素

（苏伟芳）

第8章 损伤患者的护理

第1节 创伤患者的护理

一、概述 损伤是各种致伤因素作用于人体导致的组织破坏和功能障碍。

二、病因

1. 按致伤因素
不同分类

- （1）机械性损伤：机械性致伤因素引起，如锐器、钝器、火器等。又称为创伤，★最常见。
- （2）物理性损伤：物理性致伤因素引起，如高温、低温、电流、放射线等。
- （3）化学性损伤：化学性致伤因素引起，如强酸、强碱、毒气等。
- （4）生物性损伤：生物性致伤因素引起，如毒蛇、犬、猫等。

2. ★按创伤处皮
肤或黏膜是否
完整分类

- （1）开放性损伤：如擦伤、刺伤、切割伤、裂伤、撕裂伤、火器伤等。
- （2）闭合性损伤：如挫伤、扭伤、挤压伤、冲击伤等。其中★挤压伤严重者可出现肌红蛋白血症、肌红蛋白尿、高钾血症、急性肾衰竭，临床称为挤压综合征。

三、病理生理

- 1. 局部反应 多种趋化因子和炎症介质参与下发生的创伤性炎症反应、组织增生和组织修复过程。
- 2. 全身反应 严重创伤时，致伤因素作用于人体后所引起的非特异性的全身性应激反应和代谢改变。

四、创伤修复过程

1. 创伤修复的基本过程

- （1）炎症期：3～5天，由血凝块和纤维蛋白充填和封闭创面。
- （2）增生期：持续1～2周，细胞增生与肉芽组织生成。
- （3）塑形期：约需1年以上，新生组织进一步改造和重建。

2. 创伤愈合类型

- （1）一期愈合：组织修复以原来细胞为主，愈合快，功能良好。
- （2）二期愈合：组织修复以纤维组织为主，愈合慢，瘢痕明显。

3. 影响创伤愈合因素

- （1）局部因素：感染（最常见）、局部血液循环障碍、异物等。
- （2）全身因素：营养不良、疾病状况、年龄、药物影响等。

五、临床表现

1. 局部表现

- （1）疼痛：疼痛最明显处常是受伤的部位。
- （2）肿胀和瘀斑：由局部出血或炎症渗出所致。
- （3）功能障碍：局部疼痛、组织结构破坏或炎症所致。
- （4）伤口与出血：见于开放性创伤。

2. 全身表现 病情较重者可出现发热、呼吸急促、脉快等全身反应，病情恶化可出现休克、急性肾衰竭等并发症。

六、辅助检查

1. 实验室检查

- （1）血常规可判断失血或感染情况。
- （2）尿常规可提示泌尿系统损伤。

2. 穿刺和导管检查

- （1）胸腹腔穿刺可以判断内脏受损情况。
- （2）留置导尿管或膀胱灌洗可判断膀胱或尿道的损伤。

3. 影像学检查
- （1）X线检查有助于骨折、气胸、血胸、气腹等情况的发现。
- （2）超声检查有助于腹部损伤的诊断。
- （3）CT检查可用于颅脑损伤、腹部实质性器官损伤、腹膜后损伤等的诊断。
- （4）MRI有助于诊断颅脑、脊柱、脊髓等部位的损伤。

七、治疗要点

1. 一般软组织闭合性损伤处理　如无内脏合并伤，多不需特殊处理。
2. 一般软组织开放性损伤处理　★污染伤口尽早行清创缝合术；感染伤口加强换药，积极控制感染。

八、护理诊断/问题

1. 体液不足　与创伤后失血、失液等有关。
2. 疼痛　与组织损伤有关。
3. 潜在并发症　伤口感染、休克、挤压综合征。

九、护理措施

1. 急救护理
- （1）急救原则：保存生命第一，恢复功能第二，顾全解剖完整性第三。
- （2）急救措施
  - 1）快抢：脱离致伤现场，将患者安置在安全的环境中。
  - 2）快救：①抢救生命：★优先处理危及生命的紧急情况，如心搏骤停、窒息、张力性气胸、开放性气胸、大出血、休克、腹腔内脏脱出等。②心肺复苏：一旦判断患者出现呼吸、心搏骤停，立即就地进行心肺复苏。③呼吸支持：立即清理口腔异物，保持呼吸道通畅。④有效止血：伤口大出血时可采用直接压迫、加压包扎、扎止血带等方法处理，使用止血带止血时，★一般每隔0.5～1h放松止血带2～3min，避免引起肢体缺血性坏死。⑤包扎伤口：用无菌敷料或清洁布料包扎，★如有腹腔内脏脱出，禁止回纳腹腔，可用生理盐水纱布覆盖脏器表面后用盆或碗等容器覆盖，包扎固定后送医院。⑥妥善固定：可用夹板，也可用健肢来固定骨折肢体，注意远端血运。
  - 3）快送：病情稳定后应尽早送医院做进一步处理。①运送途中，患者头部应朝后（与运行方向相反）以减少脑部缺血。②胸部损伤重者，宜取伤侧向下的低斜坡卧位，以利健侧呼吸。③★疑有脊柱骨折，应三人以平托法或滚动法将患者平卧于硬板床上，防止脊髓损伤。

2. 软组织闭合性损伤的护理
- （1）局部制动：★抬高患肢15°～30°以利静脉回流，减轻肿胀和疼痛。
- （2）配合局部治疗：小范围软组织创伤后★早期局部冷敷，以减少渗血和肿胀。12h后可热敷和理疗，促进吸收和炎症消退。
- （3）血肿处理：轻度血肿压迫包扎；较大血肿在无菌下抽吸后压迫包扎。
- （4）病情观察：观察生命体征变化；挤压伤患者应观察尿量、尿色，注意是否发生急性肾衰竭。
- （5）促进功能恢复：病情稳定后，配合应用理疗、按摩和功能锻炼。

3. 软组织开放性损伤的护理
- （1）污染伤口尽早行清创缝合术。★清创时间争取在伤后6～8h以内，头面部伤口可延至伤后12h；伤后12h内使用破伤风抗毒素；使用抗生素预防感染等。
- （2）感染伤口加强换药，积极控制感染
  - 1）换药顺序：★依次为清洁伤口、污染伤口、感染伤口、特异性感染伤口。
  - 2）换药次数：清洁伤口2～3天一换；脓性分泌物多、感染重的伤口，可每天换药1次或数次，确保外层敷料干燥。
  - 3）伤口处理：①新鲜（健康）肉芽组织呈粉红色，较坚实，表面颗粒均匀，触之易出血，可外敷生理盐水纱布或凡士林纱布。②水肿肉芽组织，可用3%～5%盐水湿敷。③肉芽组织过度增生，创面用10%～20%硝酸银烧灼或用剪刀剪平，再用生理盐水纱布外敷。④坏死组织较多且脓液稠厚时，用硼酸溶液（优琐）等湿敷。⑤脓液量多且稀薄，可用0.1%依沙吖啶或0.02%呋喃西林溶液纱布湿敷。

4.挤压综合征的护理　如发现患者肢体肿胀、皮温低、压痛、感觉异常等，在24h内出现肌红蛋白尿，立即报告医生并配合处理。早期患肢禁止抬高、热敷和按摩。

十、健康指导

1.宣传安全知识，加强劳动保护。

2.指导患者加强营养，积极配合治疗。

3.根据病情及时指导功能锻炼，防止肌肉萎缩及关节僵硬。

第2节　烧伤患者的护理

一、**概述**　烧伤是由热力（热液、蒸汽、火焰、高温金属）、电流、放射线、某些化学物质等造成的组织损伤。以热力烧伤（烫伤）最常见。

二、**病理生理**

1.急性体液渗出期（休克期）
- （1）★大量血浆渗出引起低血容量性休克，★是患者烧伤后48h内主要的死因。
- （2）体液渗出在烧伤后立即发生，伤后2～3h内最快，8h达高峰。

2.感染期　创面及组织中的细菌毒素和其他有害物质随渗出液吸收至血液中，引起的全身性感染，称为烧伤脓毒症。★感染也是烧伤患者死亡的主要原因。

3.修复期
- ★（1）Ⅰ度烧伤：3～7天愈合。
- ★（2）浅Ⅱ度烧伤：2周左右愈合，有色素沉着。
- ★（3）深Ⅱ度烧伤：3～4周愈合，有瘢痕。
- ★（4）Ⅲ度烧伤：需要植皮而愈合。

锦囊妙"记"　烧伤早期要补液，晚期要防感染。

三、**临床表现**

1.烧伤面积估算
- ★（1）中国新九分法：见表8-1。

表8-1　中国新九分法

部位	成人各部位面积（%）	小儿各部位面积（%）
头颈	9×1＝9（发部3面部3颈部3）	9+（12−年龄）
双上肢	9×2＝18（双手5双前臂6双上臂7）	9×2
躯干	9×3＝27（胸腹13背部13会阴1）	9×3
双下肢	9×5+1＝46（双臀5双大腿21双小腿13双足7）	46−（12−年龄）

锦囊妙"记"　中国新九分法可归纳为口诀

头面颈，三，三，三

双上肢，五，六，七，

躯干，十三，十三，一，

双臀五、大腿二十一、小腿十三、双足七。

- （2）手掌法：患者五指并拢的1个手掌面积约为1%计算，适合于小面积烧伤面积评估。

★2.烧伤深度　采用三度四分法（表8-2）。其中Ⅰ度烧伤不计入烧伤总面积。

表8-2　烧伤分度及表现

分度	组织损伤	局部表现	考点妙记
Ⅰ度烧伤	表皮浅层	红斑、无水疱，烧灼感	红斑烧灼痛
浅Ⅱ度烧伤	真皮浅层	疱大壁薄，基底红润、潮湿，疼痛剧烈	水疱剧烈痛

续表

分度	组织损伤	局部表现	考点妙记
深Ⅱ度烧伤	真皮深层	疱小壁厚,基底苍白或红白相间,痛觉迟钝	水疱痛迟钝
Ⅲ度烧伤	皮肤全层或更深	创面无水疱,呈蜡白或焦黄色甚至炭化成焦痂,痛觉消失	焦痂痛觉消

3. 烧伤严重程度　★取决于烧伤的面积和深度。
- (1) 轻度烧伤:Ⅱ度烧伤面积＜10%。
- (2) 中度烧伤:Ⅱ度烧伤面积10%～30%或Ⅲ度烧伤面积＜10%。
- (3) 重度烧伤:总烧伤面积31%～50%或Ⅲ度烧伤面积11%～20%。或面积不足但并发休克、呼吸道烧伤等。
- (4) 特重烧伤:总面积＞50%或Ⅲ度烧伤面积＞20%,或有严重并发症。

4. 吸入性烧伤　常与头面部烧伤同时发生,有呛咳、声嘶、呼吸困难、发绀、肺部哮鸣音等表现,★易发生窒息或肺部感染。

四、辅助检查

1. 实验室检查　较严重的烧伤可出现血红蛋白尿,感染时白细胞计数及中性粒细胞比例明显升高。
2. 肾功能检查　烧伤后体内蛋白质分解代谢增强,尿素氮增高。

五、治疗要点

1. 创面处理　及时清创,根据病情选用包扎疗法或暴露疗法,Ⅲ度烧伤去痂和植皮。
2. 防治休克　大面积深度烧伤患者早期应积极防治低血容量性休克。
3. 防治感染

六、常见护理诊断/问题

1. 有窒息的危险　与头面部、呼吸道等部位烧伤有关。
2. 体液不足　与烧伤后大量体液自创面渗出、血容量减少有关。
3. 潜在并发症　低血容量性休克、烧伤脓毒症、肢体畸形等。

七、护理措施

1. 现场救护
- (1) 迅速脱离热源:热液烫伤时,立即脱衣或用冷水冲淋后剪开衣物。火焰烧伤,指导和协助伤者卧倒滚压灭火,切忌扑打、奔跑、大声呼叫。四肢烧伤,立即将肢体浸泡于凉水中。强酸强碱烧伤,立即剪脱衣物,大量清水冲洗至少20min。生石灰烧伤,切记不要直接用水冲洗,应先擦净生石灰颗粒后再用大量清水冲洗。
- (2) 抢救生命:是急救的首要原则,首先处理窒息、心搏骤停、大出血、张力性气胸、开放性气胸等危急情况。★头颈部烧伤或疑有吸入性损伤,应首先保持呼吸道通畅,避免窒息。
- (3) 预防休克:避免过多饮水,适量口服淡盐水,建立静脉通道,积极防治休克。★合并呼吸道烧伤或颅脑损伤者忌用吗啡。
- (4) 保护创面:创面适当包扎,勿涂任何有颜色的药物,以免影响烧伤深度的判断。
- (5) 快速转运:大面积烧伤如不能在伤后2h内送到医院,应在原地控制休克后再转运。运送患者上下楼梯时,头朝下方;用汽车运送时,患者横卧或取头后足前的卧位。

2. 静脉输液的护理
- (1) 早期补液方案
  - 1) ★补多少:①第一个24h补液总量=已经损失量+生理需要量。②第2个24h补液总量=1/2已经损失量+生理需要量。③已经损失量=体重(kg)×Ⅱ度、Ⅲ度烧伤总面积×1.5ml(儿童1.8ml、婴儿2.0ml)。④生理需要量:成人2000ml,儿童60～80ml/kg,婴幼儿100ml/kg。
  - 2) ★补什么:①已经损失量补晶体液和胶体液。②晶体液首选平衡盐溶液,胶体液首选血浆。③晶体液和胶体液的比例一般为2:1,特重度烧伤为1:1。④生理需要量首选5%～10%葡萄糖注射液。
  - 3) ★怎么补:①补液时间从烧伤时开始计算。②前8h内输入补液总量的1/2,后16h输入余下1/2。③交替补入。

2. 静脉输液的护理

（2）观察指标

★1）尿量：是判断血容量是否充足、简便而又可靠的指标。成人尿量＞30ml/h，有血红蛋白尿时，要维持在50ml/h以上。

2）其他指标：患者安静，成人脉搏在120次/分（小儿140次/分）以下，收缩压在90mmHg、脉压在20mmHg以上，中心静脉压5～12cmH₂O，说明血容量已基本补够。

3. 创面处理

（1）创面的早期处理
1）清创顺序一般自头部、四肢、胸腹部、背部和会阴部顺序进行。
2）创面的完整水疱予以保留。
3）水疱大者抽去水疱液，水疱皮破裂予以去除。

（2）包扎疗法的护理
1）★适用于四肢Ⅰ度、Ⅱ度烧伤。
2）★肢体包扎后应抬高，关节置于功能位。
3）包扎时应露出肢端，注意观察末梢血液循环。
4）保持敷料干燥。若无感染，5天后更换敷料。
5）若渗出液浸湿敷料或有臭味，且疼痛加剧，提示发生感染，应及时换药。

（3）暴露疗法的护理
1）★适用于Ⅲ度烧伤，头面部、颈部和会阴部烧伤及特殊感染的创面。
2）病房★室温控制在28～32℃，湿度50%左右。
3）保持创面的干燥，如外用1%磺胺嘧啶银、碘伏等。
4）定时翻身，交替暴露受压创面，有条件可使用翻身床。
5）适当约束肢体，避免搔抓。

（4）去痂、植皮护理：Ⅲ度烧伤创面应早期采取切痂、削痂和植皮。

（5）感染创面的护理：及时清除脓液和坏死组织，待感染基本控制后植皮。

4. 防治感染的护理　★正确处理创面是预防感染最有效的方法，注意观察病情变化，遵医嘱合理应用抗生素，加强营养，采取保护性隔离措施并做好消毒隔离工作等。

锦囊妙"记"

烧伤创面处理速记口诀

头面躯干会阴露，四肢潮湿可包扎
勤翻身、忌受压，条件允许翻身床
渗液灯烤敷料吸，脓液多时可浸泡
三度焦痂早切掉，植上皮后最牢靠

八、健康指导

1. 宣传防火、自救、灭火等安全知识。
2. 制订康复计划，指导患者进行正确的功能锻炼，烧伤肢体维持并固定于功能位。
3. 鼓励患者参与一定的社会和家庭活动，提高其自理性。
4. 指导其保护皮肤，避免对创面的搔抓及摩擦等，烧伤部位在一年内避免太阳暴晒。

第3节　毒蛇咬伤患者的护理

一、概述　毒蛇咬伤后，蛇毒注入人体内，引起严重的全身中毒症状，属于生物性损伤，若不及时救治，可危及生命。

二、病因病理　蛇毒含有多种毒性蛋白质、酶类及多肽的复合物，按蛇毒的性质及对机体的作用可分为以下三类。

1. 神经毒素　★引起呼吸麻痹和肌肉瘫痪，如金环蛇、银环蛇。
2. 血液毒素　★导致机体广泛出血、溶血、休克或心力衰竭等，如竹叶青、五步蛇等。
3. 混合毒素　兼有神经毒和血液毒的作用，如眼镜蛇、蝮蛇等。

三、临床表现

1. 局部反应　毒蛇咬伤后留下一对较深齿痕，局部疼痛、肿胀蔓延迅速，皮肤出现血疱、瘀斑，甚至局部组织坏死。

2. 全身反应　全身虚弱、口周感觉异常、肌震颤、发热、烦躁不安、言语不清、呼吸抑制，最终导致呼吸循环衰竭。

四、治疗要点

★立即在伤口近心端环形绑扎，延缓毒素吸收扩散；尽快局部清创排毒；全身应用蛇药、抗蛇毒血清等中和蛇毒。

五、常见护理诊断/问题

1. 恐惧　与毒蛇咬伤、知识缺乏、生命受到威胁及担心预后有关。

2. 潜在并发症　休克、弥散性血管内凝血、呼吸衰竭等。

六、护理措施

1. 现场急救
  - （1）镇静：嘱患者安静休息，★切勿惊慌奔跑，以免加速蛇毒吸收和扩散。
  - （2）环形绑扎：★在咬伤肢体的伤口上方近心端10cm用布带或止血带加以绑扎，目的是阻止静脉血和淋巴回流，减慢蛇毒吸收。每15～30min要松开1～2min，避免发生肢体循环障碍。
  - （3）伤口排毒：用大量清水或肥皂水冲洗伤口，缓慢自上向下挤压伤肢，以促使毒液从伤口排出。
  - （4）转运患者：★转运途中不宜抬高伤肢。

2. 伤口护理　患肢下垂并制动，伤口周围多处切开，用拔火罐、吸乳器等方法抽吸残余蛇毒，★血液毒素毒蛇咬伤后禁忌切开，以免出血不止。再用3%过氧化氢溶液或0.05%高锰酸钾溶液反复冲洗伤口。

3. 解毒措施
  - （1）对已知蛇类咬伤★使用单价抗蛇毒血清，是最有效的方法，否则使用多价血清。用前需作药物过敏试验，阳性者采用脱敏注射法。
  - （2）★胰蛋白酶封闭伤口外周，有直接分解蛇毒作用。

4. 营养支持　鼓励患者多饮水，给予高热量、高蛋白、高维生素、易消化饮食，忌饮酒、咖啡、浓茶等刺激性饮料。

七、健康指导

1. 宣传、普及毒蛇咬伤防护知识，宣教毒蛇咬伤后的自救方法。

2. 在山村、丘林尽可能穿高筒靴及戴手套，随身携带解蛇毒药片，以备急用。

第4节　犬咬伤患者的护理

一、**概述**　狂犬病又称恐水症，多见于犬、狼、猫等食肉动物咬伤，是由狂犬病病毒引起的一种人畜共患的中枢神经系统急性传染病。我国的狂犬病主要由犬传播，家犬可成为无症状携带者，预防狂犬病的发生尤其重要，因为目前尚无有效的治疗方法，一旦发病，死亡率近乎100%。

二、**病因病理**　传染源主要为病犬，其次为病猫及病狼等。狂犬病病毒主要存在于病畜的脑组织及脊髓中，其涎腺和涎液中也含有大量病毒，并随涎液向体外排出。人被病畜咬伤后，狂犬病病毒进入人体首先感染肌细胞并生长繁殖，而后病毒会沿周围组织传入神经上行到中枢神经系统，引发狂犬病。

三、**临床表现**

1. 潜伏期　可以10天到数月，一般为30～60天。咬伤部位越接近头面部，伤口越深，潜伏期越短，发病率越高。

2. 症状
  - （1）前驱期：发病初期伤口及其附近感觉异常，有麻、痒、痛及蚁走感等，是较有诊断意义的早期症状。
  - （2）兴奋期：突出表现是极度恐怖、恐水、怕风，咽喉痉挛、呼吸困难、多汗流涎、排尿排便困难等。恐水是狂犬病的特殊症状。
  - （3）麻痹期：痉挛停止，患者逐渐安静，但继而出现肌瘫痪、昏迷、循环衰竭，最终可因呼吸肌麻痹、延髓性麻痹而死亡。

四、治疗要点

1. **局部处理** 咬伤后应迅速彻底消洗伤口。浅小伤口用2%碘酊和75%乙醇溶液常规消毒处理；深大伤口用大量生理盐水、稀释的碘伏冲洗伤口后再用3%过氧化氢溶液或0.1%苯扎溴铵充分地清洗，伤口不予缝合或包扎，应开放引流。

2. **全身治疗** 常规使用破伤风抗毒素，必要时使用抗生素防止伤口感染。并于伤后第1、3、7、14、28天各注射1剂狂犬病疫苗。

五、常见护理诊断/问题

1. **恐惧** 与犬咬伤所致恐水有关。
2. **潜在并发症** 窒息。

六、护理措施

1. 预防和控制痉挛，保持呼吸道通畅
   - （1）预防：①保持病室安静，避免声、光、风的刺激。②各项治疗、护理操作尽量集中或在应用镇静剂后进行。
   - （2）保持呼吸道通畅：①及时清除口腔及呼吸道分泌物，保持呼吸道通畅。②一旦发生痉挛，立即遵医嘱使用巴比妥类等镇静药物，做好气管插管或气管切开的准备。

2. **输液和营养支持** 发作期患者因多汗和不能饮水，常呈缺水状态，需静脉输液，维持体液平衡。

3. 预防感染
   - （1）做好隔离防护：单室严格隔离，专人护理，医护人员须戴口罩、手套及穿隔离衣。患者排泄物、分泌物及其污染物均须严格消毒。
   - （2）抗感染：遵医嘱应用抗生素并观察用药效果。
   - （3）伤口护理：严格执行无菌操作规程，早期患肢下垂，保持伤口清洁和引流。

七、健康指导

1. 加强预防狂犬病的宣传，被允许豢养的猫、犬，应定期注射疫苗。
2. 教育儿童不要接近、抚摸或挑逗猫、犬等动物，防止发生意外。
3. 若被犬抓伤但伤痕不明显，或被犬舔到已破损的皮肤，或疑与病犬有密切接触者，尽早注射疫苗。
4. 被猫、犬等动物咬伤后，立即就地、彻底冲洗伤口是预防狂犬病的关键。同时应及时到正规医院继续处理伤口和注射狂犬病疫苗。

> **要点回顾**
> 1. 软组织闭合性损伤如何护理？
> 2. 烧伤的病理分期如何？
> 3. 烧伤深度如何判断？
> 4. 烧伤补液后从哪些方面观察血容量是否恢复？
> 5. 毒蛇咬伤如何急救？

──●○ **模拟试题栏——识破命题思路，提升应试能力** ○●──

一、专业实务

A₁型题

1. 属于开放性损伤的是
   - A. 挤压伤
   - B. 撕脱伤
   - C. 挫伤
   - D. 扭伤
   - E. 爆震伤

2. 不属于损伤的是
   - A. 肝破裂
   - B. 损伤性气胸
   - C. 消化性溃疡急性穿孔
   - D. 蛇咬伤
   - E. 狂犬病

3. 大面积烧伤后48h内，最主要的全身改变是
   - A. 急性肺水肿
   - B. 脓毒血症
   - C. 低血容量性休克
   - D. 急性肾衰竭
   - E. 窒息

A₂型题

4. 患者，男，45岁。切菜时不慎将右手指割伤，创伤修复具有止血和封闭创面功能的时期是
   - A. 炎症期
   - B. 细胞增生期
   - C. 组织塑形期
   - D. 细胞修复期
   - E. 组织修复期

5. 患者，男，40岁。因房屋倒塌，8h后被救出，急诊收入院，诊断为股骨骨折合并急性肾衰竭，导

致肾衰竭的原因为

A. 肌肉坏死　　　　　B. 骨折

C. 组织坏死　　　　　D. 挤压伤

E. 失血

6. 患者，男，20岁。消防员，体重80kg，救火时全身被火焰烧伤，Ⅱ～Ⅲ度烧伤总面积为60%，烧伤后体液渗出最快的时间是

A. 1～2h内　　　　　B. 2～4h内

C. 4～6h内　　　　　D. 6～8h内

E. 12～24h内

7. 患者，女，25岁。右上肢和双小腿被开水烫伤，创面明显水肿，剧烈疼痛，局部有大小不等的水疱，患者烫伤深度达

A. 表皮层　　　　　　B. 真皮乳头层

C. 真皮全层　　　　　D. 肌层

E. 皮肤全层

8. 患者，女，18岁，因意外被开水烫伤胸部，面积约2%，浅Ⅱ度，患者非常关心创面的修复时间和后果，询问护士，下面的回复最妥当的是

A. 1周左右愈合，无瘢痕，无色素沉着

B. 1周左右愈合，无瘢痕，有色素沉着

C. 2周左右愈合，无瘢痕，有色素沉着

D. 2周左右愈合，无瘢痕，无色素沉着

E. 2周左右愈合，有瘢痕，有色素沉着

9. 患者，男，8岁，不慎被狂犬咬伤，狂犬病毒感染机体后，侵犯的主要器官是

A. 肌肉　　　　　　　B. 皮肤

C. 唾液腺　　　　　　D. 肝脏

E. 中枢神经系统

10. 患者，女，25岁。因火灾致面部烧伤，查体发现，患者口鼻处有黑色分泌物，鼻毛烧焦，声音嘶哑。患者目前最主要的危险是

A. 肺部感染　　　　　B. 休克

C. 窒息　　　　　　　D. 肺水肿

E. 呼吸衰竭

11. 患者，女，30岁。大面积烧伤后6h入院。心率120次/分、血压70/50mmHg，尿少。发生上述状况最可能的原因是

A. 大量水分蒸发造成脱水

B. 大量红细胞丧失造成肺换气障碍

C. 大量体液从血管内渗出引起低血容量性休克

D. 疼痛导致的生理反应

E. 创面细菌感染造成感染性休克

12. 患者，女，30岁。双上肢被开水烫伤入院。护士

向患者解释创面局部涂抹磺胺嘧啶银的目的，错误的是

A. 促进创面干燥　　　B. 控制感染

C. 促进创面愈合　　　D. 防止出血

E. 促进创面结痂

13. 患者，男，28岁，不慎被火焰烧伤，Ⅲ度烧伤面积达60%，应采用的隔离方式是

A. 消化道隔离　　　　B. 呼吸道隔离

C. 接触隔离　　　　　D. 严密隔离

E. 保护性隔离

14. 患者，女，26岁，因火灾烧伤头面部、双上肢入院。第5天出现发热，体温39.3℃，创面有黄绿色脓液，伴甜腥臭味。考虑感染的细菌是

A. 大肠埃希菌　　　　B. 金黄色葡萄球菌

C. 铜绿假单胞菌　　　D. 溶血性链球菌

E. 梭形芽孢杆菌

A_3/A_4 型题

（15～18题共用题干）

患者，男，30岁。煤矿事故中胸腹部Ⅲ度大面积烧伤，伤区痛觉消失，头面部、颈部、双上肢及右下肢均有水疱。伤后3h，患者诉口渴。体查：脉搏100次/分，血压80/60mmHg，尿量15ml/h。考虑为休克。

15. 该患者的烧伤面积为

A. 18%　　　　　　　B. 36%

C. 46%　　　　　　　D. 63%

E. 85%

16. 该患者休克的类型为

A. 低血容量性休克　　B. 心源性休克

C. 感染性休克　　　　D. 神经性休克

E. 过敏性休克

17. 该患者发生休克的原因是

A. 大量红细胞丢失　　B. 血浆自血管大量渗出

C. 疼痛　　　　　　　D. 大量血液丢失

E. 细菌感染

18. 有助于判断循环血量不足的辅助检查是

A. 生化检查　　　　　B. B超

C. X线检查　　　　　D. 中心静脉压

E. 动脉血气

二、实践能力

A_1 型题

19. 损伤后清创最好伤后多长时间内进行

A. 1～2h　　　　　　B. 2～4h

C. 4～6h　　　　　　D. 6～8h

E. 10～12h

20. 损伤的现场急救错误的是
   A. 对休克患者首要措施是立即送医院抢救
   B. 迅速将伤员移出现场
   C. 做简要的全身检查
   D. 严密观察生命体征
   E. 注意观察有无神志、瞳孔变化

21. 开放性创伤特有的征象是
   A. 局部肿胀　　　　B. 功能障碍
   C. 伤口或创面　　　D. 疼痛
   E. 感染

22. 判断烧伤严重程度的主要依据是
   A. 烧伤部位　　　　B. 致伤因子
   C. 烧伤面积和深度　D. 年龄
   E. 以上都正确

23. 被毒蛇咬伤后首先应采取的急救措施是
   A. 立即呼救
   B. 早期绑扎伤处近心端的肢体
   C. 冲洗伤口
   D. 行走去医院救治
   E. 反复挤压伤口

24. 狂犬病最有意义的早期症状是
   A. 恐惧　　　　　　B. 喉头紧缩感
   C. 高度兴奋　　　　D. 发热
   E. 伤口及其神经支配区有麻、痒、痛及蚁走感

A₂型题

25. 患者，女，22岁。右前臂有3cm×2cm的伤口，护士评估伤口情况如视频所示，换药时应选用的湿敷药液是
   A. ①　　　　B. ②　　　　C. ③
   D. ④　　　　E. ⑤

26. 患者，男，68岁。今日下楼时不慎致踝关节扭伤1h来院就诊，目前应进行的处理措施是
   A. 热敷　　　　　　B. 热水足浴
   C. 冷、热敷交替　　D. 冷敷
   E. 按摩推拿

27. 患者，男，23岁。车祸致伤，急诊入院。神志朦胧、咯血、口鼻均有泥沙夹血外溢，呼吸困难、烦躁不安。左胸侧严重擦伤，肿胀，心率98次/分，血压120/90mmHg，左大腿中下段中度肿胀，有瘀斑和严重擦伤。此时最紧迫的抢救措施是
   A. 鼻导管低流量吸氧
   B. 请胸外科医师会诊处理
   C. 清除上呼吸道异物

D. 左下肢夹板固定
E. 开放静脉通道，输血

28. 患者，男，38岁。烧伤后休克期。护士调整补液速度最有效的观察指标为
   A. 脉搏　　　　　　B. 血压
   C. 意识　　　　　　D. 尿量
   E. 末梢循环

29. 患者，女，28岁。双手深Ⅱ度烧伤康复期。护士指导其双手平时正确的放置姿势是
   A. 握拳位　　　　　B. 半握拳位
   C. 双手互握　　　　D. 伸直位
   E. 半伸直位

30. 患儿，女，6岁。头面、颈部被开水烫伤。烫伤部位有水疱伴剧痛，创面基底部肿胀发红。该患儿的烧伤面积和程度为
   A. 6%，Ⅰ度　　　　B. 10%，浅Ⅱ度
   C. 12%，深Ⅱ度　　D. 15%，浅Ⅱ度
   E. 20%，深Ⅱ度

31. 患者，男，60岁。在路上行走时不慎绊倒，手掌、手腕部、膝盖部摔伤，局部处理方法错误的是
   A. 抬高患肢
   B. 局部制动
   C. 血肿加压包扎
   D. 血肿若进行性增大，需切开止血
   E. 早期局部热敷

32. 患者，男，39岁。大面积Ⅲ度烧伤入院。对其所住的病室进行空气消毒的最佳方法是
   A. 臭氧灭菌灯消毒　B. 消毒液喷雾
   C. 开窗通风　　　　D. 食醋熏蒸
   E. 过滤除菌

33. 患者，女，24岁。做化学实验时不慎被浓硫酸烧伤颜面部，应采取的紧急处理措施是
   A. 用干净的布擦干面部硫酸
   B. 拨打急救电话
   C. 用碱性溶液中和处理
   D. 用大量清水冲洗颜面和眼部
   E. 到医院就医

34. 患者，男，50岁。体重60kg。Ⅱ度烧伤面积50%，需大量补液。第一天补液总量应为
   A. 4500ml　　　　　B. 5400ml
   C. 6000ml　　　　　D. 6500ml
   E. 8000ml

35. 患者，女，45岁。头、面、颈及会阴部严重烧伤，创面的处理正确的是

A. 浸泡疗法　　　　B. 暴露疗法

C. 包扎疗法　　　　D. 热敷

E. 药物湿敷

36. 患者，女，18岁。走路不小心踩到了钉子，7h后去医院检查发现：伤口污染严重，压痛、肿胀、出血不多，深约2cm，无脓性分泌物，正确的处理是

　A. 涂紫药水

　B. 清创后不缝合

　C. 消毒后包扎

　D. 立即行清创术，并注射破伤风抗毒素

　E. 只注射破伤风抗毒素

37. 患者，男，25岁。不小心被开水烫伤右上肢，来医院就诊，医生初步诊断为浅Ⅱ度烧伤。关于浅Ⅱ度烧伤的描述，正确的是

　A. 皮肤干燥，红斑

　B. 水疱基底潮红，湿润

　C. 痛觉迟钝

　D. 可见树枝状栓塞静脉

　E. 创面焦黄失去弹性

38. 患者，男，32岁。尺骨开放性骨折伴伤口大出血，使用止血带止血时放松止血带的间隔时间是

　A. 5～10min　　　　B. 10～20min

　C. 20～30min　　　D. 30～60min

　E. 60～120min

39. 患者，女，38岁。大面积烧伤后发生了创面脓毒症，防治其全身性感染的关键措施是

　A. 及时、足量使用有效抗生素

　B. 及时补充有效循环血量

　C. 正确处理创面

　D. 密切观察病情变化

　E. 维持室内适宜的温度、湿度

40. 患者，女，23岁。因大面积烧伤急诊入院，患者诉口渴，应给予口服的是

　A. 热开水　　　　B. 凉开水

　C. 糖开水　　　　D. 淡盐水

　E. 纯净水

41. 患者，女，20岁。不小心被开水烫伤颈部，急诊入院，医生初步诊断为Ⅲ度烧伤，清创术后行暴露疗法，关于暴露疗法的护理，下列说法不对的是

　A. 适用于Ⅲ度烧伤、头面部、颈部、会阴部

　B. 病房室温控制在32～34℃，湿度70%左右

　C. 定时翻身

　D. 约束肢体，避免搔抓

E. 保持创面干燥

42. 患者，男，28岁。大面积烧伤合并有血红蛋白尿，应保持每小时尿量不能少于

　A. 10ml　　　　B. 20ml

　C. 30ml　　　　D. 40ml

　E. 50ml

43. 患儿，男，9岁，被家中的犬咬伤左前臂。患儿母亲在家中进行伤口处理，不正确的处理方法是

　A. 立即就地用大量清水清洗伤口

　B. 患肢下垂

　C. 立即包扎伤口

　D. 用力挤压伤口周围软组织

　E. 冲洗后用75%乙醇消毒伤口

44. 患者，女，27岁。全身躯干、会阴、下肢深Ⅱ度烧伤急诊入院。为预防休克，可输入

　A. 葡萄糖　　　　B. 甘露醇

　C. 白蛋白　　　　D. 脂肪乳

　E. 维生素

45. 患者，男，30岁。车祸造成多发性损伤，应首先处理的情况是

　A. 休克　　　　B. 开放性骨折

　C. 脾破裂　　　D. 张力性气胸

　E. 骨盆骨折

A₃/A₄型题

（46～47题共用题干）

　患儿，男，12岁。在上学途中被蛇咬伤右下肢后，出现乏力、头晕、呼吸困难，局部有瘀斑、发麻、肿胀，经处理后症状已好转，但患儿从此不愿上学。

46. 目前该患儿首要的护理问题是

　A. 潜在并发症：呼吸困难

　B. 恐惧

　C. 疼痛

　D. 知识缺乏

　E. 皮肤完整性受损

47. 针对该情况，首要的护理措施是

　A. 心理指导　　　　B. 蛇咬伤知识指导

　C. 局部清创处理　　D. 用止痛药物

　E. 建议转学

（48～51题共用题干）

　患者，男，42岁。在树林中行走时，不慎被蛇咬伤，局部皮肤留下一对大而深的齿痕，伤口出血不止，周围皮肤迅速出现血疱、瘀斑。

48. 应优先采取的急救措施是

A. 首先呼救　　　　B. 伤口排毒

C. 就地取材缚扎　　D. 抬高患肢

E. 立即奔跑到医院

49. 为减慢毒素吸收，伤肢应

A. 制动并下垂　　　B. 与心脏置于同一高度

C. 抬高　　　　　　D. 局部热敷

E. 局部按摩

50. 对该患者进行护理，不对的是

A. 用大量清水冲洗患肢，再用3%过氧化氢反复
冲洗伤口

B. 如伤处出血不止，应及时作多处切开

C. 保持伤肢下垂

D. 多饮水，加强输液，以促进毒素排出

E. 及早使用单价抗蛇毒血清

51. 为降解伤口内蛇毒，可用于伤口外周封闭的是

A. 胰蛋白酶　　　　B. 淀粉酶

C. 糜蛋白酶　　　　D. 普鲁卡因

E. 脂肪酶

（52～54题共用题干）

患者，女，20岁。小腿因裂伤去医院治疗，医
生行清创缝合术，术后第4天发现伤口内有脓液，
拆除缝线行换药处理。

52. 该患者换药次数应为

A. 一天换一次　　　B. 两天换一次

C. 三天换一次　　　D. 四天换一次

E. 五天换一次

53. 该患者第6天来医院换药，同时还需要给另外两
名患者换药，换药顺序应为

A. 清洁伤口，感染伤口，污染伤口

B. 感染伤口，污染伤口，清洁伤口

C. 清洁伤口，污染伤口，感染伤口

D. 污染伤口，清洁伤口，感染伤口

E. 感染伤口，清洁伤口，污染伤口

54. 该患者第6天换药，发现伤口内仍有很多坏死组
织和脓液，应选用的湿敷溶液是

A. 生理盐水　　　　B. 3%～5%盐水

C. 3%过氧化氢溶液　D. 硼酸（优琐）溶液

E. 碘伏溶液

（55～60题共用题干）

患者，女，28岁，体重50kg。不慎被开水烫
伤，剧烈疼痛，头面部、颈部、胸腹部及双上肢均
有水疱，疱底潮红，湿润。

55. 此患者的烧伤面积是

A. 25%　　　　　　B. 27%

C. 31%　　　　　　D. 37%

E. 40%

56. 若对患者实施补液治疗，伤后第一个8h应输入
的液体量为

A. 900ml　　　　　B. 1200ml

C. 1500ml　　　　　D. 2200ml

E. 5000ml

57. 该患者的急救措施正确的是

A. 迅速脱离热源

B. 大量喝白开水

C. 先送院再抢救

D. 合并有呼吸道烧伤，疼痛剧烈时可使用吗啡

E. 创面涂抹甲紫

58. 不正确的补液方案是

A. 尽早开始　　　　B. 液种交替

C. 先晶后胶　　　　D. 先糖后盐

E. 先快后慢

59. 根据患者烧伤部位的特点，护士应重点观察

A. 意识　　　　　　B. 血压

C. 呼吸功能　　　　D. 疼痛程度

E. 末梢循环

60. 患者经1个月的治疗拟于近日出院，由于烧伤部
位瘢痕较严重，患者自觉不愿见人，不想离开医
院。护理措施不妥的是

A. 理解患者并倾听其诉说

B. 介绍后期整形美容治疗方法

C. 动员尽快出院

D. 不回避问题，尽量稳定患者情绪

E. 鼓励自理，增强患者独立性

（陈燕珊）

第9章　肿瘤患者的护理

一、概述　肿瘤是机体细胞在体内、外各种有害因素的长期作用下，发生过度增生和异常分化所形成的新生物。根据肿瘤的生长特性和对机体的影响，分为良性肿瘤、恶性肿瘤和交界性肿瘤（细胞是良性的，生长方式是浸润性的）。

1. 肿瘤的命名
   - （1）良性肿瘤：一般称为"瘤"。
   - （2）恶性肿瘤：★来自上皮组织者称为"癌"；来源于间叶组织者称为"肉瘤"；胚胎性肿瘤常称母细胞瘤。

2. 病因　目前，恶性肿瘤的病因尚未完全了解，认为肿瘤是外源性因素和内源性因素共同作用所致。
   - （1）外源性因素
     1）化学因素：烷化剂、多环芳香烃类化合物、氨基偶氮类、亚硝胺类、黄曲霉毒素等。
     2）物理因素：电离辐射、紫外线长期照射等。
     3）生物因素：病毒感染、寄生虫病。
     4）其他：不良生活方式、慢性刺激与炎症等。
   - （2）内源性因素
     1）遗传因素：恶性肿瘤具有遗传倾向，如肝癌、乳腺癌、胃癌等。
     2）内分泌因素：某些激素与肿瘤发生有关，如雌激素和催乳素与乳腺癌有关等。
     3）免疫因素：先天或后天免疫缺陷者、长期使用免疫抑制剂者，恶性肿瘤发生率较高。
     4）心理-社会因素。

3. 发生发展　包括癌前期、原位癌、浸润癌三个阶段。原位癌指癌细胞局限于上皮层。

4. 肿瘤的分化　分为高分化、中分化、低分化（未分化）三类。分化程度越高，细胞形态越接近正常，则恶性程度越低，预后较好。

5. 转移途径
   - （1）直接蔓延：为肿瘤细胞向与原发灶相连的组织扩散生长。
   - （2）淋巴转移：★是癌的主要转移途径。
   - （3）血行转移：是肉瘤的主要转移途径。
   - （4）种植转移：肿瘤细胞脱落后在体腔或空腔脏器内生长。

> **锦囊妙"记"**
>
> 肿瘤分类有三种，良性、恶性及交界性肿瘤。
>
> 两种生长方式：良性肿瘤呈膨胀性生长，恶性肿瘤呈浸润性生长。
>
> 三个阶段：癌前期、原位癌、浸润癌。
>
> 三级分化：高分化、中分化、低分化（未分化）。
>
> 四种转移：直接蔓延、淋巴及血运转移、种植转移。
>
> 恶性癌来上皮组织，转移途径为淋巴转移；恶性肉瘤来间叶组织，转移途径为血行转移。

二、临床表现

1. 局部表现
   - （1）★肿块：常是最早表现。良性肿瘤生长缓慢，呈膨胀性生长，肿块表面光滑，质软或韧，能活动，边界清楚。恶性肿瘤肿块生长迅速，边界不清，表面不光滑，质硬，活动度小或固定。

1. 局部表现
（2）疼痛：良性肿瘤一般无疼痛。恶性肿瘤早期不明显，如压迫神经、阻塞、膨胀等会引起较明显的疼痛。晚期肿瘤疼痛常难以忍受。

（3）溃疡：恶性肿瘤因生长过快，血供不足而继发坏死，形成溃疡。

（4）出血：由于肿瘤组织发生破溃、侵蚀血管可致出血。

（5）梗阻：肿瘤可堵塞空腔器官或压迫邻近器官导致梗阻。

（6）浸润与转移表现：良性肿瘤不发生转移。恶性肿瘤可有区域淋巴结及远处器官的转移，可出现相应的表现。

2. 全身表现　早期恶性肿瘤多无明显的全身表现。肿瘤晚期，患者出现全身衰竭，呈现恶病质。

3. 肿瘤分期　★采取TNM分期法。T表示原发肿瘤；N表示区域淋巴结；M表示远处转移，数字代表程度。

三、辅助检查

1. 实验室检查
（1）血、尿及粪便常规检查：胃癌患者可伴贫血及大便潜血。大肠癌可有黏液血便或大便潜血试验阳性；泌尿系统肿瘤常见血尿。恶性肿瘤患者常伴血沉加快。

（2）血清学检查：肿瘤标志物测定可作为辅助诊断，如癌胚抗原（CEA）用于大肠癌预后判断，甲胎蛋白（AFP）对原发性肝癌诊断特异性很高。

2. 影像学检查　应用X线、超声波、放射性核素、计算机断层扫描（CT）、磁共振成像（MRI）等方法所得成像，可定位诊断，检查肿块的数量、位置、形态与大小。

3. 内镜检查　因其可直视观察肿块形态，同时还能进行组织活检等病理学检查，故常为空腔器官等部位病变的首选检查项目。

4. 病理学检查　★是目前确定肿瘤性质最直接、最可靠的方法，包括细胞学检查和组织学检查。

四、治疗要点　治疗原则：以手术为主，结合化疗、放疗等综合治疗。

1. 手术治疗　★手术切除是最有效的治疗方法。
（1）根治手术：包括原发肿瘤所在器官的部分或全部，连同周围正常组织和区域淋巴结整块切除。

（2）扩大根治术：在根治术的基础上适当切除附近器官及区域淋巴结。

（3）对症手术或姑息手术：以手术解除或减轻症状。

2. 化学疗法　简称化疗。
（1）药物分类：①细胞毒素类：氮芥、环磷酰胺、白消安等。②抗代谢类：甲氨蝶呤、氟尿嘧啶、阿糖胞苷等。③抗生素类：多柔比星、丝裂霉素、放线菌素D等。④生物碱类：长春新碱、羟喜树碱、紫杉醇等。⑤激素类：他莫昔芬（三苯氧胺）、己烯雌酚、黄体酮等。⑥其他：顺铂、羟基脲、分子靶向药物等。

（2）给药方式：①全身用药：静脉滴注、口服、肌内注射等。②局部用药：肿瘤内注射、腔内注射、局部涂抹、局部灌注。③介入治疗：动脉插管化疗或动脉插管栓塞加化疗，在肝癌中应用较多。

3. 放射疗法　简称放疗。
（1）放疗敏感性分类
1）高度敏感：分化程度低、代谢旺盛的癌细胞对放射线高度敏感，如淋巴造血系统肿瘤、性腺肿瘤、多发性骨髓瘤等。

2）中度敏感：如基底细胞癌、鼻咽癌、乳腺癌、食管癌等。

3）低度敏感：如胃肠道腺癌、软组织及骨肉瘤等，放疗效果不佳。

（2）放疗禁忌证
1）晚期肿瘤，伴严重贫血、恶病质者。

2）外周血白细胞计数低于3.0×10^9/L，血小板计数低于80×10^9/L。

3）合并各种传染病，如活动性肝炎、活动性结核者。

4）心、肺、肾、肝等功能严重不全者。

5）接受放疗的组织器官已有放射性损伤者。

6）经足量放疗后近期内复发者。

4. 生物治疗　包括免疫治疗与基因治疗两大类。

5. 中医中药治疗　配合化疗、放疗或手术后治疗。

6. 内分泌治疗　某些肿瘤的发生和发展与体内激素水平密切相关，可进行内分泌治疗。

五、护理诊断/问题

1. **焦虑/恐惧** 与对恶性肿瘤的恐惧和对疗效的担忧有关。
2. **营养失调:低于机体需要量** 与恶性肿瘤消耗营养和放疗、化疗后胃肠功能受影响有关。
3. **疼痛** 与肿瘤压迫或侵犯组织和神经有关。
4. **潜在并发症** 感染、骨髓抑制、静脉炎等。

六、护理措施

1. **心理护理** ★肿瘤患者一般会产生下列5期心理反应。

（1）震惊、否认期:患者怀疑诊断的可靠性,辗转就医、咨询。应给予情感上的支持和生活上的关心。

（2）愤怒期:患者愤怒、烦躁、不满,常迁怒于亲属和医务人员。应通过交谈和沟通,尽量诱导患者表达自身感受,介绍治疗成功的经验,引导患者正视现实。

（3）磋商（协议）期:为"讨价还价"的阶段,有良好的遵医行为,常遍访名医、寻求偏方,祈求延长生命。应维护患者的自尊,兼顾其身心需要,提供心理护理。

（4）抑郁期:当治疗效果不理想、病情恶化、疼痛难忍、肿瘤复发,患者常会感到绝望无助,对治疗失去信心。表现为悲伤抑郁、沉默寡言、黯然泪下,甚至有自杀的倾向。应给予更多关爱和抚慰,鼓励家人陪伴,满足其需求。

（5）接受期:患者接受事实,心境变得平和。晚期常处于消极被动、平静、无望的心理状态。应加强与患者的交流,尊重其意愿,满足其需求,尽可能提高其生活质量。

2. **一般护理** 加强营养支持,给予高热量、高蛋白、高维生素、清淡、易消化饮食。不能经口进食者,给予静脉补充。

3. **疼痛护理**

（1）放松疗法:保持环境安静舒适,通过音乐、松弛疗法等缓解疼痛。

（2）有效控制疼痛:根据肿瘤疼痛程度按阶梯用药;★口服是首选的给药途径;按时给药;用药剂量个体化;评估止痛效果。

（3）晚期肿瘤疼痛的三级阶梯镇痛方案:①一级止痛,轻度疼痛者选用非麻醉性镇痛药;②二级止痛,中度持续性疼痛者使用弱阿片类麻醉剂;③三级止痛,强烈持续性疼痛者使用强阿片类麻醉剂。

4. **手术治疗的护理**

（1）术前准备
1）做好术前常规护理。
2）对手术会造成机体功能、形象改变者,做好必要性和重要性的解释。
3）护理操作动作轻柔,以防刺激肿瘤导致癌细胞扩散。

（2）术后护理
1）一般护理:正确安置术后体位,加强引流管和切口护理,加强皮肤和口腔护理。
2）观察病情:术后每15～30min观察一次生命体征、神志、尿量等,病情稳定后改为1～2h监测一次。
3）活动与营养支持:患者生命体征稳定后,鼓励患者翻身等床上运动,病情许可后,及早下床活动。胃肠功能恢复后,指导患者进食高营养、易消化的食物。
4）重视器官残障和身体形象改变的护理,指导功能锻炼,训练自理能力。

5. **化疗的护理** 化疗常见不良反应及护理如下所述。（护士的化疗防护措施,见《护理学基础》）

（1）★组织坏死和静脉炎
1）保护静脉:药物现配现用,稀释至要求的浓度;长期静脉化疗,应有计划地使用静脉;妥善固定针头,确保针在血管内;注射完抗肿瘤药后,再注入生理盐水5～10ml。
2）化疗药物外漏:立即停止给药,保留针头,接空注射器回抽溢出的药物,局部注射解毒剂后拔针,冷敷24h（图9-1）。
3）静脉炎:局部热敷、理疗,外用可的松软膏。

（2）胃肠道反应:多饮水;给予清淡、易消化、富含维生素的饮食;使用镇静止吐药物。

5. 化疗的护理 化疗常见不良反应及护理如下所述。（护士的化疗防护措施，见《护理学基础》）

（3）骨髓抑制：★每周检查血常规，当白细胞＜$3.5×10^9$/L 应停药或减量，当血小板＜$80×10^9$/L、白细胞＜$1.0×10^9$/L时，应给予保护性隔离，预防交叉感染。遵医嘱给予升白细胞药物治疗。注意观察患者有无出血倾向，如牙龈、鼻出血，皮肤瘀斑，血尿及便血等。

1. 立即停止给药
2. 回抽溢出的药液
3. 局部注射解毒剂
4. 冷敷24h

图9-1 化疗药液外漏护理

（4）口腔黏膜反应：化疗期间多饮水，减轻药物对黏膜的刺激。保持口腔清洁，做好口腔护理。

（5）皮肤反应：出现斑丘疹，可涂碘伏，防止破溃感染。

（6）脱发：为可逆反应。化疗前头置冰帽至用药后10min，可减轻脱发。

（7）其他：如肝肾功能损害等。

6. 放疗的护理

（1）放疗前护理（照射野护理）：做好照射野器官护理，如头颈部化疗者，治疗牙龈炎，拔除龋齿等；做好照射定位标志。

（2）放疗反应护理

1）局部反应。①皮肤反应：Ⅰ度反应（干反应），现出红斑、烧灼和刺痒感、脱屑，外用薄荷淀粉或羊毛脂止痒。Ⅱ度（湿反应），高度充血、水肿，有渗液、糜烂，可涂2%甲紫或氢化可的松霜剂，采用暴露疗法。Ⅲ度，溃疡形成，难以愈合，加强换药。★放疗期间应注意：照射野皮肤忌摩擦、搔抓、粗毛巾搓擦；保持清洁，禁用肥皂，禁用乙醇、碘酒等涂擦；穿柔软的棉质衣服；皮肤有脱屑时，禁撕脱；照射野皮肤避免阳光直射。②黏膜反应：表现为充血、水肿、黏膜白斑、出血点等。加强局部清洁护理，如口腔含漱、雾化吸入、眼鼻滴药、阴道冲洗等。③照射器官反应：如放射性肺纤维变、放射性肠炎、放射性膀胱炎等。密切观察，给予相应护理，必要时暂停放疗。

2）全身反应。①骨髓抑制：护理同化疗。②头晕、乏力、厌食、恶心、呕吐等症状：照射后平卧半小时，多喝水，补充B族维生素类药物，对症处理。

七、健康指导

1. 疾病知识指导 后续检查、治疗、护理、康复等知识。

2. 功能锻炼 指导并鼓励患者学会重建器官的功能锻炼，尽早适应社会及身体功能改变。

3. 肿瘤的三级预防

（1）一级预防：病因预防，消除或减少可能致癌的因素，降低发病率。

（2）二级预防：早发现、早诊断、早治疗，如对高发地区及高危人群定期普查、治疗癌前期变等。

（3）三级预防：康复预防，提高生存质量，减少痛苦，延长生命。

锦囊妙"记"

一级预防除病因，二级预防重"三早"，
三级预防对疾病，肿瘤预防强于治疗。

要点回顾

1. 恶性肿瘤的转移方式有哪些？

2. 恶性肿瘤患者常见的心理反应可分为哪几期？

3. 恶性肿瘤三级阶梯镇痛方案是怎样的？

4. 肿瘤化疗的常见不良反应有哪些？化疗药液外漏、静脉炎如何护理？

5. 肿瘤三级预防有哪些内容？

模拟试题栏——识破命题思路，提升应试能力

一、专业实务

A₁型题

1. 肿瘤是机体组织细胞的
   A. 变性坏死　　　　　B. 功能改变
   C. 炎症反应　　　　　D. 异常增生
   E. 再生

2. 肿瘤的恶性程度取决于
   A. 部位　　　　　　　B. 大小
   C. 形态　　　　　　　D. 生长方式
   E. 分化程度

3. 来源于间叶组织的肿瘤是
   A. 白血病　　　　　　B. 骨肉瘤
   C. 恶性黑色素瘤　　　D. 恶性神经鞘瘤
   E. 恶性畸胎瘤

4. 良性肿瘤的性质不包括
   A. 生长速度较慢　　　B. 有完整包膜
   C. 呈浸润性生长　　　D. 无转移
   E. 一般不危及生命

5. 癌的主要转移途径是
   A. 直接蔓延　　　　　B. 淋巴转移
   C. 血行转移　　　　　D. 种植转移
   E. A+D

6. 恶性肿瘤最早出现的常见症状是
   A. 疼痛　　　　　　　B. 肿块
   C. 出血　　　　　　　D. 溃疡
   E. 梗阻

7. 癌肿TNM分期法中，M代表
   A. 肿瘤大小　　　　　B. 原发肿瘤
   C. 继发肿瘤　　　　　D. 淋巴结转移
   E. 远处转移

8. 有助于诊断原发性肝癌的实验室检查指标是
   A. 甲胎蛋白测定　　　B. 癌胚抗原测定
   C. 碱性磷酸酶测定　　D. 乳酸脱氢酶测定
   E. 酸性磷酸酶测定

A₂型题

9. 患者，男，65岁。胃癌晚期，意志消沉，对治疗失去信心。属于
   A. 否认期　　　　　　B. 愤怒期
   C. 协议期　　　　　　D. 忧郁期
   E. 接受期

10. 患者，男，50岁。原发性肝癌。与该病的发生关系最密切的是
    A. 胆道感染　　　　　B. 肝炎后肝硬化
    C. 酒精性肝硬化　　　D. 血吸虫性肝硬化
    E. 肝脏良性肿瘤

11. 患者，男，53岁。疑为肺癌，为明确诊断行纤维支气管镜检查，术中钳取活组织行病理检查。其恶性程度最高的一种组织类型是
    A. 鳞状上皮细胞癌　　B. 小细胞未分化癌
    C. 大细胞未分化癌　　D. 腺癌
    E. 肺泡癌

12. 患者，女，46岁。右侧乳房外上象限肿块，直径3cm，与皮肤粘连并有表面溃疡，同侧腋窝可触及淋巴结融合成团。其发生溃疡的主要原因是
    A. 血管分布少
    B. 无包膜易被破坏
    C. 生长迅速致血供不足
    D. 肿瘤分泌血管破坏性物质
    E. 继发感染

13. 患者，男，54岁。刺激性干咳，痰中带血丝3个月，初步诊断为肺癌。下述有关肺癌的病因中，属于外源性因素的是
    A. 家族史
    B. 内分泌异常
    C. 长期使用免疫抑制剂
    D. 长期吸烟
    E. 精神刺激

14. 患者，男，50岁。无痛性血尿2个月，初步怀疑膀胱癌。可助确诊的检查是
    A. CT检查　　　　　　B. B超检查
    C. X线造影　　　　　D. MRI显像
    E. 活组织病理检查

15. 患者，女，42岁。左侧乳房外上象限无痛性肿块，质硬，活动度小，同侧腋窝扪及黄豆大小淋巴结2枚，能推动。诊断乳腺癌$T_2N_1M_0$。其中，N表示的是
    A. 生存率　　　　　　B. 淋巴结
    C. 恶性程度　　　　　D. 肿瘤大小
    E. 远处转移

16. 患者，男，56岁。食管癌，行放射治疗。治疗期间，最重要的观察项目是
    A. 口腔黏膜　　　　　B. 食欲状况

C. 恶心呕吐　　　　　D. 皮肤损害

E. 血白细胞和血小板计数

A₃/A₄型题

（17～19题共用题干）

患者，男，62岁，退休工人。肛门坠胀、排便不尽、粪便表面带黏液脓血1个月。查体：消瘦，贫血貌。诊断为直肠癌。

17. 患者行直肠癌根治术，术后化疗。化疗前与患者沟通，最重要的内容是

A. 健康教育　　　　　B. 评估血管

C. 保护血管　　　　　D. 血液检验指标正常

E. 告知患者，并要求签署化疗同意书

18. 在化疗过程中，经血常规检查，白细胞低于多少应遵医嘱停止化疗

A. $1.0×10^9$/L　　　　B. $2.5×10^9$/L

C. $3.5×10^9$/L　　　　D. $3.0×10^9$/L

E. $4.0×10^9$/L

19. 经周围静脉化疗7天后，沿静脉走向出现条索状发红、触痛，考虑发生了静脉炎。下列处理不正确的是

A. 更换穿刺部位　　　B. 红外线理疗

C. 热敷　　　　　　　D. 24h内冷敷

E. 外涂可的松软膏

二、实践能力

A₁型题

20. 肿瘤细胞分化程度越高，说明

A. 恶性程度越高　　　B. 转移越早

C. 恶性程度越低　　　D. 对放射治疗敏感

E. 预后越差

21. 有关恶性肿瘤特征的描述，不正确的是

A. 肿块固定、不活动　B. 表面凹凸不平

C. 早期出现剧烈疼痛　D. 质地坚硬

E. 边界不清楚

22. 恶性肿瘤最早出现的常见症状是

A. 疼痛　　　B. 肿块　　　C. 出血

D. 溃疡　　　E. 梗阻

23. 属于肿瘤二级预防的措施是

A. 指导高危人群定期体检

B. 控制环境污染

C. 防止日光曝晒

D. 戒烟

E. 癌症患者镇痛

A₂型题

24. 王护士在为胃癌患者静脉注射化疗药物时，患者感

到局部疼痛、肿胀，回抽无回血。禁忌的处理是

A. 立即停止给药

B. 接空注射器回抽溢出的药液

C. 用解毒剂局部封闭

D. 早期热敷

E. 更换注射部位

25. 患者，男，62岁。因结肠癌入院，情绪比较激动，要求医生尽快为其复查，并反复说"我身体一直很好，一定是搞错了"。患者此时处于

A. 否认期　　　　　　B. 愤怒期

C. 协议期　　　　　　D. 忧郁期

E. 接受期

26. 患者，男，55岁。原发性肝癌晚期，肝区持续胀痛再次入院。对该患者的护理，不正确的是

A. 保持环境安静，卧床休息

B. 清淡易消化饮食

C. 止痛剂用药剂量个体化

D. 限制止痛剂使用，防止成瘾依赖

E. 按医嘱给止痛药，无论给药时患者是否疼痛

27. 患者，女，40岁。甲状腺癌，拟行肿瘤根治术。术前准备正确的是

A. 向患者告知手术可能的并发症

B. 常规做好颈前部的剃毛备皮

C. 术前禁食禁饮1天

D. 常规留置胃管

E. 指导患者训练颈仰卧位

28. 患者，男，49岁。原发性肝癌晚期。化疗期间，患者顽固性呕吐、厌食。不正确的护理措施是

A. 化疗期间多饮水　　B. 餐后实施化疗给药

C. 少油腻、易消化饮食　D. 补充B族维生素

E. 使用镇静止吐药物

29. 张先生，62岁。因"鼻咽癌晚期"入院接受放射治疗，关于放射疗法的护理，错误的是

A. 术后患者应待伤口完全愈合后才可放疗

B. 若白细胞降至$3.0×10^9$/L以下时，应暂停放疗

C. 血小板降至$80×10^9$/L时，也应暂停放疗

D. 应保持照射野皮肤清洁干燥

E. 若照射野皮肤发红、溃烂，应及时热敷，理疗促进愈合

30. 患者，女，53岁。接受放疗，下列护理错误的是

A. 放疗前摘除金属饰品

B. 每次照射后安置患者静卧半小时

C. 鼓励高营养饮食及多饮水

D. 照射部位应保持清洁，经常用肥皂水清洗

E. 告知患者穿宽松、柔软、吸湿性强的内衣

31. 患者，男，60岁。抗癌药物治疗过程中的护理，错误的是
   A. 配制药液时应核对无误，注意有效期
   B. 所有药液必须一次性配足，以供多次使用
   C. 操作时穿长袖防护衣，戴帽子、口罩
   D. 多次给药应有计划使用静脉，避免过早闭塞
   E. 如药液外漏，应立即停止用药，局部冷敷

A₃/A₄型题

（32～33题共用题干）

患者，女，40岁，公司业务经理。右侧乳腺癌，需要行根治术，表现为抑郁、不思饮食、失眠、独自哭泣。与其交谈时，患者说：孩子还小，需要照顾，担心治疗效果，担心将来工作等。

32. 该患者当前主要的护理诊断是
   A. 绝望   B. 自我形象紊乱
   C. 焦虑   D. 恐惧
   E. 睡眠型态紊乱

33. 目前宜采取的护理措施是
   A. 教育、安慰   B. 调整饮食
   C. 同情、体贴   D. 经常巡视
   E. 用镇静剂

（34～36题共用题干）

刘先生，45岁。患有胃溃疡6年，3个月前觉上腹疼痛加剧及食欲减退，服用抗酸药物未见好转，3天前出现黑便，近期体重下降明显。

34. 最可能的诊断是
   A. 胃肠炎   B. 胃穿孔
   C. 胃癌   D. 胃息肉
   E. 萎缩性胃炎

35. 为尽快明确诊断，首选的检查是
   A. 胃酸测定   B. 胃镜
   C. X线钡餐   D. B超

E. 大便潜血试验

36. 该病的发生与下列哪项因素无关
   A. 进食腌制食物   B. 胃溃疡
   C. 遗传   D. 内分泌失调
   E. 幽门螺杆菌感染

（37～40共用题干）

患者，男，67岁。进行性吞咽困难3个月，诊断为颈段食管癌晚期。查体：消瘦，贫血貌，血白细胞4.2×10^9/L，红细胞3.5×10^{12}/L，血小板120×10^9/L。行放射治疗。

37. 在放疗前后，对该患者的护理不正确的是
   A. 先治疗口腔疾病，拔除龋齿
   B. 鼓励患者高营养饮食及多饮水
   C. 照射后鼓励患者早下床活动
   D. 保护照射部位以外的部位
   E. 经常观察血常规变化

38. 放疗1个疗程后，患者颈部照射野皮肤出现红斑、刺痒、脱屑。其皮肤反应是
   A. Ⅰ度   B. Ⅱ度   C. Ⅲ度
   D. 正常反应   E. 慢性皮肤反应

39. 对该患者当前的照射野皮肤反应，正确的护理措施是
   A. 温水浸浴、热敷、理疗
   B. 避免日光直射
   C. 保持清洁，适时用中性肥皂清洗
   D. 局部用75%乙醇消毒
   E. 外涂2%甲紫溶液

40. 放疗后，关于食管的护理不正确的是
   A. 温凉细软饮食或流质饮食
   B. 餐后饮水冲洗食管
   C. 口服片剂需碾成粉后再服用
   D. 留置胃管鼻饲，加强营养
   E. 观察吞咽、呛咳、出血情况

（苏伟芳）

第10章 颅脑疾病患者的护理

第1节 颅内压增高患者的护理

一、概述 颅内压是颅腔内容物对颅腔壁所产生的压力，一般以侧卧位时脑脊液静水压代表颅内压，★成人正常颅内压为70～200mmH$_2$O（0.7～2.0kPa），儿童为50～100mmH$_2$O（0.5～1.0kPa）。当颅内压持续超过正常范围称为颅内压增高。

二、病因
1. 颅内容物体积或量的增加 ★脑水肿是最常见的原因。
2. 颅内占位性病变 如颅内血肿、颅内肿瘤、脑脓肿等。
3. 颅腔容积缩小 颅骨凹陷性骨折、狭颅畸形等使颅腔空间缩小。

三、病理生理 颅内压增高→脑血流量减少→脑组织缺血缺氧→脑水肿→加重颅内压增高。当颅内压增高到一定程度时，尤其是占位性病变使颅内各分腔之间的压力不均衡，使一部分脑组织通过生理间隙从高压区向低压区移位，形成脑疝。★脑疝是颅内压增高的危急并发症和导致死亡的主要原因。

四、临床表现

1. ★颅内压增高三主症 ★头痛、呕吐、视神经盘水肿。
   - （1）头痛：最常见症状，以晨起和晚间多见，多位于前额和颞部。随颅内压增高而加重，咳嗽、用力、低头时加重。
   - （2）呕吐：呈喷射状，与进食无关，呕吐后头痛可有缓解。
   - （3）视神经盘水肿：是颅内压增高的重要客观体征。

2. 意识障碍 颅内压急性增高时可伴进行性意识障碍甚至昏迷。

3. 生命体征变化
   - （1）颅内高压代偿期：★脉搏慢而有力，呼吸慢而深，血压高、脉压大（"二慢、一高"），称库欣（Cushing）反应。
   - （2）颅内高压失代偿期：脉搏细速，呼吸浅促、不规则，血压下降（"二快、一低"）。

锦囊妙"记" Cushing（库欣）反应
"二慢、一高"（脉搏慢、呼吸慢、血压高）。

4. 脑疝
   - （1）小脑幕切迹疝：★小脑幕上方颞叶海马回、钩回通过小脑幕切迹向幕下移位。
     - 1）颅内压增高表现。
     - 2）进行性意识障碍。
     - 3）★患侧瞳孔先缩小，继之散大，对光反射减弱或消失，病变对侧肢体瘫痪。
   - （2）枕骨大孔疝：小脑扁桃体经枕骨大孔向椎管移位。
     - 1）剧烈头痛（枕后部为甚），频繁呕吐，颈项强直。
     - 2）★生命体征改变出现较早，早期可突发呼吸骤停而死亡。
     - 3）★意识障碍出现较晚。

五、辅助检查
1. 腰椎穿刺（腰穿） ★颅内压增高明显者禁忌腰穿，以免引发枕骨大孔疝。
2. 影像学检查 包括头部CT、MRI、DSA等。★目前CT是诊断颅内占位性病变的首选检查。

六、治疗要点

1. **病因治疗**　是最根本的治疗方法。
   - （1）颅内占位性病变：争取手术切除。
   - （2）脑积水者：行脑脊液分流术。
   - （3）颅内压增高引起急性脑疝：确诊后紧急手术处理。

2. **降低颅内压治疗**　限制液体入量，应用脱水剂和糖皮质激素，冬眠低温疗法等。

3. **抗感染治疗。**

七、护理诊断/问题

1. **脑组织灌流异常**　与颅内压增高有关。
2. **有体液不足的危险**　与频繁呕吐和应用脱水剂有关。
3. **潜在并发症**　脑疝、心搏骤停等。

八、护理措施

1. **一般护理**
   - （1）**体位**：★床头抬高15°～30°的斜坡卧位，以利于颅内静脉回流，减轻脑水肿。昏迷患者取侧卧位，以便于呼吸道分泌物排出。
   - （2）**给氧**：★保持呼吸道通畅，持续或间断吸氧，以改善脑缺氧。
   - （3）**饮食护理**：频繁呕吐者应暂时禁食，防止发生吸入性肺炎。意识清醒者，给予普食但要限制钠盐摄入量。
   - （4）**生活护理**：适当保护患者，避免意外损伤。做好皮肤护理、大小便护理等。

2. **病情观察**　观察意识、瞳孔、生命体征、肢体功能（图10-1）。
   - （1）**意识**：目前常用格拉斯哥昏迷评分法（Glasgow coma scale，GCS），评定睁眼、语言及运动反应。★最高15分，表示意识清醒，8分以下为昏迷，最低3分，分数越低表示意识障碍越严重。
   - （2）**瞳孔**：大小、形状、对光反应。颅内压增高患者出现患侧瞳孔先小后大，对光反射迟钝或消失，对侧肢体瘫痪，提示发生小脑幕切迹疝。
   - （3）**生命体征**：应★先测呼吸，再测脉搏，最后测血压。
   - （4）**肢体功能**：小脑幕切迹疝压迫患侧大脑脚，出现病变对侧肢体瘫痪。

图 10-1　颅内压增高病情观察要点

3. **防止颅内压骤然升高**
   - （1）**休息**：卧床休息，清醒患者不要用力坐起或提重物，避免情绪激动。
   - （2）**避免颅内压增高的诱因**：避免剧烈咳嗽、用力排便等。便秘者，切勿用力屏气排便，可用缓泻剂或低压小量灌肠，★避免高压大量灌肠。
   - （3）**保持呼吸道通畅。**
   - （4）**躁动处理**：避免盲目使用镇静剂和切忌强制约束，以免过度挣扎导致颅内压增高。禁用吗啡止痛，以免抑制呼吸中枢。
   - （5）**控制癫痫发作。**

4. **治疗配合**
   - （1）**控制液体摄入量**：控制静脉输液速度和量。★每天输液量不超过1500～2000ml，其中等渗盐水不超过600ml。保持每天尿量不少于600ml。
   - （2）**脱水疗法的护理**：★最常用20%甘露醇250ml，在15～30min内静脉滴完。呋塞米（速尿）20～40mg，静脉注射。可重复使用。
   - （3）**糖皮质激素治疗的护理**：常用地塞米松5～10mg，静脉注射，★改善毛细血管通透性，防治脑水肿和颅内压增高。注意防止感染、应激性溃疡、高血糖。

4. 治疗配合

（4）亚低温冬眠疗法护理

1）作用：降低脑组织代谢率，提高脑细胞对缺氧缺血的耐受力，减轻脑水肿。

2）步骤：★先予冬眠药物，后行物理降温。降温速度以每小时降1℃为宜，体温降至肛温32～34℃。冬眠低温疗法一般持续2～3天。停止治疗时，先停物理降温，再停冬眠药物。

锦囊妙"记"　　亚低温冬眠疗法步骤
实施治疗"先用药后降温"；停止治疗"先停冷后停药"。

3）注意事项：观察和记录生命体征、意识、瞳孔等，若脉搏超过100次/分、收缩压低于100mmHg、呼吸慢而不规则，应通知医生处理。防止压疮、冻伤、肺部并发症等。

（5）脑疝的急救护理

1）立即使用20%甘露醇快速静脉滴注，可同时使用地塞米松、呋塞米。

2）保持呼吸道通畅，吸氧，必要时气管插管、辅助呼吸。

3）紧急做好术前准备。

4）密切观察意识、瞳孔、生命体征变化。

（6）脑室引流的护理

1）妥善固定：★引流管开口高于侧脑室平面10～15cm，以维持正常的颅内压。

2）控制引流速度和量：★引流量每天不超过500ml为宜。通过抬高或降低引流袋（瓶）的位置调节引流速度。

3）保持引流通畅：引流管避免受压、折叠，引流管内液面随患者呼吸上下波动是通畅的标志。阻塞时可挤压引流管，或在无菌操作下用注射器抽吸，★切不可冲洗。

4）观察脑脊液的引流量、颜色、性状。若术后引流出大量血性脑脊液，提示脑室内出血，若脑脊液变浑浊，提示有感染。

5）严格无菌操作，每天更换引流袋（瓶），更换时先夹住引流管，防止空气和脑脊液逆流。

6）引流时间一般不超过1周，开颅术后脑室引流不超过3～4天。拔管前先试夹管1天并行头颅CT检查。

5. 心理护理

九、健康指导

1. 尽量避免颅内压增高的因素。
2. 遗留神经系统功能障碍者，指导康复训练。
3. 如有头痛、呕吐、视力变化等，及时就诊。

要点回顾

1. 什么是颅内压增高的"三主征"？生命体征变化有哪些？GCS如何评定？

2. 什么是脑疝？小脑幕切迹疝和枕骨大孔疝有哪些临床特点？脑疝的急救护理措施有哪些？

3. 常用高渗性脱水剂有哪些？如何正确使用？糖皮质激素的作用与不良反应分别有哪些？

4. 如何防止颅内压骤升？

5. 亚低温冬眠疗法的步骤、注意事项有哪些？

第2节　颅脑损伤患者的护理

一、头皮损伤

（一）概述　头皮损伤是最常见的颅脑损伤，包括头皮血肿、头皮裂伤和头皮撕脱伤。

（二）临床表现

1. 头皮血肿
   - （1）皮下血肿：血肿较小、局限，张力大，无波动，压痛明显。
   - （2）帽状腱膜下血肿：★血肿较大、易扩散，甚至充满整个帽状腱膜下层，波动感明显。
   - （3）骨膜下血肿：血肿局限于某一颅骨，以骨缝为界，张力较高，可有波动感。

2. 头皮裂伤　出血较多，不易自止，可致失血性休克。

3. 头皮撕脱伤　是最严重的头皮损伤，常自帽状腱膜下层或连同颅骨骨膜一并被撕脱。常因剧烈疼痛和大量出血而发生休克。

（三）治疗要点

1. 头皮血肿　★较小血肿加压包扎，早期冷敷，24～48h后改为热敷，一般1～2周可自行吸收。较大血肿在严格消毒下行穿刺抽吸后加压包扎。

2. 头皮裂伤　立即加压包扎止血，★24h内清创缝合。

3. 头皮撕脱伤　加压包扎止血、止痛、防治休克。完全撕脱的头皮用无菌敷料包裹，隔水放置于有冰块的容器内随患者一同迅速送至医院。不完全撕脱者争取在伤后6～8h内清创缝回原处。

（四）护理诊断/问题

1. 急性疼痛　与损伤有关。

2. 潜在并发症　感染、休克。

（五）护理措施

1. 一般护理　注意休息，适当抬高床头，加强营养支持，对症处理。

2. 病情观察　观察神志、生命体征、瞳孔、尿量，有无休克及颅脑损伤发生，观察血肿和伤口情况。

3. 配合治疗护理　防治休克，加压包扎止血，清创缝合，镇静镇痛，预防感染。

二、颅骨骨折

（一）分类

1. 根据骨折部位　分为颅盖骨折和颅底骨折。

2. 根据骨折形态　分为线形骨折、凹陷骨折。

3. 根据骨折与外界是否相通　分为开放性骨折、闭合性骨折。颅底骨折时易撕裂硬脑膜，产生脑脊液外漏而成为开放性骨折。

（二）临床表现

1. 颅盖骨折
   - （1）线形骨折：多见。局部压痛、肿胀，常伴骨膜下血肿。
   - （2）凹陷骨折：局部可扪及下陷区，可致脑损伤，出现偏瘫、失语、癫痫等神经定位症状。

2. 颅底骨折　★主要表现为皮下和黏膜下淤血、脑脊液漏、脑神经损伤（表10-1）。

表10-1　颅底骨折的临床表现

骨折部位	脑脊液漏	瘀斑部位	脑神经损伤
颅前窝	鼻漏	眶周、球结膜下（"熊猫眼"征）	嗅神经、视神经
颅中窝	鼻漏、耳漏	乳突区（Battle征）	面神经、听神经
颅后窝	无	乳突部、枕下部、咽后壁	第Ⅸ～Ⅻ对脑神经

（三）辅助检查

1. 颅盖骨折　头颅摄片或CT检查有确诊价值。

2. 颅底骨折　★诊断颅底骨折主要依靠脑脊液漏的临床表现。

（四）治疗原则

1. 颅盖骨折
   - （1）单纯线形骨折：无须特殊处理，但需注意有无继发颅内血肿等并发症的可能。
   - （2）凹陷性骨折：
     - 1）凹陷不深，范围小者，一般不需处理。
     - 2）手术指征：★骨折凹陷范围＞3cm，深度＞1cm，兼有脑组织受压症状或颅内压增高表现；开放粉碎性凹陷骨折。

2. 颅底骨折 颅底骨折本身无需特殊处理。★重点是预防颅内感染。脑脊液漏一般2周愈合，若超过4周不能自行愈合者行硬脑膜修补术。

（五）护理诊断/问题

1. 急性疼痛 与创伤、颅骨骨折有关。

2. 有感染的危险 与脑脊液漏有关。

3. 潜在并发症 颅内出血、颅内压增高。

（六）护理措施 ★重点是脑脊液漏的护理，防治颅内感染。

1. ★绝对卧床休息，取半坐卧位，头偏向患侧。

2. 保持外耳道、鼻腔、口腔清洁：每天2次消毒，棉球不可过湿，以免液体逆流入颅内。

3. ★避免颅内压骤然升降 避免剧烈咳嗽、打喷嚏、擤鼻涕、屏气、用力排便等。禁忌作腰椎穿刺。

4. ★禁止经耳鼻进行护理操作 禁止经鼻腔置胃管、吸痰、鼻导管给氧，禁止耳腔、耳道填塞、冲洗和滴药。告知患者勿挖耳、抠鼻。

5. 遵医嘱给予抗生素、TAT。

6. 观察记录脑脊液漏出量 在鼻、耳道口放置干棉球吸附脑脊液，估计漏出量。

锦囊妙"记" 　　　　　　　　　　**脑脊液漏护理**

抬高床头封漏口，清洁耳鼻防逆流；避免颅压骤升降，禁经耳鼻行操作。

三、脑损伤

（一）分类

1. 根据脑组织是否与外界相通 分为开放性损伤、闭合性损伤。

2. 根据损伤发生时间和机制 分为★原发性脑损伤（如脑震荡、脑挫裂伤）、继发性脑损伤（如脑水肿、颅内血肿）。

（二）临床表现

1. 脑震荡 一过性脑功能障碍，是最轻的脑损伤，★无器质性病理改变。
- （1）★伤后立即出现短暂的意识障碍：持续一般不超过30min。
- （2）★逆行性遗忘。
- （3）神经系统检查、脑脊液检查及CT检查无阳性发现。
- （4）常伴轻度头痛、头晕、恶心、呕吐等症状，短期内可自行好转。

2. 脑挫裂伤 为脑实质性损伤，分为脑挫伤和脑裂伤。
- （1）★意识障碍：是脑挫裂伤最突出的表现，常超过30min。
- （2）局灶症状与体征：如失语、失聪、锥体束征、偏瘫等。
- （3）颅内压增高和脑疝表现：由继发脑水肿或颅内血肿所致，可出现生命体征紊乱、颅内高压"三主征"。
- （4）脑膜刺激征：合并蛛网膜下隙出血时，有剧烈头痛、颈项强直、病理反射阳性、脑脊液检查有红细胞。

3. 颅内血肿 按血肿部位分为硬脑膜外血肿、硬脑膜下血肿和脑内血肿。
- （1）硬脑膜外血肿
  - 1）意识障碍：★典型表现为中间清醒期（原发性昏迷－清醒－继发性昏迷）。
  - 2）颅内压增高及脑疝表现，幕上血肿多先形成小脑幕切迹疝，★患侧瞳孔先缩小后进行性散大，对侧肢体瘫痪，脑干受压时则双侧瞳孔散大。
- （2）硬脑膜下血肿：★是最常见的颅内血肿。表现为持续昏迷或昏迷进行性加重，一般无中间清醒期，较早出现颅内压增高及脑疝症状。
- （3）脑内血肿：进行性加重的意识障碍；局灶症状与体征。

（三）辅助检查 ★CT是目前确定脑挫裂伤和颅内血肿最重要的检查方法。

（四）治疗要点

1. 脑震荡 一般无需特殊处理，卧床休息5～7天，对症处理。

2. 脑挫裂伤　主要采用非手术治疗。
- （1）保持呼吸道通畅，给氧。
- （2）用药护理：脱水剂、抗生素、支持疗法。
- （3）对症处理：处理高热、躁动、癫痫等。
- （4）非手术无效或脑疝，需紧急手术。

3. 颅内血肿　根据血肿大小、部位等，采取手术或保守治疗。

（五）护理诊断/问题
- 1. 清理呼吸道无效　与患者意识障碍有关。
- 2. 有失用综合征的危险　与患者意识障碍、长期卧床有关。
- 3. 潜在并发症　颅内压增高、脑疝。

（六）护理措施　主要参见"颅内压增高"的护理措施，并做好以下护理。

1. 现场急救　颅脑损伤救护时应保持呼吸道通畅，首先应抢救心搏骤停、窒息、开放性气胸、大出血等危及生命的伤情，注意保暖。

2. 营养支持　无法进食的患者，早期可采用肠外营养，肠蠕动恢复后，即可经鼻胃管补充营养，患者意识好转出现吞咽反射时，可经口试喂食，先给予流质饮食为宜。

3. 手术前后护理
- （1）紧急手术前的常规准备，手术前2h内剃净头发，洗净头皮，涂擦75%乙醇消毒并包扎。
- （2）手术后搬动患者前后应观察患者的呼吸、脉搏和血压变化。
- （3）小脑幕上开颅手术后，取健侧或仰卧位，避免切口受压。小脑幕下开颅手术后应取侧卧或侧俯卧位。
- （4）做好创腔引流管护理。

4. 药物配合　正确使用降低颅内压的药物，巴比妥类药物可改善脑缺血缺氧，有益于重型脑损伤的治疗，此类药物大量应用时，可引起严重的呼吸抑制和呼吸道引流不畅，使用中应加强意识、脑电图、呼吸的监测。神经节苷脂、胞磷胆碱、醋谷胺等促脑苏醒药物宜缓慢静脉滴注。

5. 并发症护理　加强皮肤护理，定时翻身，预防压疮。保持肢体于功能位，每天作四肢被动活动及按摩数次，防止关节僵硬和肌肉挛缩。留置尿管者要定时消毒尿道口，防止泌尿系统感染，定时夹管以训练膀胱储尿功能。便秘时可给予缓泻药物，禁忌高压灌肠。严重颅脑损伤及激素应用诱发消化道出血，除补充血容量、停用激素外，还应使用抑酸药物，如奥美拉唑、雷尼替丁等。癫痫发作时可采用苯妥英钠、地西泮控制发作。气管切开的患者应加强相关护理，预防感染。

（七）健康指导
- 1. 康复训练：对有肢体功能障碍、失语或生活不能自理的患者，当病情稳定后即开始康复训练。
- 2. 外伤性癫痫等后遗症者，指导按时服药，并在医生指导下逐渐减量直至停药，指导其不做游泳、登高等有危险的活动。
- 3. 颅骨缺损者应避免局部碰撞，以免损伤脑组织，嘱咐患者在伤后半年左右作颅骨成形术。

要点回顾

1. 三种颅底骨折有哪些临床表现？
2. 脑脊液漏患者的护理重点是什么？如何护理？
3. 脑震荡与脑挫裂伤的临床特点有哪些不同？
4. 颅内血肿有哪些类型？硬脑膜外血肿的典型表现是什么？
5. 脑损伤后如何安置患者体位？观察要点是什么？

第3节　颅内肿瘤患者的护理

一、概述　颅内肿瘤约半数为恶性肿瘤，发病部位以大脑半球最多。不论是良性还是恶性颅内肿瘤，都可以产生颅内压升高、脑疝而危及患者生命。

二、病因与分类

1. 原发性肿瘤　★以神经胶质瘤最常见。来源于脑组织、脑膜、脑血管、垂体、脑神经、胚胎组织。
2. 继发性肿瘤　颅外其他部位恶性肿瘤转移至颅内。

三、临床表现

1. 颅内压增高　90%的患者可出现颅内压升高的症状与体征。
2. 局灶症状与体征　不同部位肿瘤表现各异。脑干等重要部位的肿瘤早期即出现局灶表现，而颅内压增高表现出现较晚。

四、辅助检查

1. 影像学检查　★CT和MRI是诊断颅内肿瘤的首选方法。
2. 血清内分泌激素检查　如考虑垂体腺瘤，需做相关激素测定。

五、治疗要点　★手术切除肿瘤是主要的治疗方法，辅以化疗、放疗、中医治疗。颅内压升高症状突出或不能手术者，应先降低颅内压，晚期患者可采用姑息性手术，以缓解颅内高压。

六、护理诊断/问题

1. 自理缺陷　与肿瘤压迫及开颅手术有关。
2. 潜在并发症　脑疝、颅内出血、癫痫、尿崩症等。

七、护理措施

1. 术前护理
　（1）颅内压增高的护理（参见本章第1节）。
　（2）预防意外损伤。
　（3）皮肤准备：术前每天清洁头发，术前2h剃光头发，洗净头皮，涂抹75%乙醇并用无菌巾包扎。

2. 术后护理
　（1）一般护理
　　1）体位：意识清醒、生命体征平稳后★抬高床头15°～30°，利于颅内静脉回流，减轻脑水肿。为患者翻身时，需扶持头部，保持头、颈、躯干成一直线。手术后体位应避免压迫减压窗。
　　2）饮食护理：术后患者意识清醒，吞咽、咳嗽反射恢复可进流质饮食。昏迷患者可予鼻饲。
　（2）病情观察
　　1）生命体征、意识、瞳孔、肢体活动状况。
　　2）切口敷料、引流情况。
　　3）有无脑脊液漏。
　（3）治疗配合
　　1）保持呼吸道通畅，预防肺部感染。
　　2）输液护理：颅脑手术后应适当控制液体输入量，每天以1500～2000ml为宜。
　　3）引流管护理：①术后早期，引流袋（瓶）高度与头部创腔保持一致，以保证创腔内一定的液体压力，避免脑组织移位。②手术48h后，引流袋（瓶）略放低，以引流液体，使脑组织膨出，避免局部积液、颅内压增高。③引流放置3～4天，血性脑脊液转清，即可拔管。
　（4）手术后并发症的观察和护理
　　1）★颅内出血：多发生在术后24～48h内，是颅脑手术后最危险的并发症。
　　2）癫痫：发作时保持呼吸道通畅，采取保护性措施，防止损伤。
　　3）尿崩症：垂体腺瘤等手术累及下丘脑影响抗利尿激素分泌所致。尿量每天超过4000ml，尿比重低于1.005。遵医嘱给予垂体后叶素治疗，记录液体出入量。

八、健康指导

1. 介绍后续治疗的必要性和方法，定期复查。
2. 指导康复训练，教会家属护理患者的方法。

要点回顾

1.颅内肿瘤首选的辅助检查和最常用的治疗方法是什么?

2.颅内肿瘤手术后患者应安置什么体位?

3.颅内肿瘤手术后最危险的并发症是什么?

●○ 模拟试题栏——识破命题思路，提升应试能力 ○●

一、专业实务

A₁型题

1.颅内压增高常见的病因是

　A.颅内肿瘤　　　　　B.脑震荡

　C.颅内容物体积增加　D.颅内血肿

　E.狭颅症

2.成人颅内压增高是指颅内压持续高于

　A.10mmH₂O　　　　　B.100mmH₂O

　C.200mmH₂O　　　　 D.100mmHg

　E.200mmHg

3.颅中窝骨折患者，宜采取的卧位是

　A.半坐卧位　　　　　B.侧卧位

　C.平卧位　　　　　　D.头低足高位

　E.患侧卧位

4.颅内压增高继发枕骨大孔疝，是由于

　A.颞叶钩回和海马回的移位

　B.小脑扁桃体的移位

　C.脑桥的移位

　D.脑干的移位

　E.大脑的移位

5.20%甘露醇的作用机制是

　A.扩张血管　　　　　B.扩血容量

　C.补充营养　　　　　D.利尿性脱水

　E.渗透性利尿

6.头皮血肿蔓延整个头顶，有波动感。考虑血肿部位在

　A.皮下血肿　　　　　B.骨膜下血肿

　C.帽状腱膜下血肿　　D.硬脑膜下血肿

　E.硬脑膜外血肿

7.脑肿瘤患者手术后留置脑室引流管，通常情况下每天引流量不超过

　A.200ml　　　B.300ml　　　C.400ml

　D.500ml　　　E.600ml

A₂型题

8.患者，女，40岁。交通事故致伤。患者意识清醒，恶心、呕吐，头顶部有直径约8cm血肿，急救处置不包括

　A.保持呼吸道通畅

　B.注意观察意识状态

　C.必要时给予脱水剂

　D.穿刺抽吸头皮下血肿

　E.监测血压、呼吸、脉搏

9.患者，男，45岁。进行性头痛1月余，晨起加重，伴视物模糊。为明确诊断，首选的辅助检查是

　A.B超　　　　　　　 B.颅脑CT

　C.X线摄片　　　　　 D.脑血管造影

　E.内分泌激素水平测定

10.患者，男，43岁。头部外伤1天，头痛、呕吐，出现颅内压增高。每天输液量控制在

　A.500～1000ml　　　B.1000～1500ml

　C.1500～2000ml　　 D.2000～2500ml

　E.2500～3000ml

11.患者，男，63岁。颅内占位性病变，头痛逐渐加重，行腰椎穿刺脑脊液检查后，突然呼吸停止，血压下降，双侧瞳孔直径2mm，逐渐散大。该患者可能出现的情况是

　A.脑卒中　　　　　　B.脑干缺血

　C.小脑幕切迹疝　　　D.枕骨大孔疝

　E.大脑镰下疝

12.患者，男，木棍击中头部1h，头皮血肿4cm×5cm，有波动感。抽出积血后，应给予

　A.药物外敷　　　　　B.热敷

　C.局部按摩　　　　　D.理疗

　E.加压包扎

13.患者，女，65岁，因"反复头痛，呕吐2个月"入院，诊断为脑星形细胞瘤，为降低颅内压，最佳的治疗方法是

　A.脱水治疗　　　　　B.脑脊液引流

　C.手术切除肿瘤　　　D.化疗

　E.冬眠低温疗法

14. 患者，男，46岁。颅脑外伤后第2天，颅内压增高。通过改善毛细血管通透性降低颅内压的治疗方法是
    A. 脱水治疗　　　　　B. 过度换气
    C. 激素治疗　　　　　D. 冬眠低温治疗
    E. 脑室穿刺外引流术

15. 患者，男，25岁。从3m高处坠下伤及头部，伤后昏迷40min，清醒后诉头痛并呕吐1次。入院后，患者出现颅内压增高，伴随其出现的生命体征应是
    A. 血压升高，脉搏缓慢，呼吸深慢
    B. 血压升高，脉搏加快，呼吸急促
    C. 血压下降，脉搏细速，呼吸急促
    D. 血压升高，脉搏加快，呼吸深慢
    E. 血压下降，脉搏缓慢，呼吸深慢

16. 患者，女，35岁。3m高处坠下伤及头部，出现脑脊液鼻漏，"熊猫眼"征，同时最易损伤的脑神经是
    A. 面神经　　　　　　B. 嗅神经
    C. 滑车神经　　　　　D. 动眼神经
    E. 听神经

17. 患者，男，45岁。进行性头痛伴喷射性呕吐，诊断为颅内原发性肿瘤，最常见的病理类型是
    A. 星形瘤　　　　　　B. 脑血管瘤
    C. 神经胶质瘤　　　　D. 母细胞瘤
    E. 腺瘤

18. 患者，男，25岁。头部受伤后意识不清约20min，醒来后诉头痛，对受伤经过不能回忆，查体无异常发现。患者最可能发生
    A. 脑挫裂伤　　　　　B. 硬脑膜外血肿
    C. 硬脑膜下血肿　　　D. 脑内血肿
    E. 脑震荡

19. 患者，男，19岁。因坠楼致颅脑损伤入院，病情危急，家属痛不欲生，坐地痛哭。以下沟通最恰当的是
    A. "请您冷静点，您的配合也会有助于对患者的抢救和治疗。"
    B. "请您不要哭了，这样会影响到其他患者的治疗和休息。"
    C. "您这样哭是没有用的，坚强一点，好不好？"
    D. "我们一定会想办法救他的，您着急也没用，快别哭了。"
    E. 任由家属发泄，不予过多理睬

A₃/A₄型题

（20～22题共用题干）

患者，女，32岁。从高处坠下，当即左侧鼻唇沟变浅，左外耳道流出淡血性液体，左耳听力下降，CT示颅内少量积气。

20. 该患者考虑发生了
    A. 颅前窝骨折　　　　B. 颅中窝骨折
    C. 颅后窝骨折　　　　D. 颅盖骨折
    E. 脑挫裂伤

21. 对诊断有重要意义的表现是
    A. 脑脊液漏　　　　　B. 听力与视力变化
    C. X线摄片　　　　　D. 局部皮肤瘀斑
    E. 头痛呕吐

22. 该类损伤属于
    A. 粉碎性骨折　　　　B. 凹陷性骨折
    C. 脑组织合并伤　　　D. 颅脑闭合性损伤
    E. 颅脑开放性损伤

（23～26题共用题干）

患者，女，40岁。车祸撞及头部后8h。入院时查体：呼唤能睁眼，说话语无伦次，针刺下肢能屈曲。

23. 计算该患者的GCS评分是
    A. 7分　　　　B. 8分　　　　C. 9分
    D. 10分　　　 E. 11分

24. 护士巡视发现患者剧烈头痛，呕吐，烦躁不安，护士对该患者家属进行健康教育，正确的是
    A. 多饮水，保持电解质平衡
    B. 稳定患者情绪，避免情绪剧烈波动
    C. 高压灌肠，缓解便秘
    D. 给予普通饮食，无须限制钠盐摄入
    E. 协助患者取端坐位，有利于颅内静脉回流

25. 患者躁动不安，护士为其采取的护理措施应除外
    A. 保持呼吸道通畅
    B. 配合腰穿、脑脊液检查
    C. 不强加约束，以免引起颅内压升高
    D. 发现并消除引起躁动的原因
    E. 剪指甲，防抓伤

26. 患者行侧脑室外引流以降低颅内压，引流管开口的位置在
    A. 高于侧脑室平面10～15cm
    B. 低于侧脑室平面15～30cm
    C. 高于侧脑室平面25～30cm
    D. 低于侧脑室平面30cm
    E. 与侧脑室平面平齐

（27～30题共用题干）

患者，男，40岁。从3m高处跌下，头部着地，当即昏迷约40min后清醒，2h后再度昏迷。检查：呼吸12次/分，脉搏60次/分，左侧瞳孔散大，右侧肢体活动障碍。被送来急诊。

27. 该患者最可能发生的情况是
　　A. 左侧硬脑膜外血肿
　　B. 右侧硬脑膜外血肿
　　C. 左侧硬脑膜下血肿
　　D. 右侧硬脑膜下血肿
　　E. 脑挫裂伤

28. 该疾病典型的表现是
　　A. 肢体功能障碍　　B. 中间清醒期
　　C. 逆行性遗忘　　　D. 库欣反应
　　E. 瞳孔大小不定

29. 首选的治疗原则是
　　A. 神经营养药物应用　B. 抗生素应用
　　C. 输液　　　　　　　D. 立即手术
　　E. 非手术治疗无效再手术

30. 出现下列哪种症状，提示可能合并了颅内血肿
　　A. 高热　　　　　　B. 呕吐
　　C. 心悸　　　　　　D. 胸闷
　　E. 失语

二、实践能力

A₁型题

31. 颅内肿瘤患者最常见的临床表现为
　　A. 感觉障碍　　　　B. 颅内压增高
　　C. 癫痫　　　　　　D. 运动障碍
　　E. 意识障碍

32. 颅内压增高最常见的症状是
　　A. 头痛　　　　　　B. 呕吐
　　C. 意识障碍　　　　D. 神经盘水肿
　　E. 视力减退

33. 枕骨大孔疝区别于小脑幕切迹疝的主要表现是
　　A. 生命体征改变　　B. 去大脑强直发作
　　C. 呼吸骤停出现早　D. 剧烈头痛
　　E. 意识障碍

34. 对颅脑损伤患者，最重要的观察项目是
　　A. 呼吸　　B. 血压　　C. 脉搏
　　D. 意识　　E. 瞳孔

35. 颅脑出血的体位
　　A. 平卧位　　　　　B. 头低足高位
　　C. 头高足低位　　　D. 中凹卧位
　　E. 侧卧位

36. 颅内血肿患者的瞳孔改变为
　　A. 一侧瞳孔散大　　B. 瞳孔等大等圆
　　C. 双侧瞳孔缩小　　D. 针尖样瞳孔
　　E. 瞳孔对光反应消失

37. 小脑幕切迹疝患者呼吸、脉搏的变化为
　　A. 呼吸不规则，脉搏不规则
　　B. 呼吸浅快，脉搏变慢
　　C. 呼吸深慢，脉搏不变
　　D. 呼吸浅慢，脉搏变快
　　E. 呼吸深快，脉搏变慢

38. 关于颅底骨折，下列哪项是错误的
　　A. 颅后窝骨折可出现Battle征
　　B. 颅中窝骨折可出现耳漏
　　C. 颅前窝骨折可出现"熊猫眼"征
　　D. 颅前窝骨折可出现鼻漏
　　E. 脑脊液漏若2周不自行停止，即应行手术修补

39. 如下图所示，容易早期形成呼吸骤停的脑疝部位是

　　A. ①　　　　B. ②　　　　C. ③
　　D. ④　　　　E. ⑤

A₂型题

40. 患者，女，35岁。颅脑损伤后，进行亚低温冬眠疗法，下列护理措施中错误的是
　　A. 用药前测量生命体征
　　B. 物理降温后用冬眠药物
　　C. 给患者留置导尿管
　　D. 肛温降至32～34℃为宜
　　E. 使用时间一般为2～3天

41. 患者，女，37岁。车祸伤及头部，检查发现右外耳道流出淡血性液体，右耳听力下降，CT示颅内积气，拟诊断为"颅中窝骨折"。伤后2天患者剧烈头痛、呕吐、厌食、反应迟钝、血压偏低、脉搏细弱。可能出现了
　　A. 低血糖　　　　　B. 颅内压增高
　　C. 颅内压过低　　　D. 颅内出血
　　E. 颅内感染

42. 患者，女，50岁。颅内压增高患者，床头抬高

15°～30°，主要目的是

A. 有利于改善心脏功能

B. 有利于颅内静脉回流

C. 有利于改善呼吸功能

D. 有利于鼻饲

E. 防止呕吐物误入呼吸道

43. 患者，男，57岁。头部外伤致颅内血肿、便秘，用力排便后，突然生命体征紊乱，呼吸微弱，考虑发生了枕骨大孔疝，首先应采取的措施是

A. 侧脑室穿刺脑脊液引流

B. 腰穿脑脊液引流

C. 快速输入脱水药物

D. 大剂量应用肾上腺皮质激素

E. 加压给氧

44. 患者，女，32岁。头部外伤后1天，喷射性呕吐，躁动，护理措施中错误的是

A. 保持呼吸道通畅　　B. 呕吐时头侧向一边

C. 便秘时低压灌肠　　D. 慎做腰椎穿刺

E. 头痛时注射吗啡

45. 患者，男，20岁。头皮裂伤，伤口无明显感染，清创缝合可延长至伤后

A. 6～8h　　　　B. 12h　　　　C. 24h

D. 48h　　　　E. 72h

46. 患者，男，56岁。颅内占位性病变，颅内压增高。可导致颅内压骤升的是

A. 保持安静　　　　B. 保持呼吸道通畅

C. 防止便秘　　　　D. 避免剧烈咳嗽

E. 日常行走

47. 患者，男，35岁。车祸后昏迷20min，送入急诊室。初步诊断为颅骨骨折，骨盆骨折。需做X线检查，护士护送患者时不妥的做法是

A. 选用平车运送

B. 护送时注意保暖

C. 护士站在患者头侧

D. 摄片时护士暂时离开摄片室

E. 运送途中暂时停止输液

48. 患者，男，53岁。头部外伤后昏迷2h，喷射性呕吐数次。呼吸10次/分，脉搏56次/分，血压160/80mmHg。考虑"脑挫裂伤"。为发现小脑幕切迹疝，应重点观察

A. 生命体征　　　　B. 瞳孔、肢体活动

C. 意识　　　　　　D. 头痛、呕吐

E. 尿量

49. 患者，男，35岁，车祸致头部受伤。具体情况和护

理措施如视频所示，对该患者的处理最重要的是

A. 第一步　　　　B. 第二步

C. 第三步　　　　D. 第四步

E. 第五步

50. 患者，女，29岁。车祸致重症颅脑外伤入院。护士对处于昏迷状态的患者评估后，目前患者主要的护理问题是

A. 皮肤完整性受损

B. 潜在并发症：颅内压增高

C. 清理呼吸道无效

D. 意识障碍

E. 有失用综合征的危险

51. 患者，男，42岁。头部外伤后致颅内血肿2天，颅内压增高。下述哪项瞳孔变化提示发生了小脑幕切迹疝

A. 双侧瞳孔散大　　B. 双侧瞳孔大小多变

C. 双侧瞳孔固定　　D. 一侧瞳孔先小后大

E. 一侧瞳孔伤后立即散大

52. 患者，女，28岁。前额及眼眶部被车撞伤，眼睑青肿，结膜下出血，鼻部不断流出血性液体，考虑是

A. 颧骨骨折　　　　B. 鼻骨骨折

C. 颅前窝骨折　　　D. 颅顶骨折

E. 面部挫伤

A_3/A_4型题

（53～55题共用题干）

患者，女，23岁。头部外伤后昏迷6h，曾呕吐3次。入院时测血压160/90mmHg，脉搏58次/分，呼吸12次/分。

53. 为降低颅内压，预防脑疝，首选的治疗药物是

A. 呋塞米20mg　　B. 地塞米松10mg

C. 白蛋白50g　　　D. 20%甘露醇250ml

E. 50%葡萄糖注射液100ml

54. 护士在给予20%甘露醇250ml静脉滴注时，正确的用法是

A. 15～30min内滴完

B. 30～60min内滴完

C. 60～90min内滴完

D. 每分钟不超过60滴

E. 速度快慢不影响疗效

55. 对该患者，不正确的护理措施是

A. 侧卧位，或头偏向一侧

B. 便秘时大量不保留灌肠

C. 密切观察病情变化

D. 呼吸不畅可行气管切开

E. 限制液体摄入量

（56～58题共用题干）

患者，男，20岁。不慎从高处跌下，头部着地，神志清。1h后有淡血性液体自鼻腔流出，左眼眶周围青紫，结膜下出血。诊断颅前窝骨折。

56. 对该患者，护理的重点内容是

A. 预防颅内血肿　　B. 降低颅内压力

C. 预防颅内感染　　D. 避免脑疝形成

E. 减少脑脊液外漏

57. 对该患者，护理措施错误的是

A. 床头抬高15°～30°

B. 禁擤鼻涕

C. 鼻腔冲洗消毒

D. 禁忌腰穿

E. 保持大便通畅

58. 诊断颅底骨折最可靠的临床表现是

A. 颅底骨质凹陷　　B. 皮下血肿

C. 头痛呕吐　　　　D. 脑脊液漏

E. 意识障碍

（59～62题共用题干）

患者，男，35岁。高空作业时不慎坠落，当即昏迷，约20min后清醒，主诉头痛、恶心，双侧瞳孔等大等圆，对光反射存在，肢体活动尚可。约2h后，患者再次昏迷，呼吸12次/分，脉搏56次/分，血压150/70mmHg，右侧瞳孔散大，对光反射消失，左侧肢体偏瘫，腱反射亢进，Babinski征阳性。

59. 该患者主要的病变是

A. 左侧硬脑膜下血肿、颅内压增高、脑疝

B. 右侧硬脑膜外血肿、颅内压增高、脑疝

C. 左侧硬脑膜外血肿、颅内压增高、脑疝

D. 右侧硬脑膜下血肿、颅内压增高、脑疝

E. 脑内血肿、颅内压增高、脑疝

60. 对该患者采取的最有效救治措施应是

A. 神经营养药物应用

B. 抗生素应用

C. 输液

D. 紧急手术

E. 非手术治疗无效再手术

61. 对该患者行手术清除血块，手术前后护理中，错误的措施是

A. 手术前2h内剃净头发，洗净头皮并消毒包扎

B. 手术后取患侧卧位

C. 搬动患者前后应观察呼吸、脉搏和血压变化

D. 引流管如阻塞，禁忌冲洗

E. 更换引流袋时，先夹住引流管，防止空气和脑脊液逆流

62. 护士巡视病房时，发现患者躁动不安，下述措施中不正确的是

A. 保持呼吸道通畅　　B. 拉起床栏

C. 肢体加强约束　　　D. 遵医嘱使用镇静剂

E. 防止舌咬伤

（陈燕珊）

第11章 颈部疾病患者的护理

第1节 甲状腺功能亢进患者的护理

一、概述 甲状腺功能亢进简称甲亢，是由于各种原因导致甲状腺素分泌过多而出现以全身代谢亢进为主要特征的临床综合征。

二、病因分类

1. 原发性甲亢 ★最常见，以20～40岁女性多见。腺体呈弥漫性肿大，常伴有眼球突出，故又称"突眼性甲状腺肿"。原发性甲亢的病因目前研究认为与自身免疫有关。

2. 继发性甲亢 较少见，年龄多在40岁以上，★指在结节性甲状腺肿基础上发生甲亢，容易发生心肌损害。

3. 高功能腺瘤 少见，腺体内有单个的自主性高功能结节。

三、临床表现 ★典型表现有高代谢症候群、甲状腺肿及突眼征三大主要症状（图11-1）。

1. 高代谢症候群
   - （1）多食、消瘦、怕热、多汗。
   - （2）性情急躁、易激动，双手细颤。
   - （3）★脉率快（常在100次/分以上，休息和睡眠时仍快）、脉压大。
   - （4）少数患者可出现停经、阳痿等。

2. 甲状腺肿大 原发性甲亢甲状腺呈弥散性，对称性肿大；继发性甲亢甲状腺呈不对称性肿大。

3. 突眼表现 原发性甲亢双侧眼球突出，眼裂增宽；继发性甲亢眼球突出不明显。

怕热多汗 易激动
失眠乏力 眼球突出
消瘦 甲状腺肿大
食欲亢进 心跳快

图11-1 甲亢的症状

四、辅助检查

1. 测定基础代谢率
   - （1）★基础代谢率%=（脉率+脉压）−111。
   - （2）★正常值为±10%，+20%～+30%为轻度甲亢，+30%～+60%为中度甲亢，+60%以上为重度甲亢。
   - （3）测定基础代谢率必须在清晨、清醒、静卧，空腹，室温保持在20～25℃，精神安宁时进行。

2. 甲状腺摄^{131}I率测定 正常甲状腺24h内摄取的^{131}I量为总入量的30%～40%，若2h内甲状腺摄^{131}I量超过25%，或24h内超过50%，且吸收^{131}I高峰提前出现，都可诊断为甲亢，但不反映甲亢严重程度。

3. 血清T_3、T_4含量测定 ★测定T_3对甲亢的诊断有较高的敏感性，甲亢患者血清T_3、T_4增高。

五、治疗要点 ★手术为目前治疗中度以上甲亢最常用而有效的方法，手术方式为甲状腺大部切除术。

1. 手术适应证
   - （1）继发性甲亢或高功能腺瘤。
   - （2）中度以上的原发性甲亢。
   - （3）腺体较大，伴有压迫症状，或胸骨后甲状腺肿等类型的甲亢。
   - （4）抗甲状腺药物治疗后复发者或长期坚持用药有困难者。

2. 手术禁忌证 {
（1）★青少年患者。
（2）症状较轻者。
（3）老年患者或有严重器质性疾病不能耐受手术治疗者。
}

3. ★术前准备后可以手术指征　患者情绪稳定，睡眠良好，体重增加，脉率＜90次/分，脉压恢复正常，基础代谢率＜+20%。

六、护理诊断/问题

{
1. 营养失调：低于机体需要量　与机体高代谢有关。
2. 自我形象紊乱　与突眼或甲状腺肿大引起的身体外观改变有关。
3. 潜在并发症　甲状腺危象。
}

七、护理措施

1. 一般护理　鼓励患者术前进食高热量、高蛋白和富含维生素的食物；忌食海带、紫菜、海产品等含碘丰富的食物，忌用对中枢神经有兴奋作用的浓茶、咖啡等刺激性饮料，戒烟、酒，勿进食富含纤维的食物以免增加肠蠕动而导致腹泻。术前应避免患者情绪激动，术前让患者多做头低肩高体位的练习。

2. 术前药物准备 {
（1）碘剂准备 {
1）常用药物：★复方碘化钾溶液。
2）服用方法：①滴入水杯内送服，或在用餐时滴在饼干或面包上同服。②每天3次，每次3滴开始，逐日每次增加1滴至每次16滴，维持此剂量至手术。
3）碘剂的作用：①★抑制甲状腺素的释放。②★使腺体缩小变硬。
4）★不准备手术治疗的甲亢患者不宜服用碘剂。原因是碘剂仅抑制甲状腺素的释放，一旦停服，甲亢症状会复发甚至更严重。术前不要使用阿托品。
}
（2）硫脲类药物准备：先用硫脲类药物，待甲亢症状得到基本控制后停药，改服2周碘剂，再行手术。
}

3. 术后护理 {
（1）血压平稳后，★取高半卧位，减少伤口局部渗血。
（2）病情观察：密切监测患者生命体征的变化，观察伤口渗血、引流液、发音、有无呛咳或误咽等情况。
（3）饮食：先给凉或微温流质饮食，逐步过渡到半流质饮食和软食。
（4）★术后用药：患者术后继续服用复方碘化钾溶液，每天3次，每次16滴开始，逐日每次减少1滴至每次3滴停止。
（5）主要并发症的预防与护理 {
1）术后呼吸困难和窒息：①★多发生于术后48h内，是最危急的并发症。②常见原因：切口内出血压迫气管、喉头水肿、气管塌陷、双侧喉返神经损伤。③护理：术后患者床旁应常规放置气管切开包和无菌手套；发现上述情况时，如系★切口内出血所致，则立即拆除缝线，迅速清除血肿，结扎出血的血管；若呼吸仍无改善则立即行气管切开；对喉头水肿者立即应用大剂量激素。
2）喉返神经损伤：★①单侧喉返神经损伤，多引起声音嘶哑。②双侧喉返神经损伤可导致失声、呼吸困难，甚至窒息，多需立即作气管切开。

锦囊妙"记"　**喉返神经损伤的表现**
一侧声嘶，双侧失声、呼吸困难。
喉上神经损伤的表现：外运动内感觉。

3）喉上神经损伤：①外支损伤，引起声带松弛，★声调降低。②内支损伤，因咽喉部黏膜感觉功能丧失而引起★误咽或呛咳。
4）手足抽搐：①原因：由于手术时★误伤甲状旁腺所致。②护理：饮食：适当★限制肉类、乳品和蛋类等含磷较高的食物，以免影响钙的吸收。★补钙：抽搐发作时，立即静脉注射10%葡萄糖酸钙或氯化钙10～20ml。
}
}

3. 术后护理
（5）主要并发症的预防与护理

5）甲状腺危象：①★多发生于术后12～36h。②常见原因：★术前准备不充分，甲亢症状未能很好控制，手术创伤致甲状腺素过量释放；长期甲亢使肾上腺皮质功能减退。③主要表现：高热（＞39℃）、脉细速（＞120次/分）、大汗、烦躁不安、谵妄，甚至昏迷，常伴有呕吐、腹泻。处理不及时或不当可迅速发展至昏迷、虚脱、休克，甚至死亡。④护理：遵医嘱使用碘剂、β受体阻断剂等药物治疗；采用降温、吸氧、镇静等护理措施。

第2节 甲状腺肿瘤患者的护理

一、概述 甲状腺肿瘤分为良性和恶性两大类。最常见的良性肿瘤是甲状腺腺瘤，最常见的恶性肿瘤是甲状腺癌。

二、病因病理

1. 甲状腺腺瘤 多见于40岁以下的妇女。
2. 甲状腺癌 多认为与放射线和地方性甲状腺肿有关，女性发病率高于男性。除髓样癌外，绝大多数甲状腺癌★起源于滤泡上皮，其病理类型及特点为：①乳头状癌，最常见，恶性程度低，生长缓慢，预后较好。②滤泡状癌，多见于50岁左右的女性，中度恶性，发展较快，预后较乳头状癌差。③未分化癌，占5%～10%，多见于70岁左右的老年人。属高度恶性，预后很差。④髓样癌：仅占7%，★常有家族史，来源于滤泡旁细胞，可分泌降钙素，恶性程度中等，预后比未分化癌好。

三、临床表现

1. 甲状腺腺瘤 颈部出现圆形或椭圆形结节，单发，表面光滑、稍硬，无压痛，边界清楚，随吞咽上下移动，瘤体生长缓慢。
2. 甲状腺癌 早期多无明显症状。后期出现肿块逐渐增大、质硬、表面高低不平、吞咽时肿块移动度小。晚期可压迫喉返神经、气管或食管而出现声音嘶哑、呼吸困难或吞咽困难。压迫颈交感神经节可引起霍纳综合征（Horner综合征）。

四、辅助检查

1. B超检查 测定甲状腺大小，探测结节位置、大小、数目及其与邻近组织的关系。
2. 放射性^{131}I扫描 甲状腺腺瘤多呈温结节。甲状腺癌多呈冷结节，边缘一般较模糊。
3. X线检查 观察有无转移病灶和气管受压。
4. 细针穿刺细胞学检查 检查准确率达80%以上。

五、治疗原则 早期手术治疗。甲状腺癌患者辅助内分泌和放射治疗。

六、护理诊断/问题

1. 恐惧 与肿块性质有关。
2. 疼痛 与手术有关。
3. 清理呼吸道无效 与局部手术损伤、分泌物增多及切口疼痛有关。
4. 潜在并发症 切口出血、甲状腺功能低下等。

七、护理措施 护理措施参见甲状腺功能亢进部分。

八、健康指导

1. 功能锻炼 颈淋巴结清扫者，在切口愈合后开始肩关节和颈部的锻炼，并保持患侧上肢高于健侧的体位，以防肩下垂，功能锻炼持续至出院后3个月。
2. 后续治疗 甲状腺全切除者，嘱患者遵医嘱长期服用甲状腺素制剂。

要点回顾

1. 甲状腺功能亢进患者的临床表现有哪些？如何判断甲状腺功能亢进患者的严重程度？
2. 如何做好甲状腺大部分切除术术前药物准备？手术的指征是什么？
3. 甲状腺大部分切除术后呼吸困难和窒息的常见原因是什么？如何处理？
4. 甲状腺大部分切除术后发生手足抽搐的原因是什么？如何处理？
5. 甲状腺危象的常见原因是什么？有哪些临床表现？护理措施有哪些？

●○ 模拟试题栏——识破命题思路，提升应试能力 ○●

一、专业实务

A₁型题

1. 用于判断甲亢病情严重程度和治疗效果的重要标志是
   - A. 突眼程度
   - B. 脉率、脉压大小
   - C. 甲状腺大小
   - D. 情绪是否稳定
   - E. 体重是否增加

2. 甲状腺功能亢进患者最具特征性的心血管体征是
   - A. 睡觉时心率仍快
   - B. 心律失常
   - C. 脉压增大
   - D. 水冲脉
   - E. 毛细血管搏动征

3. 甲状腺次全切除术后呼吸困难和窒息的常见原因不包括
   - A. 喉头水肿
   - B. 出血
   - C. 气管塌陷
   - D. 痰液堵塞
   - E. 双侧喉上神经损伤

4. 出现如下图所示的原发性甲亢，下列叙述正确的是

   - A. 先有甲状腺肿大，再出现甲亢症状
   - B. 又称突眼性甲状腺肿
   - C. 原发性甲亢较继发性甲亢少见
   - D. 发病年龄多在 60 岁以上
   - E. 容易发生心肌损害

5. 符合甲状腺功能亢进高代谢综合征的表现是
   - A. 神经过敏、失眠
   - B. 心动过速、收缩压增高
   - C. 肠蠕动增快、腹泻
   - D. 甲状腺弥漫性肿大
   - E. 怕热、多汗、食欲亢进

6. 在下列甲状腺癌中，最常见的是
   - A. 乳头状腺癌
   - B. 髓样癌
   - C. 未分化癌
   - D. 滤泡性腺癌
   - E. 小细胞癌

7. 甲状腺大部切除术后，进流质时出现呛咳，发音低沉，但不嘶哑，可能是
   - A. 喉头水肿
   - B. 喉上神经外侧支损伤
   - C. 喉上神经内侧支损伤
   - D. 喉上神经内、外侧支损伤
   - E. 双侧喉返神经损伤

8. 原发性甲亢属于
   - A. 自身免疫性疾病
   - B. 代谢性疾病
   - C. 遗传性疾病
   - D. 先天性疾病
   - E. 内分泌失调性疾病

A₂型题

9. 患者，女，35 岁。甲状腺肿大、突眼、心慌、失眠，心率 100 次/分，血压 140/90mmHg，诊断为甲状腺功能亢进，术前服用碘剂的目的是
   - A. 抑制甲状腺素合成
   - B. 减少甲状腺素的贮存
   - C. 增加甲状腺球蛋白分解
   - D. 减少甲状腺血流，使其变小变硬
   - E. 防止缺碘

10. 患者，女，30 岁。怕热、消瘦 1 月余。查体如视频中所示，考虑该患者是哪种疾病
    - A. 单纯性甲状腺肿
    - B. 甲状腺高功能腺瘤
    - C. 甲状腺癌
    - D. 甲状腺功能亢进
    - E. 甲状腺结核

11. 患者，女，30 岁。甲状腺大部切除术后回病房，清醒，护士询问病情，发现患者说话声音嘶哑，最可能的原因是

A. 碘迟缓反应

B. 甲状腺危象先兆

C. 喉上神经内支损伤

D. 喉返神经损伤

E. 血钙降低

12. 患者，女，40岁。诊断为原发性甲亢，清晨未起床前测其脉率115次/分，血压137/75mmHg，估计该患者甲亢的程度为

A. 轻度 　　　　　B. 中度

C. 重度 　　　　　D. 不能明确

E. 特重度

13. 患者，男，69岁，颈部无痛性肿块半年。肿块约杏核大小，质硬，表面不光滑，随吞咽上下移动。^{131}I扫描为冷结节。考虑疾病是

A. 结节性甲状腺肿　B. 甲状腺腺瘤

C. 甲状腺癌 　　　　D. 颈部恶性淋巴瘤

E. 颈淋巴结结核

14. 患者，男，42岁。患甲状腺功能亢进，行甲状腺大部分切除术后第1天，出现烦躁、谵妄、高热（39.5℃），脉搏130次/分，并有呕吐和腹泻。可能并发了

A. 甲状腺危象 　　B. 喉返神经损伤

C. 喉上神经损伤　　D. 窒息

E. 甲状旁腺损伤

15. 患者，女，30岁。因疲乏无力、怕热多汗、体重减轻，爱发脾气，诊断为甲状腺功能亢进。护士为其进行饮食指导时，应告诉患者避免食用

A. 高热量、高蛋白食物

B. 含碘丰富的食物

C. 低纤维素食物

D. 富含钾、钙的食物

E. 豆腐、豆浆等豆制品

A_3/A_4型题

（16～18题共用题干）

患者，女，35岁，原发性甲状腺功能亢进。入院后在清晨起床前测得脉率110次/分，血压140/80mmHg，拟在服用复方碘化钾溶液等术前准备后择期行甲状腺大部分切除术。

16. 按简便公式计算，该患者的基础代谢率为

A. 50%　　　B. 49%　　　C. 39%

D. 70%　　　E. 59%

17. 术前服用碘剂的作用是

A. 抑制甲状腺合成

B. 对抗甲状腺素

C. 促进甲状腺素合成

D. 抑制甲状腺素释放

E. 减少促甲状腺激素分泌

18. 该患者经药物治疗后，未达到手术标准的指标有

A. 情绪稳定，睡眠好转

B. BMR小于+20%

C. 脉率大于100次/分

D. 体重增加

E. 甲状腺腺体变小变硬

（19～21题共用题干）

患者，女，30岁。颈部增粗，伴食欲亢进、消瘦、手颤、怕热、多汗半年，以原发性甲亢收入院。查体：眼球突出，眼裂增大，甲状腺弥漫性肿大、质软，可触及震颤，闻及血管杂音。血压140/90mmHg，脉搏120次/分，经使用抗甲亢药物后，病情控制，准备手术治疗。

19. 该患者常用的术前准备的药物是

A. 阿托品 　　　　B. 普萘洛尔

C. 复方碘化钾　　D. 钙剂

E. 甲状腺片

20. 该药物的服药方法是

A. 每天3次，从3滴开始，逐日增加1滴至16滴维持

B. 每天2次，从10滴开始，逐日增加1滴至20滴

C. 每天15滴开始，每日2次，逐日减少至5滴维持

D. 从15滴开始，每天2次，逐日减少至3滴维持

E. 每天2次，从5滴开始，逐日增加1滴至15滴维持

21. 经过充分术前准备，患者行甲状腺大部切除术，术后护理措施错误的是

A. 观察生命体征

B. 注意颈部肿胀

C. 观察发音和进食情况

D. 取半卧位

E. 遵医嘱服甲状腺素并每天检查血常规

二、实践能力

A_1型题

22. 甲状腺功能亢进周期性麻痹患者首要护理措施是

A. 注意安全 　　　B. 低糖饮食

C. 卧床休息 　　　D. 避免情绪紧张

E. 执行补钾医嘱

23. 甲状腺手术患者术前应练习的体位是

A. 半卧位 　　　　B. 仰卧位

C. 头颈过伸位 　　D. 侧卧位

E. 去枕平卧位

24. 误切甲状旁腺后，饮食应限制
　　A. 肉蛋类　　　　　　B. 钙盐
　　C. 脂肪　　　　　　　D. 碳水化合物
　　E. 维生素

25. 下列选项中不宜施行甲状腺大部切除术的是
　　A. 中度原发性甲亢并发心律不齐
　　B. 继发性甲亢
　　C. 甲亢有气管压迫症状
　　D. 青少年甲亢
　　E. 妊娠早期甲亢

26. 对甲状腺功能亢进术后护理的叙述，不正确的是
　　A. 患者清醒，血压平稳给予半卧位
　　B. 密切注意切口渗血
　　C. 鼓励患者咳痰
　　D. 定时测体温、血压、脉搏、呼吸
　　E. 停服卢戈液

A$_2$型题

27. 患者，女，30岁。因甲亢住院行手术治疗。术后第一天患者出现声音轻微嘶哑，表现焦虑。为了减轻不适感，正确的健康教育是告知患者
　　A. 轻微嘶哑是暂时的
　　B. 减少饮水量
　　C. 热敷局部
　　D. 半卧位
　　E. 及早练习发音

28. 患者，女，32岁。患甲状腺功能亢进。医嘱行基础代谢率测定，测定时间宜在
　　A. 下午6点，餐后和静卧
　　B. 清晨空腹和静卧
　　C. 下午4点，静卧
　　D. 午间12点，餐后和静卧
　　E. 下午2点，静卧

29. 患者，女，41岁。甲状腺大部分切除术后30h出现进行性呼吸困难，口唇发绀，颈部增粗，最先考虑的是
　　A. 喉头水肿　　　　　B. 气管塌陷
　　C. 痰液堵塞气道　　　D. 切口内血肿形成
　　E. 双侧喉返神经损伤

30. 患者，女，36岁。行甲状腺大部切除手术后如并发甲状腺危象，下面不符合表现的是
　　A. 高热（＞39℃）
　　B. 脉快而弱（＞120次/分）
　　C. 嗜睡

D. 烦躁不安、谵妄
E. 呕吐、腹泻

31. 患者，男，36岁。甲状腺大部分切除术后出现饮水呛咳，发音时音调无明显改变，可能的原因是
　　A. 气管塌陷
　　B. 伤口内出血
　　C. 单侧喉返神经损伤
　　D. 喉上神经内侧支损伤
　　E. 喉上神经外侧支损伤

32. 患者，男，37岁。患原发性甲状腺功能亢进2年，经内科规则治疗无效，拟手术治疗而收入院。查体：眼球突出，甲状腺弥漫性肿大，甲状腺质软并可触及震颤，可闻及血管杂音。测其基础代谢率为+55%。针对上述情况，护士应告诉患者饮食中应限制
　　A. 绿叶蔬菜　　　　　B. 肉类
　　C. 豆制品　　　　　　D. 钙剂
　　E. 海产品

33. 患者，女，30岁。甲状腺大部切除术后第2天，出现面肌和手足持续性痉挛，伴疼痛，持续时间10～15min不等，护士应备好
　　A. 苯巴比妥　　　　　B. 氯化钾
　　C. 碘化钠　　　　　　D. 碳酸氢钠
　　E. 氯化钙

A$_3$/A$_4$型题

（34～35题共用题干）

患者，女，52岁，因结节性甲状腺肿接受了甲状腺大部切除术。术中顺利，术后安返病房。

34. 在术后48h内，护士最主要的观察内容是
　　A. 呼吸　　　　　　　B. 脉搏
　　C. 体温　　　　　　　D. 血压
　　E. 伤口愈合情况

35. 护士指导该患者在术后当天进温凉流食的目的是
　　A. 促进排便　　　　　B. 增进食欲
　　C. 观察有无呛咳　　　D. 预防甲状腺危象
　　E. 避免颈部血管扩张出血

（36～37题共用题干）

患者，女，35岁。因甲亢入院，准备行甲状腺大部分切除术。T 36.5℃，P 104次/分，R 18次/分，BP 120/75mmHg。

36. 为了预防并发症，必须在其床边准备的是
　　A. 吸氧管　　　　　　B. 吸痰管
　　C. 接呕吐物的弯盘　　D. 体温计
　　E. 拆线缝合包和气管切开包

37. 该患者术前药物准备不正确的是
    A. 普萘洛尔应在术前1~2h服用一次
    B. 碘剂可滴到小块面包或馒头上让患者咽下
    C. 碘剂的用法是每次3~5滴开始，每天3次，逐日逐次增加1滴，到16滴时维持
    D. 若不准备手术不宜服用碘剂
    E. 术前给予阿托品，以减少呼吸道分泌物

（38~41题共用题干）

患者，男，32岁。甲状腺大部分切除术后，出现进行性呼吸困难，烦躁不安，发绀。体检发现颈部增粗，切口有血性液体渗出。

38. 引起该并发症的原因是
    A. 气管塌陷
    B. 痰液阻塞
    C. 双侧喉返神经损伤
    D. 切口内血肿压迫
    E. 喉头水肿

39. 该并发症多发生在术后
    A. 48h内   B. 72h内   C. 96h内
    D. 1周以内   E. 24h内

40. 发生上述并发症后，首选的处理措施是
    A. 气管插管   B. 吸氧
    C. 压迫止血   D. 气管切开
    E. 拆除切口缝线，敞开伤口，去除血块

41. 该患者行甲状腺大部分切除术后宜采取的体位为

    A. 自由体位   B. 侧卧位
    C. 平卧位   D. 俯卧位
    E. 高坡卧位

（42~44题共用题干）

患者，女，38岁诊断为巨大结节性甲状腺肿，在颈丛麻痹下行一侧甲状腺全切、一侧甲状腺次全切除术，术后第二天突然发生手足维持性痉挛。

42. 此时首要处理原则为
    A. 检查引流管通畅与否
    B. 立即静脉注射10%氯化钙20ml
    C. 立即喉镜检查
    D. 气管切开
    E. 拆除颈部伤口缝线，检查有无积血

43. 进一步的检查是
    A. 查血清T_3和T_4
    B. 查肝功能
    C. 查血清钙、磷浓度
    D. 查血气分析
    E. 查血糖

44. 发生手足持续性痉挛的可能原因为
    A. 甲状旁腺被误切或误伤
    B. 喉头水肿
    C. 气管塌陷
    D. 双侧喉返神经损伤
    E. 切口内出血压迫气管

（刘鸿业）

第12章　乳房疾病患者的护理

第1节　急性乳腺炎的护理

一、概述　急性乳腺炎是乳腺的急性化脓性感染，★常发生在产后3～4周哺乳期的初产妇。

二、病因

1. 乳汁淤积　★是最主要的原因。
2. 细菌入侵　细菌主要从乳头破损或皲裂处入侵后，沿淋巴管蔓延至乳腺组织。致病菌主要为★金黄色葡萄球菌。

三、临床表现

1. 局部表现　★早期患侧乳房局部红、肿、热、痛，并有压痛性肿块。脓肿形成可触及波动感。可伴有患侧腋窝淋巴结肿大和触痛。
2. 全身表现　患者可有寒战、高热和脉搏加快、乏力及食欲缺乏等。

四、辅助检查

1. 血常规　白细胞计数及中性粒细胞比例升高。
2. ★脓肿形成后，穿刺抽出脓液可确诊。

五、治疗要点　治疗原则：患乳停止哺乳，排空乳汁，控制感染；脓肿形成后切开排脓。

1. 脓肿形成以前　非手术治疗（局部热敷、理疗、抗生素应用等）。

2. 脓肿形成以后　★及时切开引流。
   - （1）乳房内脓肿：★放射状切口，以免切断乳管引起乳瘘。
   - （2）乳房深部或乳房后脓肿：乳房下缘弧形切口。
   - （3）乳晕下脓肿：乳晕下缘做弧形切口。

六、护理诊断/问题

1. 急性疼痛　与乳房炎症、肿胀、乳汁淤积，以及切开引流的伤口有关。
2. 体温过高　与乳腺炎症反应有关。

七、护理措施

1. ★患乳暂停哺乳　定时吸空乳汁，防止乳汁淤积，若感染严重或并发乳瘘可断奶。
2. 促进局部血液循环　局部热敷、理疗等。
3. 控制感染　遵医嘱合理使用抗生素。
4. 切口护理　脓肿切开后，及时换药，保持引流通畅。
5. 对症处理　高热者予以物理降温，必要时应用解热镇痛药物。

八、健康教育

1. 指导产妇正确哺乳　★尽量排空乳汁，避免乳汁淤积，婴儿不含乳头睡觉。
2. 保持乳头清洁　哺乳前后用清水清洁乳头，但不可使用酒精擦拭。
3. 纠正乳头内陷
4. 处理乳头破损　有乳头或乳晕破损者，暂停哺乳，待痊愈后再哺乳。

第2节　乳腺癌患者的护理

一、概述　乳腺癌是女性最常见恶性肿瘤之一，多见于40～60岁女性。

二、病因　病因不明，其发病与★雌酮和雌二醇有关，易感因素有：

1. 乳腺癌家族史。
2. 月经初潮早于12岁、绝经期迟于52岁、未孕或未哺乳。
3. 部分乳房良性疾病，如乳腺小叶上皮高度增生或不典型增生。
4. 营养过剩、肥胖、高脂饮食可增加发病机会。
5. 环境因素和生活方式。

三、病理生理　乳腺癌最多见的病理类型是浸润性非特殊癌，转移途径以★淋巴转移为主，最先转移到患侧腋窝淋巴结。远处血行转移依次为★肺、骨、肝。

四、临床表现

1. **乳房肿块**　★最常见的早期表现，表现为无痛性、单发、质硬、表面不平、边界不清的小肿块，好发于乳房外上象限，常为患者无意中发现。

2. **★乳房外形改变**
   - （1）★酒窝征——癌肿侵及Cooper韧带。
   - （2）乳头牵向癌肿方向：癌肿侵及乳管使之收缩。
   - （3）乳头内陷：乳头深部癌块侵及乳管使之收缩。
   - （4）★皮肤"橘皮样"变：皮内和皮下淋巴管被癌细胞阻塞。
   - （5）菜花征：肿瘤侵及皮肤后，引起皮肤溃烂。
   - （6）卫星结节：癌细胞侵入大片皮肤，原发肿瘤周围呈卫星结节。

图 12-1　乳腺癌的典型特征

3. **乳头溢液**　少数乳腺癌患者可出现乳头溢液，可呈血性或浆液性（图12-1）。

4. **转移征象**
   - （1）同侧腋窝淋巴结肿大，如腋窝淋巴结完全被癌细胞堵塞可出现患侧上肢水肿。
   - （2）有肺、骨、肝转移时可出现相应症状。

5. **特殊类型的乳腺癌**
   - （1）炎性乳腺癌：局部呈乳腺炎样表现，多见于年青女性，发展快，预后差。
   - （2）乳头湿疹样乳腺癌：乳头呈湿疹样变化，恶性低，发展慢。

6. **TNM分期**
   - （1）T表示原发癌肿　可分为T_1：癌瘤直径$\leq$2cm；T_2：癌瘤直径>2cm，且$\leq$5cm；T_3：癌瘤直径>5cm；T_4：大小不计，但侵犯胸壁和皮肤，含炎性乳腺癌。
   - （2）N表示区域淋巴结　可分为N_0：同侧腋窝无肿大淋巴结；N_1：同侧腋窝有肿大淋巴结，可推动；N_2：同侧腋窝淋巴结彼此融合或与周围组织粘连；N_3：有同侧锁骨上淋巴结转移，同侧胸骨旁淋巴结转移。
   - （3）M表示远处转移　可分为M_0：无远处转移；M_1：有远处转移。
   - 根据以上组合分为：0期：$TisN_0M_0$
     - Ⅰ期：$T_1N_0M_0$
     - Ⅱ期：$T_{0\sim1}N_1M_0$、$T_2N_{0\sim1}M_0$、$T_3N_0M_0$
     - Ⅲ期：$T_{0\sim2}N_2M_0$、$T_3N_{1\sim2}M_0$、T_4任何NM_0、任何TN_3M_0
     - Ⅳ期：包括M_1的任何TN

五、辅助检查

1. **钼靶X线检查**　★早期诊断首选方法，可用于乳腺癌的普查。
2. **B超**　可判断乳房肿块的层次结构。用于鉴别囊性或实质肿块。
3. **磁共振检查**　可应用于乳腺癌的早期诊断。
4. **病理学检查**　★有确诊价值。

六、治疗要点　★以根治性手术治疗为首选，辅以化疗、放疗、内分泌治疗（适合于雌激素受体含量高者，常用他莫昔芬）等综合治疗。但已有远处转移、全身情况差、不能耐受手术者宜采用保守治疗。

七、护理诊断/问题

1. 躯体活动障碍　与疼痛、手术因素有关。
2. 潜在并发症　★皮瓣下积液、皮瓣坏死、感染、患侧上肢肿胀等。
3. 自我形象紊乱　与乳房外形改变、伤口瘢痕形成、化疗后脱发等有关。
4. 知识缺乏　缺乏有关术后肢体功能锻炼的知识。

八、护理措施

（一）术前护理　术前做好心理护理，★对于妊娠或哺乳期的患者，应及时终止妊娠或断奶；做好术前各项检查及准备。

（二）术后护理

1. 一般护理　术后血压平稳后可取半卧位，有利于呼吸和引流；术后6h无恶心、呕吐等反应可正常饮食。

2. 病情观察
（1）注意呼吸、血压、伤口渗血及负压吸引的情况。
（2）★观察患肢的血液循环，如有发绀、肿胀、皮温低、麻木、远端动脉搏动减弱等，应协助医生及时调整绷带松紧度。
（3）对行扩大根治术的患者应注意有无呼吸困难、气胸。
（4）观察皮瓣颜色，有无皮下积液。

3. 治疗配合
（1）手术部位用★弹性绷带加压包扎，时间为7～10天，松紧度适宜，防止皮瓣滑动。
（2）负压引流管护理：妥善固定；保证引流通畅和有效的负压吸引；观察引流液量和性质，并记录，注意有无出血；每天更换引流瓶；一般术后1～2天每天引流量为50～200ml，以后逐日减少。术后4～5天，引流液呈淡黄色，量少于10～15ml，皮下无积液可拔管。
（3）患侧上肢肿胀的护理：★主要由患侧腋窝淋巴结切除后上肢淋巴回流不畅所致。护理措施包括：①不在患肢量血压、注射及抽血。②平卧时用软枕抬高患侧上肢。③按摩患侧上肢或进行握拳、屈、伸肘运动，以促进淋巴回流。

4. 功能锻炼　乳腺癌根治术后，为避免影响伤口皮瓣的愈合，通常术后先活动手、腕等关节，★1～2周后再行肩关节的功能锻炼。

> **锦囊妙"记"**　　　　　　**乳腺癌术后功能锻炼**
> 一手（术后1天）三肘（术后3天）一周肩，功能锻炼往上走，直到举手高过头。

5. 化疗、放疗的护理　参考肿瘤章节相关内容。

九、健康教育

1. 患侧肢体的功能锻炼，避免提过重物品。
2. ★术后5年内避免妊娠，避免复发。
3. 术后乳房定期检查及复查，每月作一次乳房自我检查，是早期发现乳腺癌及发现复发最好的方法，★检查宜在月经周期的7～10天。
4. 遵医嘱坚持化疗与放疗。
5. 义乳或假体是改善患者自我形象的方法，出院时可佩戴无重量的义乳，根治术后3个月行乳房再造术。

第3节　其他常见乳房良性肿块患者的护理

一、乳腺囊性增生病

（一）概述　乳腺囊性增生病是乳腺导管和腺泡上皮增生形成囊肿为特征的乳腺组织性增生。多发于中年妇女，少数患者会恶变。

（二）病因　本病与内分泌失调密切相关，主要为黄体素分泌减少而雌激素增加。

（三）临床表现　★一侧或双侧乳房胀痛和肿块是本病的主要表现。

1. 周期性乳房胀痛　月经前胀痛加重，月经后减轻。
2. 肿块　一侧或两侧乳腺有弥漫性增厚，肿块呈结节状或片状，大小不一，质韧，与周围组织分界不清。
3. 病程长，发展慢，少数可能恶变。

（四）护理措施　本病以对症治疗为主，有恶变征象时需及早手术。

1. 心理护理　消除患者忧虑，保持心情舒畅。
2. 托起乳房　佩戴较宽松的乳罩，避免用过紧的乳罩压迫乳房。
3. 中药调理　遵医嘱使用逍遥散等。
4. 定期检查　定期乳房自查，定期到医院复查。

二、乳腺纤维腺瘤

（一）概述　乳腺纤维腺瘤是女性★最常见的乳房良性肿瘤，高发年龄是20～25岁。

（二）病因　发病原因与小叶内纤维细胞对雌激素的敏感性异常增高有关。

（三）临床表现　★主要为乳房肿块，好发于外上象限，多为单发，质韧，表现平滑，生长缓慢。

（四）护理要点　★手术切除是唯一有效的治疗方法。

1. 做好相关术前准备。
2. 术后标本常规做活组织病理检查。
3. 做好切口的护理。

要点回顾

1. 引起急性乳腺炎的病因主要有哪些？
2. 急性乳腺炎主要临床表现有哪些？
3. 乳腺囊性增生病的主要临床表现有哪些？
4. 乳腺纤维腺瘤有哪些表现，应如何处理？
5. 乳腺癌主要的局部临床表现有哪些？
6. 乳腺癌根治术后，如何预防皮瓣下积液积血？

●○ 模拟试题栏——识破命题思路，提升应试能力 ○●

一、专业实务

A型题

1. 急性乳腺炎最常见于
   A. 妊娠期妇女　　　　B. 哺乳期多产妇
   C. 哺乳期初产妇　　　D. 妊娠期多产妇
   E. 初产妇妊娠期

2. 乳腺癌的高发年龄段是
   A. 30～45岁　　　　B. 40～60岁
   C. 60～70岁　　　　D. 45～50岁
   E. 55～65岁

3. 乳腺癌患者局部皮肤出现"酒窝征"的原因是
   A. 皮肤与肿瘤粘连　　B. 肿物牵拉
   C. 并发炎症　　　　　D. 癌肿侵及乳房悬韧带
   E. 癌细胞堵塞表浅淋巴管

4. 当乳房皮内、皮下淋巴管被癌细胞阻塞时，患者乳房可出现
   A. 乳房溃烂　　　　　B. 炎性表现
   C. 乳头凹陷　　　　　D. 皮肤橘皮样改变
   E. 局部皮肤凹陷

5. 以下提示晚期乳腺癌表现的是
   A. 乳头血性溢液
   B. 酒窝征
   C. 锁骨上淋巴结肿大融合
   D. 橘皮样改变
   E. 乳头内陷

6. 外上象限的乳腺癌，通常最早转移的部位是
   A. 肺　　　　　　　　B. 肝
   C. 同侧腋窝淋巴结

D. 锁骨下淋巴结

E. 骨

7. 乳腺癌最常见的早期表现是

  A. 乳头凹陷

  B. 橘皮样改变

  C. 两侧乳头位置不对称

  D. 酒窝征

  E. 单发无痛性肿块

8. 乳腺癌最常发生的部位是

  A. 乳头及乳晕区   B. 乳房外上象限

  C. 乳房外下象限   D. 乳房内上象限

  E. 乳房内下象限

9. 下列乳腺疾病中，其发病因素与激素无关的疾病是

  A. 乳腺癌   B. 急性乳腺炎

  C. 乳房囊性增生病   D. 乳房纤维腺瘤

  E. 炎性乳腺癌

A_2 型题

10. 患者，女，56岁。右乳外上象限有直径4cm的乳腺癌肿块，与皮肤有粘连，但尚可推动，同侧腋窝有3个散在淋巴结肿大，尚可推动，无远处转移，其TNM分期为

  A. 0期   B. Ⅰ期   C. Ⅱ期

  D. Ⅲ期   E. Ⅳ期

11. 患者，女，38岁。右侧乳房外上象限有一肿块，大小3cm×4cm，固定，质硬，诊断乳腺癌入院治疗。在病史询问中，与乳腺癌发病不相关的因素是

  A. 乳腺癌家族史

  B. 乳腺炎患病史

  C. 长期使用口服避孕药史

  D. 环境因素和生活方式

  E. 月经初潮早于12岁

12. 患者，女，50岁。发现右侧乳房外上象限约3cm×2cm的质硬肿块，无疼痛，检查见肿块表面皮肤呈"橘皮样"改变，经检查初步诊断乳腺癌，其发生"橘皮样"改变的原因是

  A. 乳房皮下淋巴管被癌细胞堵塞

  B. 癌肿侵及乳管使其堵塞

  C. 乳腺癌合并周围组织炎性水肿

  D. 癌肿浸润及皮肤

  E. 乳腺癌侵及皮下Cooper韧带，使其收缩

A_3/A_4 型题

（13～15题共用题干）

  患者，女，25岁。第一胎产后3周，左侧乳房红肿疼痛4天，平时乳汁多，经常涨奶，查体：乳房下部有直径约3cm肿块，触痛明显，皮肤红肿，伴有寒战发热。

13. 该病最常见的致病菌是

  A. 金黄色葡萄球菌   B. 大肠埃希菌

  C. 沙门菌   D. 链球菌

  E. 厌氧菌

14. 该患者发病的主要原因是

  A. 乳头破损   B. 乳头不清洁

  C. 哺乳习惯不良   D. 乳汁淤积

  E. 初产妇

15. 如果该患者乳房脓肿形成，下列最有诊断意义的检查是

  A. 乳房疼痛明显   B. 高热

  C. 腋窝淋巴结肿痛   D. 诊断性穿刺抽出脓液

  E. 红肿加重

（16～17题共用题干）

  患者，女，55岁。发现右侧乳房内上方约3.5cm×3.7cm的质硬肿块，无疼痛，肿块表面有"酒窝征""橘皮样"改变；左腋窝和锁骨上淋巴结均肿大，质地硬，初步诊断为乳腺癌。

16. 乳腺癌淋巴转移的最早和最常见部位是

  A. 腋窝淋巴结   B. 颈部淋巴结

  C. 锁骨下淋巴结   D. 胸骨旁淋巴结

  E. 锁骨上淋巴结

17. 患者需要进一步诊断，最佳选择的检查方法是

  A. 钼靶X线检查   B. 磁共振检查

  C. CT检查   D. 甲胎蛋白（AFP）检查

  E. B超检查

二、实践能力

A_1 型题

18. 乳腺癌根治术后内分泌治疗的常用药物是

  A. 己烯雌酚   B. 绒毛膜促性腺激素

  C. 他莫昔芬   D. 促肾上腺皮质激素

  E. 黄体酮

19. 预防急性乳腺炎，下列不正确的是

  A. 避免乳汁淤积   B. 防止乳头破损

  C. 保持乳头清洁   D. 校正乳头内陷

  E. 预防性使用抗生素

20. 急性乳腺炎穿刺抽出脓液时，其治疗的最主要措施是

  A. 热敷理疗   B. 患乳停止哺乳

  C. 外敷药物   D. 使用抗生素

  E. 切开引流

21. 视频题：乳房出现视频中表现时的主要诊断依据是
    A. 全身发热，乳房压痛
    B. 乳房红、肿、热明显
    C. 局部有波动感
    D. 穿刺抽到脓液
    E. 超声检查提示液体

22. 急性乳腺炎患者早期的症状是
    A. 哺乳时剧烈疼痛　　B. 局部肿胀区有波动感
    C. 高热、寒战　　　　D. 乳房肿胀、疼痛
    E. 双侧淋巴结肿大、压痛

23. 早期乳腺癌的治疗原则是
    A. 以化疗为主，辅以其他疗法
    B. 以放疗为主，辅以其他疗法
    C. 以手术治疗为主，辅以其他疗法
    D. 以免疫治疗为主，辅以其他疗法
    E. 以内分泌治疗为主，辅以化学治疗

24. 乳房纤维腺瘤的治疗原则是
    A. 手术完整切除肿瘤，标本送病理检查
    B. 中药逍遥散治疗，定期检查
    C. 手术切除，术后辅以化疗
    D. 手术切除，术后服用中药逍遥散调理
    E. 定期自查，肿块明显增大才考虑手术

25. 以乳头溢液为主，而乳房内不易触及肿块的疾病是
    A. 乳房纤维腺瘤　　　B. 乳房囊性增生病
    C. 乳房脂肪瘤　　　　D. 乳腺癌
    E. 乳管内乳头状瘤

26. 乳腺癌的临床特点是
    A. 周期性疼痛，乳房内有大小不等结节、质韧、边界不清
    B. 病程缓慢，乳房有单个包块，边界清楚、活动
    C. 病程短，乳房内有单个包块、边界不清、活动不大、肿块固定且腋窝淋巴结肿大
    D. 肿块较小，位于乳头下方，常见乳头血性溢液
    E. 早期患侧乳房肿痛伴发热

A₂ 型题

27. 患者，女，25岁。初产妇，产后5周，出现畏寒、发热、右侧乳房胀痛2天而就诊。查体：右侧乳房皮肤红肿明显，可触及一痛性硬块，直径约3cm，同侧腋窝淋巴结肿大。护理措施中，不正确的是
    A. 患乳停止哺乳　　　B. 局部理疗
    C. 按医嘱应用抗生素　D. 局部用硫酸镁湿敷
    E. 局部行切开引流

28. 患者，女，60岁。乳腺癌根治术后早期有利于伤口愈合的护理措施是
    A. 早期下床活动　　　B. 保持皮瓣负压吸引通畅
    C. 半卧位　　　　　　D. 活动患肢
    E. 鼓励患者咳嗽

29. 患者，女，30岁，乳腺癌根治术，并经化疗后出院，对预防复发最重要的是
    A. 经常自查乳房　　　B. 参加体育活动增强体质
    C. 5年内避免妊娠　　 D. 加强营养
    E. 定期来院复查

30. 患者，女，24岁。因右侧乳房内有单个结节状肿块来院求治，医生诊断为右侧乳腺纤维腺瘤，关于本病的描述，下列说法不对的是
    A. 是青年女性最常见的乳房良性肿瘤
    B. 好发于20～25岁
    C. 发病与雌激素有关
    D. 多为单发肿块，生长慢
    E. 一般无疼痛，不用治疗

31. 某医院乳腺专科开展义诊行动，当有群众问到乳腺自我检查的最佳时机是什么时间，最确切的回答应是
    A. 月经后1～3天　　 B. 月经前7～10天
    C. 月经期间　　　　　D. 月经后10～15天
    E. 月经后7～10天

32. 患者，女，35岁。因乳腺癌行根治术，术后进行手指和腕部的屈伸锻炼的时间是
    A. 术后立即开始
    B. 术后24h内，麻醉清醒后
    C. 术后3～5天
    D. 术后10～12天
    E. 术后1个月

33. 关于女性应多久进行一次乳房自查，正确的回答是
    A. 每周一次　　　　　B. 半年一次
    C. 每月一次　　　　　D. 每年一次
    E. 不需自查

34. 患者，女，26岁。第一胎产后4周，右侧乳房红肿疼痛7天伴寒战发热，查体：右侧乳头破损，局部有波动感。拟行乳房脓肿切开引流，切口应是
    A. 放射状切口　　　　B. 乳晕区弧形切口
    C. 乳房上弧形切口　　D. 乳晕边缘弧形切口
    E. 乳房下弧形切口

35. 患者，女，48岁。右乳腺癌根治术后上肢活动受限。护士指导其患侧肢体康复锻炼，应达到的目

标是

A. 手能摸到同侧耳朵

B. 手摸到对侧肩部

C. 手能向前平举

D. 肩能外展平举

E. 手经头摸到对侧耳朵

36. 患者，女，28岁。初产妇，产后2周，右侧乳房肿痛伴发热2天，查体发现乳房出现如下图所示红肿区域，右侧腋窝淋巴结肿痛，余异常，该患者应考虑

红肿包块

A. 乳腺癌 　　　　 B. 乳腺脓肿

C. 乳腺纤维瘤 　　 D. 乳腺导管内乳头状瘤

E. 急性乳腺炎早期

A₃/A₄型题

（37～39题共用题干）

患者，女，26岁，初产妇。产后2周，哺乳期，因发热寒战、右侧乳房外上象限肿胀疼痛7天就诊。体检：局部可触及痛性肿块，边缘不清，肿块中心部有波动感，穿刺抽出黄色黏稠液体。

37. 最可能的疾病是

A. 急性乳腺炎 　　 B. 乳房囊性增生病

C. 乳房脂肪瘤 　　 D. 乳房纤维腺瘤

E. 乳管内乳头状瘤

38. 该患者的治疗原则是

A. 停止哺乳

B. 局部热敷理疗

C. 及时行脓肿切开引流

D. 定时用吸乳器排空乳汁

E. 应用大剂量抗生素

39. 该患者术后并发乳瘘，切口经久不愈，下列处理最妥当的是

A. 加强换药

B. 应用大剂量抗生素

C. 定时用吸乳器排空乳汁

D. 热敷患处

E. 口服己烯雌酚至停止乳汁分泌

（40～42题共用题干）

患者，女，65岁。发现左侧乳房内无痛性肿块5个月，近日发现肿块增大较明显而就诊。体检：右侧乳房外上象限可触及一直径约为3.5cm的肿块，表面不平，边界不清，质地硬；局部乳房皮肤有"酒窝征"；同侧腋窝可触及2个肿大的淋巴结，可被推动。经活组织病理检查证实为乳腺癌，拟行根治术。

40. 患者行乳腺癌根治术，预防皮下积液的主要措施是

A. 患肢制动 　　　 B. 高蛋白饮食

C. 半卧位 　　　　 D. 皮瓣下置管负压引流

E. 切口用沙袋压迫

41. 患者行乳腺癌根治术后第2天，下列护理措施中不正确的是

A. 禁止在患侧手臂测血压、输液

B. 保持伤口引流管通畅

C. 观察患侧肢端的血液循环

D. 患侧垫枕，抬高患肢

E. 指导肩关节的活动

42. 患者行乳腺癌根治术后第4天，右侧手臂出现发绀，手指发麻，皮温下降，脉搏触之较微弱，正确的处理是

A. 患处用沙袋加压

B. 及时调整包扎胸带的松紧度，严密观察

C. 立即拆除胸带包扎胸带

D. 给予吸氧

E. 继续观察，不需特殊处理

（刘鸿业）

第13章 胸部疾病患者的护理

第1节 胸部损伤患者的护理

一、肋骨骨折

（一）概述 ★常发生于第4～7肋。

（二）病因

{ 1. 直接暴力
{ 2. 间接暴力

（三）病理分类

{ 1. 单根或数根肋骨单处骨折
{ 2. 多根多处肋骨骨折 ★反常呼吸运动（连枷胸）：呼气时软化区膨出，吸气时软化区内陷；纵隔扑动：呼气时纵隔移向患侧，吸气时纵隔移向健侧。

> **锦囊妙"记"**
>
> 多根多处肋骨骨折的病理为多处反扑（即反常呼吸运动，纵隔扑动）。

（四）临床表现

{ 1. 局部疼痛 骨折部位疼痛。在深呼吸、咳嗽或变换体位时疼痛加剧。
{ 2. 呼吸困难 疼痛、反常呼吸运动，以及骨折并发的气胸、血胸，均可导致呼吸困难、咯血等。
{ 3. 其他 检查可有胸壁肿胀、压痛、瘀斑甚者胸廓畸形，★胸廓挤压试验阳性。

（五）辅助检查 ★胸部X线检查（首选）。

（六）治疗要点 治疗原则是止痛、固定胸廓和防治并发症。

{ 1. 闭合性单处肋骨骨折 ★关键是胸廓固定，它既可止痛，又可防止并发症。常用的方法包括胶布固定法、绷带固定法、胸带固定法。胶布固定法固定时间为2～3周。
{ 2. 闭合性多根多处肋骨骨折 现场急救要点为★软化胸壁加压包扎以迅速控制反常呼吸。
{ 3. 开放性肋骨骨折 清创缝合，骨折内固定，处理及预防并发症。

（七）护理诊断/问题

{ 1. 气体交换受损 与肋骨骨折导致的疼痛、胸廓运动受限、反常呼吸运动有关。
{ 2. 疼痛 与胸部组织损伤有关。
{ 3. 潜在并发症 气胸、血胸、肺部感染。

（八）护理措施

{ 1. 急救 ★对于出现反常呼吸运动的患者，现场可用厚棉垫加压包扎，控制反常呼吸运动。
{ 2. 观察病情 严密观察生命体征、神志、胸腹部活动及气促、呼吸困难等情况。
{ 3. 维持呼吸功能 吸氧；及时清除呼吸道血液、分泌物及异物，保持呼吸道通畅。
{ 4. 减轻疼痛 遵医嘱施行胸廓固定，必要时使用镇痛、镇静剂。
{ 5. 预防感染 密切观察体温；鼓励和协助患者有效咳嗽和排痰；合理使用抗生素。
{ 6. 心理护理 使患者保持镇静，树立信心，积极配合治疗。

（九）健康指导

> 1. 向患者说明胸壁固定及胸腔闭式引流的目的及注意事项，以取得配合。
> 2. 向患者说明深呼吸、有效咳嗽和排痰的意义、方法。
> 3. ★3 个月后复查 X 线片，了解骨折愈合情况。

二、损伤性气胸

（一）概述　损伤导致的胸膜腔内积气称为损伤性气胸。

（二）病理生理分类

> 1. 闭合性气胸　空气经胸壁或肺的伤口进入胸膜腔后，裂口随即封闭，空气不再进入胸膜腔。
> 2. 开放性气胸　胸膜腔内气体经胸壁伤口随呼吸自由出入胸膜腔。有★纵隔扑动。
> 3. 张力性气胸　气管、支气管或肺损伤裂口呈单向活瓣状，★吸气时空气进入胸膜腔，呼气时活瓣关闭，气体不能从胸膜腔排出。

（三）临床表现（表 13-1）

表 13-1　三种气胸临床表现

分类	临床表现	胸腔内压
闭合性气胸	1. 胸膜腔少量积气，肺萎陷低于 30% 者，多无明显症状	低于大气压
	2. 大量积气时呼吸困难，纵隔（气管）向健侧移位，伤侧胸部叩诊呈鼓音，呼吸音减弱或消失	
开放性气胸	1. 患者呼吸十分困难，发绀，甚至发生休克	接近大气压
	2. 呼吸时胸壁伤口处可听到"嘶嘶"声、可看到气泡，伤侧胸部叩诊呈鼓音，纵隔扑动，听诊呼吸音消失	
张力性气胸	1. 患者表现为呼吸极度困难，发绀，意识障碍，休克等	压力不断增高，
	2. 纵隔（气管）明显向健侧移位	超过大气压
	3. 伤侧胸廓饱满，常触及皮下气肿，叩诊呈明显鼓音，呼吸音消失	

（四）辅助检查

> 1. 胸部 X 线　诊断气胸的重要方法。
> 2. 胸腔穿刺　可抽出气体；张力性气胸时有高压气体冲出。

（五）治疗要点

1. 闭合性气胸
> （1）★肺萎陷少于 30%：气体可在 2～3 周自行吸收，不需特殊处理。
> （2）★肺萎陷超过 30%：需胸腔穿刺抽气或胸膜腔闭式引流。

2. 开放性气胸
> （1）★现场急救原则：立即封闭伤口，使开放性气胸变为闭合性气胸。
> （2）医院处理：清创缝合胸壁伤口，行胸腔闭式引流，应用抗生素抗感染治疗。

3. 张力性气胸
> （1）★现场急救原则：立即在伤侧锁骨中线与第 2 肋间交界处穿刺排气减压。
> （2）医院处理：吸氧，行闭式胸腔引流，如持续 7 天仍漏气，应行剖胸探查术。

锦囊妙"记"　　　**胸部损伤患者的现场处理可记为**

多根多处肋骨骨折——加压包扎；开放性气胸——封闭伤口；张力性气胸——穿刺放气。

（六）护理诊断/问题

> 1. 气体交换受损　与胸膜腔内压力升高、肺萎陷及通气/血流比例失调有关。
> 2. 低效性呼吸型态　与肺萎陷、气道堵塞有关。
> 3. 潜在并发症　血气胸、休克等。

（七）护理措施

1. 一般护理
> （1）卧床休息，限制活动，无休克者取半卧位。
> （2）吸氧。
> （3）饮食：应给予蔬菜、水果及含粗纤维的食物，以保持大便通畅。

2. 专科护理
- （1）维持呼吸功能：及时清除呼吸道血液、分泌物及异物，鼓励和协助患者有效地咳嗽和排痰，必要时协助医生行气管插管或气管切开。
- （2）遵医嘱给予抗生素、输液，防治并发症。
- （3）剧烈咳嗽者，应给予镇咳剂。

3. 严密观察病情　注意呼吸、血压、心率、意识等变化。

4. 配合医生行排气治疗。

5. 做好胸腔闭式引流护理。

（八）健康指导
- 1. 指导患者做深呼吸、吹气球、咳嗽排痰，以促进肺复张。
- 2. 气胸患者发病时禁止乘坐飞机，肺完全复张1周后可乘坐飞机，气胸痊愈1个月内不宜剧烈活动。
- 3. 定期复查胸部X线，发现异常及时复诊。

三、损伤性血胸

（一）概述　★胸膜腔积血称为血胸。血胸与气胸同时存在称为血气胸。

（二）病因
- 1. 心脏和大血管破裂出血　出血凶猛，如不及时抢救，患者往往于短期内死亡。
- 2. ★肋间或胸廓内血管破裂出血　是血胸最常见的原因。
- 3. 肺组织破裂出血　循环压力低，出血少而缓慢，多可自行停止。

（三）病理生理　①大量积血压迫心肺，影响呼吸。②出血量大可合并休克。③持续大量出血称进行性血胸。④★因胸膜运动具有去纤维蛋白作用，出血一般不凝固，但短期内大出血可形成凝固性血胸，未及时处理，血凝块形成纤维组织称为机化性血胸。⑤血胸合并细菌感染，形成感染性血胸。

（四）临床表现

1. 少量血胸（成人0.5L）　无明显症状。

2. ★中量（0.5～1L）和大量血胸（>1L）　出现失血性休克的表现，以及气管向健侧移位，伤侧胸部叩诊浊音，呼吸音减弱等胸膜腔积液体征。

3. ★进行性血胸　出现下列情况提示进行性血胸。
- （1）脉搏逐渐加快，血压降低，或经治疗仍不稳定。
- （2）血红蛋白、红细胞计数和血细胞比容进行性降低。
- （3）胸腔闭式引流血液每小时超过200ml，连续3h。
- （4）胸膜腔穿刺抽出的血液很快凝固或因凝固抽不出，且胸部X线显示胸腔阴影持续增大。

（五）辅助检查
- 1. 胸部X线检查　显示大片密度增高阴影，肋膈窦消失；血气胸时见气液平面。
- 2. ★胸腔穿刺　抽出不凝固血液，可明确诊断。

（六）治疗要点
- 1. 非进行性血胸　小量血胸无需特殊治疗，可自行吸收；中、大量血胸行胸腔穿刺或胸腔闭式引流。
- 2. 进行性血胸　防治休克，同时尽早开胸探查止血。
- 3. 凝固性血胸　出血停止数天内开胸清除血块。

（七）护理诊断/问题
- 1. 气体交换受损　与肺萎陷、循环血量少致通气/血流比例失调有关。
- 2. 低效性呼吸型态　与肺萎陷、气道堵塞有关。
- 3. 潜在并发症　休克、凝固性血胸、脓胸等。

（八）护理措施

1. 一般护理
- （1）限制活动，卧床休息，无休克者取半坐卧位。
- （2）必要时吸氧，氧流量2～4L/min。
- （3）协助医生作胸膜腔穿刺术，或胸腔闭式引流术。
- （4）遵医嘱给予抗生素、止血剂，输血补液，预防脓胸及纠正低血容量性休克。

2. 严密观察病情　注意呼吸、血压、心率、意识及体温等变化；观察与记录胸腔闭式引流的情况。

3. 进行性血胸　禁食，迅速补充血容量，防治休克，同时作好剖胸止血的术前准备。

4. 凝固性血胸　应及早剖胸清除积血和血块。

四、胸膜腔闭式引流的护理

（一）原理　胸膜腔闭式引流是根据胸膜腔生理性负压机制设计的，依靠水封瓶中的液体使胸膜腔与外界隔离。

（二）适应证与作用　★主要用于治疗气胸、血胸、脓胸及胸腔手术后引流。★其目的是：①引流胸膜腔内积液、积气、积血。②重建胸膜腔负压，使肺复张。③平衡压力，预防纵隔移位。

（三）引流管的位置

1. ★引流气体　患侧锁骨中线与第2肋间交界处。
2. ★引流液体　患侧腋中线或腋后线与第6～8肋间交界处。
3. 引流脓液　应放置在★脓腔最低点。

（四）护理措施

1. 正确安装
（1）★长玻璃管插至水面下3～4cm；短玻璃管下口远离液平面，与外界相通。
（2）★引流瓶应低于胸壁引流口平面60～100cm。

2. 管道密闭
（1）引流管在胸壁出口周围用油纱布包盖严密。
（2）★搬动患者、更换引流瓶或引流瓶意外破碎时，应提前或及时用双钳夹闭胸膜腔引流管。

3. 无菌操作
（1）严格遵守无菌操作规程，按规定时间更换引流瓶。
（2）注意引流口处敷料清洁干燥。

4. 保持管道畅通
（1）患者取半坐卧位。
（2）定时挤压胸膜腔引流管，防止引流管阻塞、扭曲、受压。
（3）鼓励患者咳嗽、深呼吸运动及变换体位，以利胸腔内液体、气体排出，促进肺扩张。

5. 特殊情况处理　★若引流管从胸膜腔滑脱，立即用手捏闭伤口处皮肤。

6. 观察和记录
（1）★注意观察长玻璃管中的水柱波动情况，正常状态下，水柱高出引流瓶中液面且随呼吸上下波动，范围在4～6cmH$_2$O。如波动幅度过高，可能表示肺不张；若无波动，则表示引流管不通畅或肺已完全膨胀。
（2）准确记录引流液的量、性质、颜色。

7. 拔管指征　置管引流48～72h后，如24h引流液＜50ml，脓液＜10ml，无气体溢出；患者无呼吸困难，听诊呼吸音恢复；X线胸片示肺膨胀良好，即可拔管。拔管时，嘱患者在吸气末屏气、快速拔出引流管，立即用凡士林纱布覆盖。

第2节　脓胸患者的护理

一、急性脓胸

（一）概述　急性脓胸是★指致病菌侵入胸膜腔造成感染积脓，病程在6周以内。

（二）病因　★肺部感染（最常见）、邻近组织化脓性感染、胸部损伤、胸部手术、全身性感染均可引起。致病菌以金黄色葡萄球菌多见。

（三）病理　胸膜腔积脓可致患侧胸膜腔内压力升高，肺组织受压萎缩，★纵隔移向健侧，影响呼吸及循环功能。

（四）临床表现　患者出现高热、胸痛、气促、咳嗽，伴支气管胸膜瘘者可咳出脓痰；查见★胸膜腔积液征：患侧胸廓饱满，气管移向健侧，肋间隙增宽，叩诊呈浊音或实音，听诊呼吸音减弱或消失。

（五）辅助检查

1. ★胸膜腔穿刺　抽出脓液，可明确诊断。
2. 血常规检查　血白细胞计数和中性粒细胞比例升高。
3. 胸部X线检查　可见胸膜腔积液阴影。

（六）治疗要点　选用有效抗生素控制感染，行胸腔穿刺或胸腔闭式引流，以排尽胸膜腔内脓液，促进肺扩张，加强全身营养支持。

（七）护理诊断/问题

1. 体温过高　与感染有关。
2. 气体交换受损　与脓液压迫肺组织引起通气和换气不足有关。
3. 潜在并发症　肺不张、慢性脓胸等。

（八）护理措施

1. 体位　患者取半卧位，有利于呼吸与脓液的引流，有支气管胸膜瘘者应根据脓腔部位选择体位，避免脓液流向健侧或引起窒息。
2. 饮食护理　给予患者高蛋白、高热量和富含维生素的食物。
3. 治疗配合　加强胸腔闭式引流的护理，大量胸腔积脓时，引流应缓慢，同时注意呼吸和循环的变化。

二、慢性脓胸

（一）概述　慢性脓胸是指致病菌侵入胸膜腔造成感染积脓，病程在6周以上。

（二）病因　慢性脓胸 ★多由于急性脓胸治疗不当所致。

（三）病理　胸膜腔积脓机化，纤维组织收缩，固定肺组织并限制胸廓活动，★纵隔被拉向患侧，同时胸廓发生畸形。

（四）临床表现　患者出现慢性感染表现，如长期低热、食欲缺乏等，常呈慢性消耗性病容。患侧胸廓塌陷，★气管移向患侧，肋间隙变窄，叩诊实音，听诊呼吸音减弱或消失，脊柱侧弯，杵状指（趾）。

（五）辅助检查

1. 胸部 X 线检查　可见胸膜增厚，肋间隙变窄，纵隔偏向患侧等改变。
2. B超检查（脓腔定位）

（六）治疗要点　改善全身情况，必要时行胸膜纤维板剥除术。

（七）护理诊断/问题

1. 气体交换受损　与纤维板形成，使胸膜壁层与脏层粘连牵拉，引起通气和换气不足有关。
2. 营养失调：低于机体需要量　与代谢增加、消耗增高有关。
3. 潜在并发症　肺不张、胸廓畸形等。

（八）护理措施

1. 体位　患者取半卧位，有利于呼吸与脓液的引流。
2. 饮食护理　给予患者高蛋白、高热量和富含维生素的食物。
3. 治疗配合　注意有无血胸、气胸等术后并发症。鼓励患者进行肺功能训练。

第3节　肺癌患者的护理

一、概述　肺癌大多★起源于支气管黏膜上皮，故又称支气管肺癌。好发于40岁以上男性。

二、病因　多认为肺癌发病与★长期大量吸烟、空气污染、长期接触石棉及放射性致癌物等有关，机体免疫力降低、代谢障碍、遗传因素、肺慢性感染等也有一定关系。

三、分类

1. ★腺癌　近年逐渐超过鳞状细胞癌成为最常见类型。周围型多见。
2. 鳞状细胞癌　50岁以上男性多见，中心型多见，生长较慢，早期治疗预后较好。
3. 小细胞癌　旧称燕麦细胞癌，中心型多见，发病年龄较轻，男性多见，★高度恶性，对放疗、化疗敏感，但预后最差。
4. 大细胞癌　较少见，多为中心型。

四、临床表现　肺癌的临床表现取决于部位、大小、侵犯情况和病理类型（图13-1）。

1. 早期　常无症状，尤其是周围型肺癌。★进展期常出现刺激性咳嗽，痰中带血丝或少量咯血；如引起肺不张，可出现胸闷、气促、哮鸣、发热和胸痛等。

2. 晚期　肺癌压迫、侵犯邻近器官、组织或远处转移时，可出现相应的征象。①压迫喉返神经：声音嘶哑。②侵犯胸膜：血性胸腔积液及剧烈胸痛。③累及食管：吞咽困难。④浸润膈神经：同侧膈肌麻痹。⑤压迫上腔静脉：面、颈、上肢及上胸部静脉怒张。⑥压迫颈交感神经：霍纳综合征（Horner综合征）。⑦淋巴转移：锁骨上淋巴结肿大。

图 13-1　肺癌典型表现

五、辅助检查

1. 胸部 X 线检查　可见肺部块状阴影，近球形或分叶状，边缘不清有毛刺。

2. 胸部 CT 检查　能显示一般 X 线检查隐藏区的早期癌灶。

3. 痰细胞学检查　中央型肺癌表面脱落的癌细胞随痰咳出，★若痰中找到癌细胞即可明确诊断。

4. 支气管镜检查　可直接看到肿瘤，明确肿瘤大小、部位及范围，并可取组织作病理学检查。

5. 其他　经胸壁穿刺活组织病理检查，血性胸腔积液病理检查，转移性病灶活组织检查，放射性核素扫描等有助于诊断。

六、治疗要点　以手术治疗为主，结合放疗、化疗、中医中药及免疫治疗等综合治疗。

1. 手术治疗　最主要的治疗手段。

2. 放射治疗　★小细胞癌对放射治疗敏感性最高，鳞癌次之。

3. 化学治疗　有些低分化的肺癌，尤其是小细胞癌，疗效较好。

4. 中医中药治疗

七、护理诊断/问题

1. 气体交换受损　与肺组织病变、手术治疗等有关。

2. 低效性呼吸型态　与肿瘤堵塞气道、肺换气功能下降有关。

3. 焦虑/恐惧　与担心手术、疾病的预后等因素有关。

4. 潜在并发症　胸腔内出血、肺不张、感染、支气管胸膜瘘等。

八、护理措施

1. 手术前护理

（1）防治呼吸道感染：①患者术前戒烟 2 周以上。②注意口腔卫生，若有龋齿或上呼吸道感染应先治疗。③若有大量支气管分泌物，应先体位引流。④若痰液黏稠不易咳出，可超声雾化排痰，必要时经负压吸引器或支气管镜吸出分泌物。⑤遵医嘱给予抗生素等药物。

（2）术前指导适应性训练
　（1）练习腹式呼吸、有效咳嗽排痰、翻身等床上活动。
　（2）练习使用深呼吸训练器，以有效配合术后康复。

2. 术后护理

（1）术后体位：①患者意识未恢复时取平卧位，头偏向一侧。②患者已清醒、血压平稳后改为半卧位。★③肺叶切除者，可采用平卧或左、右侧卧位。④肺段切除术或楔形切除术者，最好选择健侧卧位。⑤一侧全肺切除患者，采用 1/4 健侧卧位。⑥若有血痰或支气管瘘，应取患侧卧位。⑦一般 1～2h 令患者变换体位一次。

（2）观察病情：监测生命体征、神志、面色、末梢循环情况；有无气促、发绀等缺氧征象及胸部体征；切口及敷料等。

3. ★维持呼吸道通畅　①鼓励患者深呼吸（或吹气球）、有效咳嗽排痰（定时协助患者翻身、叩背排痰），必要时进行吸痰。②吸氧。③痰液黏稠不易咳出时，给予超声雾化。

4. 营养与输液护理　严格掌握输液量和速度，防止前负荷过重而导致肺水肿。★全肺切除术后患者输液量应控制在 2000ml/d 以内，滴度以 20～30 滴/分为宜。

5. 活动与休息　鼓励患者早期活动并进行肩臂功能锻炼。

6. 胸膜腔闭式引流护理　除胸膜腔闭式引流常规护理外，还需注意：

（1）维持引流通畅，初期每30～60min向水封瓶方向挤捏引流管1次。

（2）密切观察引流液量、颜色、性状，注意有无活动性出血。

（3）全肺切除术后的胸腔引流一般呈钳闭状态，以保证术后患侧胸腔内有一定压力，使纵隔位于中间位置。★每次放液量不宜超过100ml，速度宜慢。

7. 手术后并发症的护理

（1）肺不张、肺炎：患者表现为烦躁不安、脉快、发热、哮鸣、呼吸困难等症状。若发现以上情况，应立即给氧，鼓励患者自行咳嗽、排痰，必要时行吸痰，并遵医嘱应用抗生素。

（2）支气管胸膜瘘：多发生在术后1周，患者可出现发热、呼吸急促、刺激性咳嗽、伴血痰等，患侧出现液气胸体征。★若将亚甲蓝溶液注入胸膜腔，患者咳出蓝色痰液即可确诊。主要措施是胸腔闭式引流，遵医嘱应用抗生素，必要时手术修补。

第4节　食管癌患者的护理

一、概述　食管癌多见于40岁以上的男性，★以胸中段食管最常见，下段食管次之，上段食管较少。

二、病因　可能与下列因素有关：①长期进食含有亚硝胺类食物。②长期饮烈酒、吸烟、进食过快过热过硬食物所致食管慢性炎症和损伤。③饮食中缺乏微量元素（钼、铁、锌、氟、硒）、维生素（A、B、C）及动物蛋白质。④遗传因素。

三、病理生理　★食管癌主要为鳞癌，最常转移至左锁骨上淋巴结，血行转移较晚。

四、临床表现

1. 早期症状　多不明显，可有咽部干燥感、食管内异物感、★进食哽噎感或停滞感、胸骨后刺痛或烧灼感等。

2. 典型症状　★进行性吞咽困难。

3. 晚期表现　患者出现进行性消瘦、乏力、贫血、明显脱水征及营养不良。癌肿侵犯喉返神经、主动脉弓、气管，出现相应表现。左锁骨上淋巴结肿大，肝大，胸、腹水等。

五、辅助检查

1. 食管钡餐造影　可见食管黏膜纹中断，紊乱，管腔不同程度狭窄、充盈缺损、龛影、管壁扩张受限、僵直等。早期病变可无阳性发现。

2. ★食管拉网细胞学检查　有早期诊断价值，在防癌普查中首选。

3. ★纤维食管镜检查　是最常用的确诊检查方法。

4. CT或MRI检查　明确肿瘤的部位和范围，以及肿瘤转移情况。

六、治疗要点　食管癌的治疗原则是以手术治疗为主，辅以放疗和化疗等的综合治疗。

1. 手术治疗　目前最有效的方法。切除食管的大部分，以胃或结肠代食管最常用。晚期病例，可做姑息性手术，如食管腔内置管术或胃造瘘术等。

2. 放射治疗　手术前后的辅助治疗或晚期食管癌的治疗。

3. 化学治疗　手术后的辅助治疗。

七、护理诊断/问题

1. 营养失调（低于机体需要量）　与进食不足、消耗增加有关。

2. 焦虑　与对疾病的认知不足、对预后的担忧、缺少经济支持等有关。

3. 潜在并发症　吻合口瘘、肺部感染、乳糜胸等。

八、护理措施

（1）营养支持：能进食者给予高热量、高蛋白、高维生素饮食；进食困难者给予输液支持疗法。

1. 术前护理

（2）保持口腔卫生：不能进食者，每天给予淡盐水或其他漱口液漱口；及时治疗口腔疾病。

（3）胃肠道准备
1）术前3天遵医嘱口服抗生素。
2）术前1天禁食。
3）对进食后有食物滞留或反流者，术前3天每晚遵医嘱给予生理盐水100ml加甲硝唑100ml、庆大霉素16万单位经鼻胃管冲洗食管。
4）拟行结肠代食管手术患者，术前3天口服肠道不吸收的抗生素；术前3天进食无渣流质饮食，术前晚行清洁灌肠或全肠道灌洗后禁饮、禁食。
5）术日晨放置胃管，不能强行插入，胃管通过困难的患者，手术中由医生直视下插入胃中。

（4）呼吸道准备：术前戒烟2周，教会患者深呼吸，有效咳嗽、咳痰。

2. 术后护理

（1）一般护理：术后待患者麻醉清醒、生命体征平稳后取半卧位。观察伤口渗血、渗液情况。

（2）胸腔闭式引流护理：保持通畅，观察引流液量、性状并记录。注意有无异常出血、浑浊液、乳糜液流出。

（3）胃肠减压护理：保持通畅，注意出血等异常情况，肠功能恢复后拔除。

（4）饮食护理：★术后3～4天内严格禁饮禁食，禁食期间持续胃肠减压。停止胃肠减压24h后，无呼吸困难、胸内剧痛及高热等吻合口瘘的症状时，可试饮少量水，术后第5～6天，可给全清流质饮食，术后10天左右给予半流质饮食，术后3周可进普食。注意少量多餐，进食量不宜过多、过快，避免生、冷、烫、硬的食物。

（5）并发症的观察与处理
1）★吻合口瘘：最严重的并发症，易发生于术后5～10天。常表现为进食后出现高热、呼吸困难、胸部剧痛、患侧胸腔积液积气，全身中毒症状明显，重者甚至发生感染性休克。配合处理：禁饮禁食、胃肠减压、胸腔闭式引流；遵医嘱应用抗生素及营养支持；严密观察病情，必要时做好术前准备。
2）★乳糜胸：多发生在术后2～10天，表现为胸闷、气急、心悸，甚至血压下降，若处理不及时，患者可在短时间内因乳糜液丢失而衰竭死亡。应及时配合行胸腔闭式引流术，给予肠外营养支持，必要时行胸导管结扎术。

九、健康指导

1. 向患者介绍术前准备的目的及意义，指导患者口腔卫生、深呼吸、咳嗽咳痰及半卧位的重要性。
2. 指导患者术后饮食　应少食多餐，戒烟酒，避免热、生、冷、硬、辛辣等刺激性食物。若进食后出现胸闷、呼吸困难，多因胸腔内胃膨胀压迫心肺所致，预防方法是减少进食量，餐后2h不能平卧，一般经1～2个月可缓解。若食物反流症状较重，睡眠时应垫高枕头。以结肠代食管术后，患者口腔常有粪臭味，应向患者耐心解释，一般经半年后症状会逐步减轻。
3. 告知患者定期复查。

要点回顾

1. 三种损伤性气胸的主要病理特点、临床表现和首要急救处理原则是什么？
2. 肺癌的病理类型及其特点是什么？
3. 食管癌术前和术后的护理要点有哪些？
4. 食管癌术后主要并发症及其特点是什么？

模拟试题栏——识破命题思路，提升应试能力

一、专业实务

A₁型题

1. 多根多处肋骨骨折最严重的病理生理改变是
   A. 胸部疼痛，呼吸运动减弱
   B. 出血，休克
   C. 咳嗽，血痰
   D. 胸壁软化，反常呼吸
   E. 严重皮下气肿

2. 可使纵隔扑动的疾病是
   A. 闭合性气胸
   B. 张力性气胸
   C. 开放性气胸
   D. 血气胸
   E. 脓胸

3. 下列符合闭合性气胸特点的是
   A. 肺萎缩程度与胸膜腔内压改变不一致
   B. 胸膜腔内压超过大气压
   C. 胸膜腔内压等于大气压
   D. 胸膜腔内压低于大气压
   E. 吸气时肺裂口开放

4. 成人大量血胸指胸膜腔内积血大于
   A. 300ml
   B. 500ml
   C. 1000ml
   D. 1200ml
   E. 1500ml

5. 食管癌好发于
   A. 颈段食管
   B. 胸上段食管
   C. 胸中段食管
   D. 胸下段食管
   E. 腹段食管

6. 对确诊中央型肺癌最有意义的检查是
   A. X线检查
   B. 痰细胞学检查
   C. MRI
   D. CT
   E. 纤维支气管镜检查

A₂型题

7. 患者，女，35岁。因车祸致右侧多根多处肋骨骨折，其右侧胸廓出现反常呼吸运动。正确的征象是
   A. 吸气时正常，呼气时外凸
   B. 吸气和呼气时均外凸
   C. 吸气时外凸，呼气时内陷
   D. 吸气时内陷，呼气时外凸
   E. 吸气和呼气时均内陷

8. 患者，男，22岁。胸部损伤后出现失血性休克的表现，以及气管向健侧移位，伤侧胸部叩诊浊音，呼吸音减弱等胸膜腔积液体征。胸膜腔穿刺抽出不凝固的血液的原因主要是
   A. 肺、膈肌运动的去纤维蛋白作用
   B. 胸膜腔内有抗凝物质
   C. 胸腔内渗出液的稀释作用
   D. 凝血因子减少
   E. 有效循环血量减少

9. 患者，女，26岁。因骑摩托车跌伤胸部，自诉气促，胸部疼痛，查有局部压痛和胸廓挤压痛。为明确诊断，应首选
   A. 胸部CT
   B. B超
   C. 胸片
   D. 胸腔穿刺
   E. 造影检查

10. 患者，女，22岁。因车祸致胸部损伤，轻度胸痛，但无明显呼吸困难。经X线检查示有少量气胸，其肺受压萎陷不超过
    A. 10%
    B. 20%
    C. 30%
    D. 40%
    E. 50%

11. 患者，男，32岁，右侧胸部外伤，呼吸极度困难，发绀，出冷汗。检查：气管向左侧移位，右胸廓饱满，叩诊呈鼓音，呼吸音消失，颈胸部有广泛皮下气肿等。考虑为
    A. 血胸
    B. 张力性气胸
    C. 开放性气胸
    D. 闭合性气胸
    E. 肋骨骨折

12. 患者，女，28岁。胸部损伤后出现失血性休克的表现，以及气管向健侧移位，伤侧胸部叩诊浊音，呼吸音减弱等胸膜腔积液体征。具有确诊价值的检查方法是
    A. 胸部X线
    B. 胸腔穿刺
    C. 胸部CT
    D. 胸部B超
    E. 血常规

13. 患者，男，60岁。胸部外伤致左侧第6～7肋骨骨折并发气胸，呼吸极度困难。查体：BP 90/50mmHg，气管向右移位，左胸廓饱满，叩诊呈鼓音，呼吸音消失，颈胸部有广泛皮下气肿等。采用胸腔闭式引流治疗，闭式胸膜腔引流装置错误的是
    A. 锁骨中线第2肋间插管
    B. 长玻璃管口在水面下3cm
    C. 短玻璃管与大气相通
    D. 整个装置均需密闭
    E. 水封瓶距离引流口30cm

14. 患者，男，42岁。胸部外伤后，极度呼吸困难，发绀。检查：BP 90/50mmHg，气管向右移位，左胸廓饱满，叩诊呈鼓音，呼吸音消失，颈胸部有广泛皮下气肿等。行胸腔闭式引流的位置在
    A. 左侧锁骨中线第2肋间
    B. 左侧腋中线和腋后线中间第6～8肋间

C. 右侧锁骨中线第2肋间

D. 伤侧腋中线和腋后线中间第3～4肋间

E. 右侧腋中线和腋后线中间第6～8肋间

15. 患者，男，46岁。因进行性吞咽困难入院，诊断为食管癌。护士收集的健康史中，可能与其患病有关的因素是

A. 喜食蔬菜　　　B. 习惯吃烫的食物

C. 偶尔饮酒　　　D. 不吸烟

E. 很少参加运动

16. 患者，男，60岁。吞咽食物有哽噎感，初步诊断为食管癌，为确诊，首选的检查是

A. 钡餐X线检查

B. B超

C. 食管脱落细胞学检查

D. 纤维食管镜检查

E. CT检查

17. 患者，男，52岁。进行性吞咽困难4个月，伴声音嘶哑1个月入院。其声音嘶哑的原因是

A. 主动脉受侵　　　B. 喉返神经受压

C. 肋间神经受侵　　D. 食管气管瘘

E. 胸水引起

18. 患者，男，60岁。咽食物时有哽噎感，诊断为食管癌，引起食管癌的原因不包括

A. 不注意个人卫生

B. 喜欢进食腌制食品

C. 长期饮烈酒、吸烟

D. 喜欢进食较热较硬的食物

E. 遗传因素

19. 患者，女，42岁。胸痛3个月，经X线检查发现右肺上叶有一毛刺状阴影。诊断为肺癌，行手术治疗，效果最好的病理类型是

A. 鳞状细胞癌　　　B. 小细胞癌

C. 大细胞癌　　　　D. 腺癌

E. 未分化癌

20. 患者，男，56岁，农民。出现刺激性咳嗽3个月，加重伴血丝痰半个月。该患者有30余年吸烟史，经支气管镜检查后，诊断为肺癌。引起肺癌最可能的因素是

A. 吸烟　　　　　　B. 进食亚硝胺类食物

C. 空气污染　　　　D. 机体抵抗力低下

E. 肺部感染

A₃/A₄型题

（21～22题共用题干）

患者，男，32岁。胸部外伤致右侧第5肋骨骨折并发气胸，呼吸极度困难，发绀，出冷汗。检查：

BP 80/60mmHg，气管向左移位，右胸廓饱满，叩诊呈鼓音，呼吸音消失，颈胸部有广泛皮下气肿等。

21. 造成患者气胸的主要原因是

A. 支气管破裂　　　B. 肋骨骨折

C. 肺破裂　　　　　D. 肺泡破裂

E. 心包破裂

22. 该患者发生血压下降，主要原因是

A. 张力性气胸，外周血液回心障碍

B. 闭合性气胸，胸膜腔仍是负压

C. 开放性气胸，反常呼吸

D. 混合性气胸

E. 血气胸

（23～24题共用题干）

患者，男，28岁。胸部外伤致右侧第4～5肋骨骨折，有伤口。患者有明显的呼吸困难，发绀。检查：呼吸时伤口处可听到"嘶嘶"声，伤侧胸部叩诊呈鼓音，气管向健侧移位，诊断为开放性气胸。

23. 该病例病理改变不对的是

A. 伤侧胸腔内压超过大气压

B. 伤侧胸膜腔负压消失

C. 纵隔移向健侧

D. 伤侧肺萎陷

E. 健侧肺通气也受影响

24. 开放性气胸不同于闭合性或张力性气胸的病理特点是

A. 伤侧肺萎缩　　　B. 纵隔摆动

C. 胸部叩诊呈鼓音　D. 患侧呼吸音消失

E. 患侧胸廓饱满

（25～26题共用题干）

患者，男，70岁。1个月前，进食时偶有哽噎感和胸骨后刺痛，进食后症状消失。近日来自觉吞咽困难，进食米粥也难以下咽。初步诊断为食管癌。

25. 食管癌较早且最常见的转移部位是

A. 锁骨上淋巴结　　B. 腹主动脉旁淋巴结

C. 支气管旁淋巴结　D. 肺脏

E. 肝脏

26. 食管癌最主要的转移途径是

A. 直接浸润　　　　B. 食管腔种植

C. 胸腔种植　　　　D. 血行转移

E. 淋巴转移

（27～28题共用题干）

患者，男，65岁。胸痛、气促、痰中带血丝3月余，胸部X线片示右肺上叶有一不规则肿块阴影。既往有结核病史。拟诊肺癌。

27. 为了解其转移情况，最重要的检查方法是

A. 癌相关抗原检查　B. 痰细胞学检查

C. 纤维支气管镜检查　D. CT检查

E. 胸部穿刺检查

28. 手术后最严重的并发症是

A. 肺不张　　　　B. 伤口感染

C. 肺部感染　　　D. 肺水肿

E. 支气管胸膜瘘

二、实践能力

A₁ 型题

29. 急性脓胸临床表现，不对的是

A. 发热　　　B. 患侧胸腔积液

C. 血液白细胞计数增高

D. 患侧胸廓萎陷

E. 胸腔穿刺可抽到脓液

30. 多根多处肋骨骨折现场急救方法是

A. 止痛　　　　B. 吸氧

C. 肋骨牵引固定　　D. 胸腔闭式引流

E. 加压包扎固定软化区胸壁

31. 张力性气胸急救时首先应

A. 胸腔穿刺排气　　B. 迅速封闭胸壁伤口

C. 清创　　　　D. 气管切开

E. 加压吸氧

32. 判断损伤性血胸的主要依据是

A. 胸部外伤史　　　B. 脉速，血压下降

C. 气促，呼吸困难　D. 胸廓饱满，叩诊呈鼓音

E. 胸膜腔穿刺抽出不凝固血液

33. 下列征象提示胸腔内有进行性出血的是

A. 患者血压为120/80mmHg

B. 中心静脉压力10cmH₂O

C. 尿量50ml/h

D. 胸腔闭式引流血液每小时超过200ml，连续3h

E. 胸腔闭式引流血液每小时超过100ml，连续2h

34. 食管癌的早期症状是

A. 进行性吞咽困难　B. 进食后呕吐

C. 进食时有哽噎感　D. 体重减轻

E. 进食后呛咳

A₂ 型题

35. 患者，男，42岁。车祸后2h。X线检查示右肺压缩20%，第5肋骨单处骨折。其治疗应首选

A. 吸氧　　　　B. 镇静、止痛

C. 胸穿排气　　　D. 胸膜腔闭式引流

E. 保持呼吸道通畅

36. 患者，男，50岁。从1.5m高处摔下，右胸着地。体查：神清，呼吸34次/分，心率100次/分，血压130/75mmHg，右胸壁畸形，无伤口，出现反常呼吸，双肺呼吸音粗，无干湿啰音。身体其余部分无损伤。现场急救的最重要处理是

A. 静脉输液治疗

B. 给氧、镇静、镇痛治疗

C. 行气管切开

D. 行气管插管、人工控制呼吸

E. 加压包扎，迅速控制反常呼吸

37. 患者，男，22岁。右胸刺伤2h，创口与胸腔相通，患者极度呼吸困难，急救首要措施是

A. 迅速封闭胸壁伤口　B. 立即清创缝合

C. 镇静、止痛　　　D. 胸腔闭式引流

E. 吸氧、输液

38. 患者，男，23岁。因肺切除术后行闭式胸腔引流，在翻身时，胸腔导管不慎脱出，首要措施是

A. 将引流管重新插入　B. 用手捏闭胸壁伤口

C. 更换引流管　　　D. 急呼医生处理

E. 在第2肋间插入粗针头

39. 患者，男，18岁。胸部损伤后出现胸痛，呼吸困难。查体：血压80/60mmHg，气管向健侧移位，伤侧胸部叩诊浊音，呼吸音减弱等。胸腔穿刺抽出不凝固血。应考虑为

A. 开放性气胸　　　B. 张力性气胸

C. 多根多处肋骨骨折　D. 损伤性窒息

E. 损伤性血胸

40. 患者，男，36岁。开胸手术后闭式胸膜腔引流已48h。水封瓶长玻璃管的水柱波动消失，嘱患者咳嗽时水柱有波动出现，提示

A. 肺膨胀良好　　　B. 引流管有堵塞

C. 患侧肺不张　　　D. 呼吸道不通畅

E. 并发支气管胸膜瘘

41. 患者，男，22岁。胸部损伤后出现胸痛，呼吸困难。查体：血压80/60mmHg，气管向健侧移位，伤侧胸部叩诊浊音，呼吸音减弱等。胸膜腔穿刺抽及不凝固血液。护士在护理胸腔闭式引流时，不正确的是

A. 为保持管道密闭，水封瓶的长管置于液面下3～4cm

B. 保持引流管通畅

C. 引流瓶放置应低于胸腔引流口60cm以上

D. 鼓励患者经常深呼吸与咳嗽

E. 24h引流液少于100ml，可拔除引流管

42. 患者，男，42岁。损伤性气胸，行胸腔闭式引流。护士在巡视病房时，发现长玻璃管中水柱无

波动。下列可以拔管的是

A. 引流管粘连　　　B. 引流管堵塞

C. 引流管扭曲　　　D. 引流管受压

E. 肺膨胀复原

43. 患者，女，46岁。胸部外伤，右侧第6～7肋骨骨折，呼吸极度困难，发绀、出冷汗。检查：BP65/40mmHg，右胸饱满，气管移向左侧，叩诊鼓音，颈、胸部有广泛的皮下气肿，处理应首选

A. 立即开胸手术

B. 气管插管辅助呼吸

C. 胸腔穿刺排气减压

D. 输血、输液

E. 应用抗生素

44. 患者，男，43岁。胸部外伤。查体：伤侧肋间饱满，呼吸动度减弱，气管向健侧移位，伤侧上胸部叩诊鼓音，下胸部叩诊浊音，听诊伤侧呼吸音消失，可能诊断是

A. 气胸　　　B. 血胸　　　C. 血气胸

D. 脓胸　　　E. 脓气胸

45. 患者，男，51岁。行食管癌根治术后第12天，进少量流食后出现高热、胸痛，最可能发生了

A. 脓胸　　　　　　B. 乳糜胸

C. 吻合口瘘　　　　D. 吻合口狭窄

E. 反流性食管炎

46. 患者，男，58岁。食管癌根治术后，恢复顺利，可以经口进流质饮食的时间一般是在术后

A. 2天左右　　B. 5天左右　　C. 7天左右

D. 9天左右　　E. 10天左右

A₃/A₄型题

（47～49题共用题干）

患者，男，25岁。胸部外伤致右侧第5肋骨折并发气胸，呼吸极度困难，发绀，出冷汗，检查：血压80/60mmHg，气管向右侧移位，左胸廓饱满，叩诊呈鼓音，呼吸音消失，颈胸部有广泛皮下气肿等。

47. 对该患者，当前首要的急救措施是

A. 吸氧

B. 建立静脉通路

C. 止痛

D. 立即在患侧锁骨中线第2肋间抽气减压

E. 机械人工呼吸

48. 该患者胸腔闭式引流过程中，护理措施正确的是

A. 为保持管道密闭，水封瓶的长管应置在液面下7～8cm

B. 更换引流瓶时应用一把止血钳夹闭胸腔引流管

C. 鼓励患者经常深呼吸与咳嗽，促进胸膜腔气体与液体的排出

D. 引流瓶应低于胸腔引流出口30～50cm

E. 24h引流液少于150ml可拔除引流管

49. 为预防胸部损伤后的肺部并发症，护理错误的是

A. 应用抗生素　　　B. 保持呼吸道通畅

C. 疼痛时使用吗啡　D. 协助翻身拍背咳嗽咳痰

E. 鼓励深呼吸

（50～52题共用题干）

患者，男，58岁。出现进行性吞咽困难2个月入院，诊断为食管癌。

50. 拟行食管癌根治术，结肠代食管手术，术前准备不包括

A. 术前3天开始口服抗生素

B. 术前3天开始进食无渣流质饮食

C. 术前3天开始每晚冲洗食管

D. 术前3天开始每晚清洁灌肠

E. 术日晨常规放置胃管

51. 施行食管癌根治术后，胃管堵塞，正确的护理措施是

A. 少量等渗盐水低压冲洗

B. 大量盐水用力冲洗

C. 向上提胃管

D. 向下插胃管

E. 拔出胃管更换

52. 食管癌根治术后第4天，出现胸闷、气急、心悸，胸腔闭式引流液明显增多，呈乳白色，应考虑并发了

A. 肺炎、肺不张　　　B. 吻合口瘘

C. 吻合口狭窄　　　　D. 乳糜胸

E. 出血

（53～54题共用题干）

患者，男，67岁。不明原因胸痛、刺激性咳嗽3个月，伴体重减轻。胸部X线片示右肺尖部有一不规则肿块阴影，诊断周围型肺癌。

53. 首选的治疗方法是

A. 手术治疗　　B. 化学治疗　　C. 放射治疗

D. 介入治疗　　E. 内分泌治疗

54. 手术后护理，错误的是

A. 鼓励患者深呼吸、有效咳嗽

B. 输液速度控制在40～50滴/分

C. 血压平稳后，采用半坐卧位

D. 鼓励患者早期活动

E. 肠蠕动恢复后，即可开始进食

（55～57题共用题干）

　　患者，男，73岁。因胸痛、咳嗽3个月，声音嘶哑5天入院。诊断为肺癌。

55.患者拟进行肺癌根治术，术前护理不包括

A. 戒烟

B. 纠正营养不足

C. 练习有效咳嗽和翻身

D. 治疗上呼吸道感染

E. 术前放置胃管

56.术后第1天针对该患者采取的护理措施，错误的是

A. 指导患者深呼吸

B. 适当使用止痛

C. 24h补液量在3000ml以上

D. 取平卧位或左右侧卧位

E. 加强胸膜腔闭式引流护理

57.出院指导不正确的是

A. 减少出入公共场所

B. 避免与上呼吸道感染者接触

C. 继续进行呼吸运动

D. 若有伤口疼痛，应自服止痛药

E. 定期复查血细胞和肝功能

（胡海英）

第14章 急性化脓性腹膜炎与腹部损伤患者的护理

第1节 急性化脓性腹膜炎患者的护理

一、**概述** 急性腹膜炎是由细菌感染、化学物质（如胃液、胆汁、胰液）或物理损伤等引起的腹膜急性化脓性炎症。

二、**病因与分类** 按发病机制分为原发性腹膜炎和继发性腹膜炎两类。

1. 继发性腹膜炎 ★最
多见，病原菌以★大
肠埃希菌最多见。
$\left\{\begin{array}{l}（1）腹腔内脏穿孔或破裂：★最主要的病因。\\（2）腹腔内脏器缺血及炎症扩散。\\（3）腹腔手术污染。\end{array}\right.$

2. 原发性腹膜炎 少见，★腹腔内无原发病灶，多见于儿童，病原菌以★溶血性链球菌最多见，多由血行、女性生殖道逆行感染引起。

三、**病理生理**

1. ★体液丧失（腹膜充血、水肿、渗出）和毒素吸收（细菌释放毒素），共同作用下可引起休克。

2. 转归 $\left\{\begin{array}{l}（1）炎症局限吸收。\\（2）形成腹腔脓肿：包括膈下脓肿、盆腔脓肿、肠袢间脓肿。\\（3）扩散并加重，导致休克。\end{array}\right.$

四、**临床表现**

1. 腹痛 最主要症状。为持续性疼痛，疼痛始于原发病灶部位。

2. 恶心、呕吐

3. 感染中毒症状

4. 体征 $\left\{\begin{array}{l}（1）★腹膜刺激征（压痛、反跳痛和肌紧张）：是腹膜炎标志性体征。反跳痛意味着炎症已侵袭\\\quad 壁腹膜。\\（2）直肠指检：直肠前窝饱满，有触痛，表示已有盆腔感染或形成盆腔脓肿。\end{array}\right.$

（1）膈下脓肿 高热等全身中毒症状重，上腹部持续钝痛，★脓肿刺激膈肌可引起呃逆。

（2）盆腔脓肿 ★全身中毒症状轻，常有典型的直肠或膀胱刺激征。

（3）肠袢间脓肿 主要有腹痛或肠梗阻表现。

五、**辅助检查**

1. 腹腔穿刺 ★腹
膜炎患者首选检
查，但胃肠穿孔
应首选立位腹部
X线检查。
穿刺抽出物判断：
（1）结核性腹膜炎：草绿色透明腹水。
（2）★胃十二指肠急性穿孔：黄色、浑浊、无臭味，可含食物残渣。
（3）急性化脓性阑尾炎：稀脓性，有臭味。
（4）出血坏死性胰腺炎：呈血性，胰淀粉酶含量高。
（5）★绞窄性肠梗阻：血性脓液，臭味重。
（6）★如抽出液为不凝固血液，可确诊为腹腔实质性脏器破裂。

2.腹腔灌洗　适用于难以明确诊断或病因的化脓性腹膜炎而腹腔穿刺无阳性发现者。

3.其他　实验室检查、影像学检查等结果有助于原发病的判断。

六、治疗要点

1.非手术治疗　适用于病情较轻或炎症已有局限化趋势及原发性腹膜炎。非手术治疗也可作为手术前的准备。

2.手术治疗
- （1）手术适应证
  - 1）★经非手术治疗6~8h（一般不超过12h），病情不缓解或反而加重者。
  - 2）腹腔内原发病变严重者。
  - 3）出现中毒症状，或合并休克者。
  - 4）腹膜炎病因不明，无局限趋势者。
- （2）手术方式：行剖腹探查术。
- （3）手术原则：正确处理原发病灶；彻底清理腹腔，吸净脓液；必要时安置腹腔引流。

七、护理诊断/问题

1.体液不足　与腹腔渗液、禁食、胃肠减压、呕吐有关。

2.急性疼痛　与炎症刺激或手术创伤有关。

3.体温过高　与腹腔感染、毒素吸收有关。

4.潜在并发症　休克、腹腔脓肿、粘连性肠梗阻等。

八、护理措施

1.非手术治疗或术前护理
- （1）体位：★血压平稳，取半卧位有利于炎症局限于盆腔，避免膈下脓肿；减少毒素吸收；有利于引流；有利于呼吸和循环的改善；可减轻腹痛。
- （2）★禁食、胃肠减压。
- （3）静脉输液。
- （4）病情观察：生命体征、腹部症状和体征、液体出入量、辅助检查结果、并发症。
- （5）使用抗生素。
- （6）疼痛护理：★诊断不明或病情观察期间，不用吗啡、哌替啶等麻醉性镇痛药，以免掩盖病情。
- （7）其他护理：如对症护理、生活护理、口腔护理等。
- （8）根据医嘱做好术前准备。

2.术后护理　原则上同术前护理，注意事项如下。
- （1）血压平稳后取半卧位。★鼓励患者早下床活动，促进肠蠕动恢复，预防肠粘连及下肢静脉血栓形成。
- （2）继续禁食、胃肠减压，肛门排气后拔胃管，逐步恢复饮食。
- （3）做好腹腔引流管的护理（常规护理，参考手术前后患者的护理章节）。
- （4）做好切口护理（常规护理，参考手术前后患者的护理章节）。

九、健康指导

1.★指导患者早期适当活动，防止肠粘连。

2.指导患者术后加强营养，生活规律，劳逸结合，均衡饮食。

3.如有腹痛、腹胀、恶心、呕吐、发热等不适，及时复诊。

第2节　腹部损伤患者的护理

一、**概述**　按损伤程度分为单纯腹壁损伤和腹腔内脏损伤，★腹部损伤的关键是有无腹腔内脏损伤。

二、**分类**　腹部损伤根据腹腔是否与外界相通，分为以下两类。

1.开放性腹部损伤　常见受损脏器依次为★肝、小肠、胃等。

2.闭合性腹部损伤　★最易损伤脾，其余依次是肾、小肠、肝等。

三、**临床表现**　腹腔内脏损伤★三大表现：内出血、腹膜炎、休克（表14-1）。

表14-1　腹腔内脏器损伤临床表现

分类	临床表现	腹腔穿刺
实质性脏器破裂	1. 主要是腹腔内出血表现：面色苍白、出冷汗、脉率加快，严重时可出现休克 2. 出血多者可有明显腹胀和移动性浊音阳性 3. 腹痛和腹膜刺激征较轻，但★肝破裂或胰腺损伤时，可因胆汁或胰液流入腹腔，引起剧烈腹痛和明显的腹膜刺激征	抽出不凝固血液可确诊为实质性脏器破裂
空腔脏器破裂	1. 主要是腹膜炎的表现，包括剧烈腹痛伴恶心、呕吐，呕血或便血 2. 最突出体征是腹膜刺激征；胃肠破裂时，可在肝浊音界缩小或消失	可抽出浑浊液体、胃肠内容物等

锦囊妙"记"

胃肠损伤

腹炎三征最突出，苍白肢冷伴呕吐。肝浊音界可缩小，X线检查显气腹。

四、辅助检查

1. 腹腔穿刺或腹腔灌洗　参见腹膜炎患者的护理。

2. 实验室检查
   - （1）红细胞计数、血红蛋白、血细胞比容下降：提示有实质性脏器损伤。
   - （2）白细胞计数及中性粒细胞比例升高：提示有空腔脏器损伤。
   - （3）血、尿淀粉酶值增高时：提示有胰腺损伤。
   - （4）尿常规检查发现有红细胞：提示有泌尿系损伤。

3. 影像学检查　立位X线检查见★膈下游离气体，提示胃肠道破裂；B超对实质性脏器损伤检出率高。

五、治疗要点

1. 非手术治疗　适用于轻微脏器损伤或生命体征稳定但暂不能确定有无内脏损伤者，如禁食、输液、输血、抗感染等。

2. 手术治疗　对已确诊或高度怀疑内脏损伤者，应及时行剖腹探查术。

六、护理诊断/问题

1. 体液不足　与损伤出血、感染渗液、禁食有关。

2. 急性疼痛　与内脏破裂、腹膜受刺激有关。

3. 恐惧　与损伤刺激、出血、内脏脱出及担心预后有关。

4. 潜在并发症　休克、内出血、急性腹膜炎、腹腔脓肿等。

七、护理措施

1. 急救护理　参见第8章损伤患者的护理。注意：★少量肠管脱出，切勿强行回纳腹腔，以免加重腹腔污染，可用消毒或清洁碗盖住脱出的内脏，防止受压，外面再加以包扎。

2. 出现以下情况，应及时进行手术探查　①腹痛和腹膜刺激征有进行性加重或范围扩大。②肠鸣音逐渐减弱、消失或出现腹胀明显者。③全身情况有恶化趋势，出现口渴、烦躁、脉率增快或体温及白细胞计数上升者。④红细胞计数进行性下降者。⑤血压由稳定转为不稳定或下降者。⑥胃肠道出血者。⑦经积极抗休克治疗情况不见好转反而继续恶化者。

3. 手术前后护理　参见急性腹膜炎手术前后护理，特别提出的是
   - （1）体位：术前需绝对卧床，尽量少搬动患者，可取半卧位。
   - （2）诊断未明前，做到"四禁"：禁饮食、禁麻醉性止痛药、禁导泻、禁灌肠。
   - （3）手术切口护理：保持切口敷料干燥、不脱落，如有渗血、渗液应及时更换，观察切口愈合情况，及早发现切口感染的征象。

八、健康指导

1. 加强安全教育，宣传劳动保护，遵守交通规则，避免意外事故的发生。

2. 普及急救知识，学会简单的急救方法和自救方法。

3. 出院后适当休息，加强锻炼，增加营养，促进康复。出现腹痛、腹胀、肛门停止排气排便、伤口红肿热痛等症状应及时复诊。

附　胃肠减压患者的护理

一、原理　胃肠减压是利用负压吸引原理，将胃肠道积聚的气体和液体吸出，以降低胃肠道内压力，改善胃肠壁血液循环，有利于炎症的局限，促进伤口愈合和胃肠功能恢复的一种治疗方法。

二、目的

1. 解除或者缓解肠梗阻所致的症状。
2. 进行胃肠道手术的术前准备，以减少胃肠胀气。术后吸出胃肠内气体和胃内容物，减轻腹胀，减少缝线张力和伤口疼痛，促进伤口愈合，改善胃肠壁血液循环，促进消化功能的恢复。
3. 通过对胃肠减压吸出物的判断，可观察病情变化和协助诊断。

三、适应证

1. 肠梗阻　降低胃肠道内压力，改善肠壁的血液供应。
2. 胃肠道穿孔或破裂减少胃肠道内容物漏入腹腔。
3. 胃肠道手术后便于吻合口出血观察；有利于吻合口愈合。
4. 上腹部大手术　肝、脾、胰等术中，减轻胃肠胀气，利于手术操作。
5. 腹腔手术后　消除胃肠道胀气，促进胃肠蠕动恢复。

四、护理措施

1. ★胃肠减压期间应禁食、禁饮。如需胃内注药，则注药后应夹管并暂停减压1h。适当补液，加强营养，维持水、电解质的平衡。
2. 妥善固定。胃管固定要牢固，防止移位或脱出。
3. 保持胃肠减压持续通畅。防止内容物阻塞，每4h检查1次；每天冲洗胃管，每次30～40ml。
4. 观察并记录引流液的量、颜色和性质。一般胃肠手术后24h内，胃液多呈暗红色，2～3天后逐渐减少。
   ★若有鲜红色液体吸出，说明术后有出血，应停止胃肠减压，并通知医生。
5. 引流瓶（袋）及引流接管每天更换1次。
6. 加强口腔护理，预防口腔感染和呼吸道感染。
7. 拔管
   - （1）★指征：术后2～3天，肠蠕动恢复；肛门排气。
   - （2）★方法：嘱患者在吸气末屏气，先缓慢向外拉，当胃管头端接近咽喉部时，迅速拔出，防止误吸。

要点回顾

1. 急性腹膜炎主要表现有哪些？常做哪些检查？
2. 腹部空腔脏器和实质性脏器损伤有什么区别？
3. 胃肠道破裂的特点有哪些？
4. 急性腹膜炎的非手术治疗及术前护理措施有哪些？

●○ 模拟试题栏——识破命题思路，提升应试能力 ○●

一、专业实务

A₁型题

1. 属于原发性腹膜炎的病因是
   - A. 手术时腹腔被污染
   - B. 病原菌经血行播散到腹腔
   - C. 阑尾炎症扩散
   - D. 胃肠道穿孔
   - E. 肝破裂

2. 继发性腹膜炎最常见的致病菌是
   - A. 溶血性链球菌
   - B. 肺炎双球菌
   - C. 变形杆菌
   - D. 大肠埃希菌
   - E. 厌氧类杆菌

3. 原发性腹膜炎与继发性腹膜炎的主要区别是
   - A. 有无全身感染
   - B. 有无腹膜刺激征
   - C. 腹胀的程度不一
   - D. 腹痛的性质不同
   - E. 腹腔内有无原发病灶

4. 下列哪项不是引起继发性腹膜炎的病因
   A. 手术污染 　　　　 B. 胃肠道穿孔
   C. 阑尾炎症扩散 　　 D. 泌尿道感染
   E. 肝破裂

5. 腹部闭合性损伤最常损伤的内脏是
   A. 肝 　　　 B. 脾 　　　 C. 肾
   D. 胃 　　　 E. 小肠

A₂型题

6. 患者，男，70岁。以急性化脓性腹膜炎收入院，非手术治疗期间，患者发生了休克，其主要原因可能是
   A. 剧烈疼痛
   B. 腹膜吸收大量毒素，血容量减少
   C. 肠内积液刺激
   D. 大量呕吐失液
   E. 腹胀引起呼吸困难

7. 患者，男，50岁。十二指肠溃疡病史20年，晨起突然上腹部刀割样疼痛，迅速波及全腹，诊断为十二指肠溃疡穿孔，腹腔穿刺可能抽出
   A. 黄色、浑浊、无臭液体
   B. 草绿色透明液体
   C. 血性液体，淀粉酶含量高
   D. 不凝固血液
   E. 血性液体，臭味重

8. 患者，男，35岁。汽车撞伤腹部3h入院，腹痛剧烈。医生怀疑有内脏损伤，为了区别空腔脏器与实质脏器损伤，最具鉴别诊断意义的检查是
   A. 腹膜刺激程度 　　 B. 有无膈下游离气体
   C. 有无移动性浊音 　 D. 腹腔诊断性穿刺
   E. 腹痛剧烈程度

9. 患者，男，28岁，电工。从电线杆上掉下，医生诊断腹腔内实质性脏器损伤，主要的依据是
   A. 腹肌紧张 　　　　 B. 膈下游离气体
   C. 板状腹 　　　　　 D. 腹腔穿刺抽出浑浊液体
   E. 腹腔穿刺抽出不凝固血液

10. 患者，男，23岁。斗殴导致腹部开放性损伤，是因为
    A. 伤及腹壁
    B. 伤及腹壁穿破腹膜
    C. 腹部伤致实质性脏器损伤
    D. 腹部伤致小肠损伤
    E. 腹部伤致膀胱损伤

11. 患者，男，36岁。车祸致腹部损伤入院，诉尿色红，可能伤及
    A. 肝 　　　 B. 脾 　　　 C. 肾

    D. 胃 　　　 E. 小肠

12. 患者，男，25岁。车祸致腹部损伤，入院X线检查见膈下游离气体，不可能的内脏损伤是
    A. 肝破裂 　　　　　 B. 十二指肠破裂
    C. 胃破裂 　　　　　 D. 结肠破裂
    E. 小肠破裂

A₃/A₄型题

（13～14题共用题干）

患者，男，50岁。饱食后腹痛、呕吐3h急诊入院，查体：全腹压痛、反跳痛和腹肌紧张，肝浊音界缩小，肠鸣音减弱。

13. 最有意义的检查是
    A. 腹膜刺激征 　　　 B. 观察血压和脉搏
    C. 血常规检查 　　　 D. 立位腹部X线平片
    E. 腹部B超

14. 护士需立即通知患者
    A. 准备手术 　　　　 B. 静脉输液
    C. 取平卧位 　　　　 D. 可下床行走
    E. 禁食

（15～16题共用题干）

患者，男，36岁。腹部撞伤2h，面色苍白，四肢厥冷，脉搏细速，血压80/60mmHg，因腹部损伤入院。

15. 来院后，查红细胞计数、血红蛋白、血细胞比容下降，最有可能损伤的是
    A. 胃穿孔 　　　　　 B. 直肠穿孔
    C. 脾破裂 　　　　　 D. 小肠穿孔
    E. 结肠穿孔

16. 若疑是胰腺破裂，应首先做下列哪项检查
    A. 血钾 　　　　　　 B. 血钙
    C. 血淀粉酶 　　　　 D. B超
    E. CT

（17～18题共用题干）

患者，男，70岁。胃大部切除术后第3天，腹部出现压痛、反跳痛、肌紧张，拟诊断为急性腹膜炎。

17. 该患者发生急性腹膜炎的可能原因是
    A. 手术时腹腔被污染
    B. 病原菌经血液侵入腹腔
    C. 铜绿假单胞菌感染
    D. 肝破裂
    E. 胃破裂

18. 患者出院后1个月，因腹痛、腹胀、呕吐、肛门无排气2h再次入院，该患者可能发生了
    A. 肠梗阻 　　　　　 B. 肠瘘

C. 吻合口狭窄　　D. 肠痉挛

E. 肠坏死

二、实践能力

A₁型题

19. 急性腹膜炎最常见并发的脓肿是

A. 膈下脓肿　　　　B. 盆腔脓肿

C. 肠间隙脓肿　　　D. 肝脓肿

E. 脾周围脓肿

20. 急性腹膜炎腹痛的特点是

A. 阵发性绞痛　　　B. 持续性疼痛阵发性加剧

C. 腹痛向肩胛部放射　D. 持续性剧烈疼痛

E. 钻顶样绞痛

21. 急性腹膜炎手术后，血压平稳宜取

A. 半卧位　　B. 平卧位　　C. 俯卧位

D. 侧卧位　　E. 坐位

22. 有利于腹腔渗液流至盆腔、减少毒素吸收的护理措施是

A. 禁食、禁饮　　　B. 胃肠减压

C. 应用抗生素　　　D. 安置半卧位

E. 保持腹腔引流通畅

23. 关于急性腹膜炎的护理，错误的是

A. 一般取半卧位　　B. 大剂量应用抗生素

C. 胃肠减压　　　　D. 禁食

E. 不能使用镇痛剂

24. 诊断腹膜炎的可靠体征是

A. 腹胀　　　　　　B. 肠鸣音亢进

C. 腹膜刺激征　　　D. 肠鸣音减弱

E. 呕吐

25. 诊断胃肠道穿孔最有价值的体征是

A. 腹痛　　　　　　B. 腹膜刺激征

C. 肠鸣音消失　　　D. 移动性浊音

E. 膈下游离气体

A₂型题

26. 患者，男，32岁。车祸致腹部外伤，疑有内脏损伤者，其护理措施错误的是

A. 禁食　　　　　　B. 输液

C. 禁用吗啡类药物　D. 腹胀严重，给予灌肠

E. 做好紧急术前准备

27. 患者，男，54岁。近2个月来经常出现腹痛、便秘等症状，排便后症状减轻。1年前曾因胃溃疡穿孔引起腹膜炎。现考虑为

A. 溃疡复发　　　　B. 粘连性肠梗阻

C. 直肠癌　　　　　D. 腹膜炎复发

E. 腹腔肿瘤

28. 患者，男，50岁。腹痛、恶心、呕吐2h，急诊入院，X线显示膈下游离气体，考虑为

A. 脾破裂　　　　　B. 胃肠道穿孔

C. 阑尾炎症扩散　　D. 泌尿道感染

E. 肝破裂

29. 患者，男，45岁。腹膜炎患者。术后第6天，T38℃，排便次数增多，里急后重，黏液血便，应考虑

A. 细菌性痢疾　　　B. 合并肠炎

C. 膈下脓肿　　　　D. 肠粘连

E. 盆腔脓肿

30. 患者，女，50岁。急性胃穿孔手术修补后7天，表现出寒战、发热、出汗等全身中毒症状，伴有上腹痛呃逆及季肋部压痛、叩击痛等，考虑是

A. 细菌性痢疾　　　B. 合并肠炎

C. 膈下脓肿　　　　D. 肠粘连

E. 盆腔脓肿

31. 患者，女，44岁。胃溃疡穿孔合并急性弥漫性腹膜炎，行胃大部切除术后，为预防并发膈下脓肿，术后最常用的有效措施是

A. 早期下床活动　　B. 大剂量抗生素

C. 半卧位　　　　　D. 禁食

E. 胃肠减压

32. 患者，女，34岁。剧烈腹痛，恶心，呕吐3h入院，处理错误的是

A. 患者应禁食　　　B. 血常规检查

C. 哌替啶止痛　　　D. 立位X线检查

E. 必要时腹腔穿刺

33. 患者，男，40岁。因急性腹膜炎入院，拟行手术治疗，手术指征除外

A. 腹部体征已减轻，但担心疾病变严重

B. 非手术治疗6h后，腹膜炎症状及体征不缓解

C. 怀疑腹腔内原发病严重

D. 出现肠麻痹、休克表现

E. 腹膜炎病因不明，且无局限趋势

34. 患者，男，25岁。既往体健，因急性阑尾炎穿孔继发腹膜炎，处理不妥的是

A. 急诊手术治疗　　B. 进流质饮食

C. 观察腹部情况变化　D. 应用抗生素

E. 取半卧位

35. 患者，男，28岁。消化性溃疡穿孔继发急性腹膜炎急诊入院，查腹平，右上腹有压痛，反跳痛，肌紧张，暂采取非手术治疗。为了防止消化液继续流入腹腔，应采取

A. 禁食　　　　　　B. 半卧位

C. 胃肠减压   D. 静脉补液

E. 及时给予止痛药

36. 患者，男，25岁。自诉患"胃病"2年，2h前突然出现腹部剧烈疼痛并迅速波及全腹。查体：腹式呼吸减弱，右上腹肌紧张，压痛及反跳痛，X线检查见膈下游离气体，拟诊"胃十二指肠溃疡穿孔"。行穿孔修补术后，胃肠减压管何时能拔除

A. 体温正常   B. 管腔阻塞

C. 肛门排气   D. 食欲增加

E. 肠鸣音消失

37. 患者，男，32岁。建筑工人，从4m高处坠落致腹部损伤，疑伴有腹腔内脏器损伤。当患者出现下列哪种指征时考虑手术探查

A. 肠鸣音亢进   B. 全身情况无恶化趋势

C. 出现腹膜刺激征   D. 恶心呕吐

E. 休克好转

38. 患者，男，20岁。腹部受撞击后腹痛2h入院。体检：BP80/60mmHg，P120次/分，当前主要的措施是

A. 密切观察病情变化

B. 禁食、胃肠减压

C. 抗休克的同时准备剖腹探查

D. 应用抗生素

E. 准备CT检查

39. 患者，男，55岁。晨起跑步时被摩托车撞倒，面色苍白，血压下降，腹腔穿刺抽出不凝固的血液3ml，最可能的诊断是

A. 胃穿孔   B. 肝脾破裂

C. 肠穿孔   D. 十二指肠穿孔

E. 肠系膜血肿

40. 患者，男，23岁。因车祸被尖锐利器插入右上腹部，右上腹有一伤口不断流血，如下图所示。其表现有腹腔内出血表现，同时伴有明显的腹膜刺激征。考虑是

此处为
伤口

A. 脾破裂   B. 肝破裂   C. 肾破裂

D. 胃穿孔   E. 胆囊穿孔

41. 患者，男，25岁。因车祸撞伤腹部，自觉腹痛难忍，伴恶心、呕吐。腹透示膈下游离气体，拟

诊为空腔脏器穿孔。有诊断价值的是

A. 腹膜刺激征

B. 肠鸣音消失

C. 腹腔穿刺抽出浑浊液体

D. 白细胞计数增高

E. 感染中毒症状

42. 患者，男，22岁。上腹部被石块击伤，腹部疼痛，伴呕吐6h。查体：T 38℃，P 116次/分，BP 120/90mmHg，全腹压痛，以中腹明显，腹肌紧张，肠鸣音消失，最可能的诊断是

A. 右肾损伤   B. 肠穿孔

C. 腹壁损伤   D. 腹膜后血肿

E. 脾破裂

43. 患者，女，38岁。车祸导致腹部闭合性损伤，疼痛剧烈。明确诊断后，护士遵医嘱给予镇痛剂，其目的是

A. 便于手术

B. 减轻伤痛刺激并防止神经源性休克

C. 预防和控制感染

D. 便于观察病情

E. 有利于与患者的沟通

A₃/A₄型题

（44～45题共用题干）

患者，男，35岁。进餐后突发上腹部刀割样疼痛4h，迅速波及全腹。检查见全腹肌呈板状样，全腹压痛，反跳痛，肠鸣音消失。

44. 考虑其所患疾病是

A. 原发性腹膜炎   B. 实质脏器破裂

C. 继发性腹膜炎   D. 急性胰腺炎

E. 急性肠梗阻

45. 以下护理措施不正确的是

A. 禁饮食   B. 胃肠减压

C. 静脉输液   D. 静脉滴注抗生素

E. 肥皂水灌肠通便

（46～47题共用题干）

患者，男，50岁。胃溃疡病史20年，6h前，突发上腹部刀割样疼痛。查体：全腹压痛、反跳痛和肌紧张，叩诊肝浊音界缩小。X线显示膈下游离气体。

46. 入院后给予胃肠减压，护理措施中不正确的是

A. 禁食

B. 保持减压管通畅

C. 胃管堵塞禁止冲洗

D. 口腔护理

E. 记录吸出液的量及性质

47. 拔除胃肠减压管，最可靠的指征是
    A. 体温正常　　　B. 腹胀消失
    C. 肠鸣音恢复　　D. 食欲增加
    E. 肛门排气

（48～49题共用题干）

患者，女，26岁。上腹部撞伤2h入院，面色苍白，四肢厥冷，脉搏细速，血压80/60mmHg，腹部压痛，叩诊有移动性浊音。

48. 针对该患者护理不正确的是
    A. 每15～30min测生命体征一次

B. 动态监测血常规
C. 必要时可重复行诊断性腹腔穿刺
D. 查血型、配血
E. 协助取半卧位

49. 患者行剖腹探查术后24h内，应重点观察
    A. 伤口和敷料
    B. 切口疼痛
    C. 生命体征和引流情况
    D. 并发腹腔脓肿
    E. 并发肠粘连

（胡海英）

第15章 腹外疝患者的护理

一、概述 腹外疝是腹腔内脏器或组织连同壁腹膜，经腹壁薄弱点、缺损或孔隙向体表突出所致。常见的腹外疝有腹股沟疝、股疝、切口疝、脐疝等。腹股沟疝最多见，男性多于女性，右侧多于左侧，包括斜疝和直疝。

二、病因

1. 腹壁强度降低 ★最重要的原因。①先天性：出生后鞘突未闭或闭锁不全可引起斜疝；直疝三角（腹股沟韧带、腹壁下动脉、腹直肌外侧围成的区域）过于宽大可引起直疝；脐环闭锁不全可引起脐疝。②后天性：腹部有手术切口或切口愈合不良、腹壁神经损伤、感染、外伤、年老、营养不良、过度肥胖等。

2. ★腹内压力升高是诱发因素 包括慢性便秘、咳嗽，排尿困难，腹水、妊娠、举重、哭闹等。

> **锦囊妙"记"** 腹外疝的病因为"一升一降"（即腹内压力升高，腹壁强度降低）。

三、病理

1. 疝的组成
 - （1）疝环：★指腹壁薄弱或缺损所在处，常作为疝命名的依据。
 - （2）疝囊：绝大多数是壁腹膜经疝环向外突出形成的囊袋状物。
 - （3）疝内容物：★小肠最多见，大网膜次之。
 - （4）疝外被盖：疝囊以外的各层组织，由★外向内是皮肤、皮下组织、肌肉、筋膜。

2. 病理类型
 - （1）易复性疝：最多见。
 - （2）难复性疝：疝内容物与疝囊壁粘连，★疝内容物不能完全回纳腹腔，其内容物大多数是大网膜。
 - （3）嵌顿性疝：★疝环较小，腹内压骤然升高引起。
 - （4）绞窄性疝：在嵌顿性疝的基础上，疝内容物发生缺血坏死，★嵌顿性疝和绞窄性疝的主要区别是疝内容物是否有血运障碍。

四、临床表现 常见的腹外疝见图15-1。

1. 腹股沟斜疝
 - （1）突出途径：内环—腹股沟管—外环—阴囊或大阴唇。
 - （2）典型表现：腹股沟区出现包块。
   1）易复性疝和难复性疝：①腹股沟区包块：在咳嗽及站立时出现，平卧或用手推可以还纳，难复性疝时不能完全还纳。②局部坠胀不适。③难复性疝时出现消化不良或便秘等症状。
   2）嵌顿性疝：①★疝块突然增大伴疼痛，紧张发硬，伴触痛，不能回纳。②如果嵌顿的内容物是肠管，出现机械性肠梗阻的表现。

图15-1 腹外疝好发部位

1. 腹股沟斜疝
（2）典型表现：腹股沟区出现包块。
3）绞窄性疝：①★疝块有红、肿、热、痛等急性炎症和急性腹膜炎表现。②严重者可发生全身感染中毒症状。③在肠袢坏死穿孔时，可因疝内压力降低，疼痛暂时缓解，因此腹痛减轻但肿块仍存在者，不可当作病情好转。

2. 腹股沟直疝
（1）突出途径：直疝三角区或称海氏三角（外侧：腹壁下动脉；内侧：腹直肌外侧缘下半；下侧：腹股沟韧带内侧半）。
（2）典型表现：腹股沟内侧端耻骨结节外上方出现一半球形肿块，极少发生嵌顿。
腹股沟斜疝与腹股沟直疝的鉴别（表15-1）。

表15-1　腹股沟斜疝与腹股沟直疝鉴别

项目	腹股沟斜疝	腹股沟直疝
发病人群	多见于儿童及青壮年	多见于老年人
突出途径	经腹股沟管突出，可进阴囊	由直疝三角突出，不进阴囊
疝块外形	椭圆形或梨形	半球形
回纳疝块后压住内环	疝块不再突出	疝块仍可突出
疝囊颈与腹壁下动脉的关系	疝囊颈在腹壁下动脉外侧	疝囊颈在腹壁下动脉内侧
嵌顿发生	较多	极少

3. 股疝　40岁以上的妇女多见。
（1）突出途径：股环—股管—卵圆窝（图15-2），★最容易发生嵌顿的疝。
（2）典型表现：在腹股沟韧带下方卵圆窝处有一半球形的突起。

4. 脐疝　婴幼儿多见，哭闹时脐处有突出物。

5. 切口疝　腹部手术病史者，切口处可膨出。

图15-2　股疝

股疝
疝囊通过股环、经股管向卵圆窝突出的疝

五、辅助检查

1. 实验室检查　血常规检查白细胞和中性粒细胞增高，提示疝内容物继发感染。
2. X线检查　嵌顿或绞窄性疝如内容物为肠袢时，X线检查可见肠梗阻征象。

六、治疗要点

1. 非手术治疗
（1）适应证
1）★1岁以内婴幼儿。
2）年老体弱或伴有其他严重疾病不能耐受手术者。
3）★嵌顿性疝发病在3～4h内，没有腹膜刺激征，可先行手法复位。
（2）措施
1）★1岁以内婴幼儿采用棉线束带或绷带压住腹股沟管内环，随着生长发育有自愈的可能。
2）年老体弱或伴有其他严重疾病不能耐受手术者，可使用医用疝带。

2. 手术治疗
目前常用手术方法有传统的疝修补术（疝囊高位结扎术、疝修补术）、无张力疝修补术（图15-3）和腹腔镜疝修补术。
（1）腹外疝最有效的治疗方法是手术修补。
（2）嵌顿性及绞窄性疝原则上应急症手术。

七、护理诊断/问题

1. 知识缺乏　缺乏预防腹内压增高的相关知识。
2. 体液不足　与嵌顿或绞窄性疝引起频繁呕吐等有关。
3. 潜在并发症　术后阴囊水肿、切口感染。

腹肌
疝囊
腹膜
补片

图15-3　无张力疝修补术

八、护理措施

1. 术前护理
（1）消除引起腹内压增高的因素，如咳嗽、便秘、排尿困难等。
（2）巨大疝患者要减少活动，多卧床休息。
（3）病情观察：观察腹部包块、腹痛和腹部体征，也是嵌顿性疝手法复位后观察重点。
（4）术前晚灌肠：目的是防止术后腹胀和便秘。
（5）入手术室前排空膀胱，以预防术中损伤膀胱。
（6）嵌顿性疝和绞窄性疝患者，按腹膜炎术前准备进行。

2. 术后护理
（1）★平卧位，膝下垫枕，使髋关节微屈。目的：降低腹壁切口的张力。
（2）饮食：术后6～12h无恶心、呕吐可进流质饮食。行肠切除术者，应禁食，待肠功能恢复后，方可逐步进食流质饮食、半流质饮食、普食。
（3）★活动：一般手术后3～5天可离床活动，无张力疝修补术可早期离床活动。
（4）预防切口感染：★切口感染是疝复发的主要原因之一。
（5）防止腹内压增高：避免受凉咳嗽，保持大小便通畅等。
（6）★防止阴囊水肿：术后用丁字带将阴囊托起，伤口部位用0.5kg左右的沙袋压迫6～8h。

九、健康指导

1. ★术后3个月内避免重体力劳动，或提举重物。避免腹内压增高因素，及时治疗便秘和前列腺增生症等。
2. 若疝复发，应及早诊治。

要 点 回 顾

1. 腹外疝的病因、组成和病理类型有哪些？
2. 腹股沟斜疝、腹股沟直疝、股疝有什么特点？
3. 腹外疝的非手术适应证和手术方法是什么？
4. 嵌顿性疝和绞窄性疝的区别和处理原则是什么？
5. 腹外疝术后常规护理有哪些要点？如何预防阴囊水肿？

●○ 模拟试题栏——识破命题思路，提升应试能力 ○●

一、专业实务

A₁型题

1. 引起腹外疝的主要病因是
   A. 妊娠和重体力劳动
   B. 腹水和便秘
   C. 外伤和感染造成的腹壁缺损
   D. 腹壁强度降低和腹内压力增高
   E. 腹股沟管和股管宽大

2. 腹外疝命名的依据是
   A. 疝环
   B. 疝囊
   C. 疝内容物
   D. 疝外被盖
   E. 疝的外形

3. 最常见的腹外疝是
   A. 脐疝
   B. 股疝
   C. 切口疝
   D. 腹股沟直疝
   E. 腹股沟斜疝

4. 疝内容物与疝囊壁发生粘连而不能完全回纳入腹腔的是
   A. 易复性疝
   B. 滑动性疝
   C. 难复性疝
   D. 嵌顿性疝
   E. 绞窄性疝

A₂型题

5. 患者，男，28岁。5年来腹压增高时反复出现右腹股沟肿物，平卧时肿块消失。10h前因提重物而肿块又出现，伴腹痛呕吐，肛门停止排气排便。体检示右阴囊红肿，可见梨状肿块，平卧后肿块不消失。最有可能的诊断是
   A. 绞窄性股疝
   B. 嵌顿性腹股沟斜疝
   C. 嵌顿性腹股沟直疝
   D. 睾丸鞘膜积液
   E. 睾丸扭转

6. 患者，男，60岁，发现右腹股沟内侧包块4年余。3天前腹股沟包块突然增大变硬，不能还纳，伴剧

烈疼痛。8h前疼痛有所缓解，但出现发热。患者可能出现了

A. 急性阑尾炎　　B. 易复性疝

C. 难复性疝　　　D. 嵌顿性疝

E. 绞窄性疝

7. 患者，男，25岁。左侧腹股沟斜疝2年。6h前提重物时，疝块突然增大，不能回纳，出现阵发性腹痛伴频繁呕吐，查疝块明显压痛。根据临床表现，其被嵌顿的内容物可能是

A. 小肠　　　　　B. 大网膜

C. 膀胱　　　　　D. 结肠

E. 乙状结肠

8. 患者，女，47岁。3年前因卵圆窝处有半球形包块，被诊断为股疝。请问该疝的疝环位置在

A. 卵圆窝　　　　B. 腹股沟管

C. 腹股沟三角　　D. 股管

E. 股环

9. 患者，男，75岁，体重67kg。双侧腹股沟直疝4年，身体健康，无慢性支气管炎和前列腺增生症，二便正常。该患者发生腹股沟直疝最可能的病因是

A. 肥胖　　　　　B. 年老

C. 慢性咳嗽　　　D. 排尿困难

E. 直疝三角发育不良

二、实践能力

A₁型题

10. 嵌顿性疝与绞窄性疝最主要的不同点是

A. 有无腹痛　　　B. 腹痛程度

C. 疝块大小　　　D. 疝内容物有无血运障碍

E. 疝内容物是否能回纳

11. 腹股沟部疝块不进阴囊，回纳后压迫内环，疝块仍可出现的是

A. 腹股沟斜疝　　B. 股疝

C. 腹股沟直疝　　D. 切口疝

E. 白线疝

12. 腹外疝手术前后护理，不正确的是

A. 积极处理疝的诱发因素

B. 备皮时避免剃破皮肤

C. 术前排尿，防止误伤膀胱

D. 急症手术均应禁食12h

E. 保持大便通畅

A₂型题

13. 患者，男，58岁。诊断为腹股沟疝，如下图所示，下列描述正确的是

A. 好发于老年人

B. 从直疝三角突出

C. 从腹股沟管内环突出

D. 疝形态为半球形

E. 不进入阴囊

14. 患者，男，34岁。腹股沟斜疝术后取仰卧位，腘窝部垫一软枕的目的是

A. 预防麻醉后头痛

B. 减轻切口疼痛，利于切口愈合

C. 减少阴囊血肿发生机会

D. 促进肠蠕动恢复预防肠粘连

E. 防止疝复发

15. 患者，男，40岁，慢性便秘多年。近半年来站立时发现阴囊出现肿块，平卧时可还纳，入院诊断为腹股沟斜疝，拟行手术治疗。可有效防止该患者术后复发的措施是

A. 备皮　　　　B. 治疗便秘　　　C. 利尿

D. 短期禁食　　E. 长期服止疼药

16. 患者，男，46岁。因嵌顿性疝急诊入院，1h前接受手法复位后回到病房，作为责任护士应重点观察

A. 生命体征　　　　B. 神志变化

C. 腹痛、腹部体征　D. 呕吐腹胀

E. 肛门排气

17. 患者，男，55岁。右侧腹股沟斜疝8年，3h前背重物时，疝块突然增大，不能回纳，疝块紧张发硬伴疼痛和压痛。考虑可能是

A. 易复性疝　　B. 难复性疝　　C. 滑动性疝

D. 嵌顿性疝　　E. 绞窄性疝

18. 患者，女，48岁。主诉：卵圆窝处有胀痛。站立时卵圆窝处有半球形肿块，可回纳。诊断为股疝，正确的处理是

A. 尽早手术治疗

B. 观察生命体征

C. 观察有无腹痛、腹膜刺激征

D. 观察包块的大小

E. 观察有无呕吐、发热、腹胀

19. 患者，男，60岁。因巨大疝行疝修补术，作为责

任护士为患者提供护理，下述哪项注意避免

  A. 及时处理便秘

  B. 告知术后 3 个月内避免重体力劳动

  C. 教会咳嗽时保护切口的方法

  D. 切口部位压沙袋

  E. 鼓励患者早期下床活动

20. 患者，男，40 岁。因腹股沟直疝行疝修补术后 5 天，你为患者进行出院前健康教育，正确的内容是

  A. 少吃富含维生素的食物

  B. 术后不会复发，可任意活动

  C. 1 个月内避免重体力劳动

  D. 3 个月内避免重体力劳动

  E. 半年内避免重体力劳动

21. 患者，男，56 岁。右侧腹股沟斜疝嵌顿，术后出院指导，正确的叙述是

  A. 减少和消除引起腹外疝复发的因素

  B. 卧床休息，不宜增加活动量

  C. 出院后 3 天内避免重体力劳动

  D. 可进食刺激性食物

  E. 切口愈合后不必定期随访

A₃/A₄ 型题

（22～24 题共用题干）

患者，男，67 岁。发现右侧腹股沟可复性肿块 5 年。患者此次入院经过及具体情况如视频中所示。

22. 此类疝属于

  A. 腹股沟直疝，嵌顿性疝

  B. 腹股沟直疝，绞窄性疝

  C. 腹股沟斜疝，嵌顿性疝

  D. 腹股沟斜疝，绞窄性疝

  E. 股疝，绞窄性疝

23. 对该患者的术前护理措施中，以下不正确的是

  A. 禁食禁饮 B. 灌肠 C. 排空膀胱

  D. 备皮 E. 静脉输液

24. 若行手术治疗，术后预防阴囊水肿的有效措施是

  A. 仰卧位，腘窝下垫枕

  B. 用沙袋压迫切口

  C. 鼓励患者早期下床活动

  D. 用丁字带托起阴囊

  E. 局部理疗

（25～29 题共用题干）

患者，男，30 岁。右侧腹股沟区肿块 1 年，渐增大，平卧后肿块可消失。今弯腰搬重物时突感右

下腹疼痛，伴呕吐 2 次，2h 后来院。查体：右下腹压痛，肠鸣音 12～14 次/分，右腹股沟区有一梨形肿块约 7cm×4cm×3cm，有明显压痛，不能回纳，局部皮肤无红肿。

25. 最可能的诊断是

  A. 右侧腹股沟斜疝

  B. 右侧可复性腹股沟斜疝

  C. 右侧难复性腹股沟斜疝

  D. 右侧嵌顿性腹股沟斜疝

  E. 右侧绞窄性腹股沟斜疝

26. 此时最合适的处理是

  A. 抗生素静脉滴注 B. 使用解痉镇痛药

  C. 急症手术 D. 胃肠减压

  E. 手法复位

27. 如果嵌顿未解除，最可能发生

  A. 腹腔脓肿 B. 疝内容物缺血坏死

  C. 脓毒血症 D. 水电解质紊乱

  E. 休克

28. 该患者行疝修补术后，正确体位是

  A. 平卧位 B. 平卧位，膝下垫枕

  C. 半卧位 D. 斜坡卧位

  E. 侧卧位

29. 取该体位的主要目的是

  A. 预防伤口裂开 B. 减轻切口疼痛

  C. 减少伤口渗血 D. 降低腹股沟区伤口张力

  E. 预防伤口感染

（30～31 题共用题干）

患者，男，62 岁。5 年来站立、咳嗽时反复出现左侧腹股沟肿块，呈梨形，平卧可消失。12h 前搬家具时肿块增大，有明显疼痛，平卧和手推均不能回纳，肛门停止排便排气。诊断为腹外疝入院治疗。

30. 该患者最合适的治疗措施是

  A. 立即手术 B. 手法复位

  C. 药物止痛 D. 平卧观察

  E. 抗生素治疗

31. 患者治疗后即将出院，护士给予指导，其中不正确的是

  A. 出院后 3 个月内避免重体力劳动

  B. 避免腹外疝复发的因素

  C. 调整饮食，保持排便通畅

  D. 定期随访，疝复发时可在家中观察

  E. 避免增加腹内压的动作，如剧烈咳嗽等

（伍 诗）

第16章 胃肠疾病患者的护理

第1节 胃十二指肠疾病外科治疗患者的护理

一、概述 胃、十二指肠溃疡是指发生于胃、十二指肠的局限性、圆形或椭圆形的全层黏膜缺损。★胃溃疡好发于胃小弯，十二指肠溃疡多发生在球部。病因与幽门螺杆菌感染、胃酸分泌过多和黏膜防御机制减弱等有关。

二、外科治疗简介

1. **手术适应证** ★①溃疡并发急性大出血、内科止血无效。②溃疡并发急性穿孔。③溃疡合并瘢痕性幽门梗阻（手术治疗绝对适应证）。④溃疡癌变。⑤顽固性溃疡（内科治疗无效）。

2. **手术方式** ★最主要的是胃大部切除术。
   - （1）毕Ⅰ式胃大部切除术：胃大部切除后，将残胃与十二指肠吻合。★多适用于治疗胃溃疡。其优点是术后因胃肠功能紊乱而导致并发症较少，但为避免残胃与十二指肠吻合口的张力过大导致切除胃的范围不够，增加了术后溃疡复发的机会。
   - （2）毕Ⅱ式胃大部切除术：切除远端胃大部后，缝闭十二指肠残端，残胃与上段空肠吻合。★适用于各种胃、十二指肠溃疡，特别是十二指肠溃疡。优点是术后溃疡复发率低，缺点是吻合方式改变了正常解剖生理关系，术后较易发生胃肠道功能紊乱而引起并发症。

三、临床表现

1. **急性穿孔**
   - （1）腹痛：★刀割样剧痛，穿孔后因胃肠液等化学物质刺激腹膜引起剧烈腹痛，6～8h后由于腹膜大量渗液，化学物质被稀释，腹痛减轻，随后因细菌感染腹痛再次加重。
   - （2）体征：板状腹、★腹膜刺激征、肝浊音界缩小或消失。

> **锦囊妙"记"**
>
> 上腹疼痛胃病史，突然剧痛像刀割。
>
> 压痛反跳腹强直，腹透膈下游气体。
>
> 减压输液加镇痛，立即手术莫迟疑。

2. **急性大出血** 因溃疡基底血管被侵蚀破裂引起，★主要表现为呕血与黑便，出血后软弱无力、头晕眼黑，严重者出现休克。

3. **瘢痕性幽门梗阻** ★主要表现为呕吐，常发生在晚间或下午，为宿食，量大，不含胆汁，严重时可引起★低氯低钾性碱中毒。

四、辅助检查

1. 胃镜检查 为合并大出血、瘢痕性幽门梗阻首选的检查方法。对消化性溃疡有确诊价值。
2. ★腹部立位X线检查 是消化性溃疡★急性穿孔者的首选检查。可见膈下游离气体。

五、治疗要点

1. 急性穿孔 症状轻、一般情况好的空腹较小穿孔可行保守治疗，★如保守治疗无好转则行手术治疗，应在6～8h内行胃大部切除术，超过12h行修补术。
2. 急性大出血 ★绝大多数患者非手术止血有效。如非手术止血效果不佳应及早手术。
3. 瘢痕性幽门梗阻 ★在充分术前准备下行胃大部切除术。

六、护理诊断/问题

1. 疼痛 与消化道黏膜溃疡有关。
2. 营养不良：低于机体需要量 与疾病导致摄入不足、消化吸收障碍有关。
3. 潜在并发症 吻合口出血、十二指肠残端破裂、胃肠道梗阻、倾倒综合征等。

七、护理措施

1. 术前护理

（1）急性穿孔术前准备：禁食禁饮，胃肠减压，输液，应用抗生素和抑酸药，半卧位等。

（2）溃疡病急性大出血：①患者卧床休息，取平卧位，呕血时头偏向一侧。②一般应暂禁食，可从胃管内注入冷生理盐水，可加入适量去甲肾上腺素。输液输血，应用止血药。③密切观察生命体征、呕血及便血情况。如6～8h内需输大量血液（＞800ml）或24h输1000ml以上才能维持血压，说明出血仍在继续，应急症手术。

（3）瘢痕性幽门梗阻：①根据梗阻情况给予流质饮食或禁食，静脉输液，补充营养。②★术前3天每晚用温生理盐水洗胃，以减轻胃黏膜水肿和炎症，有利于术后吻合口愈合。

2. 手术后护理 一般护理参见急性腹膜炎护理，重点介绍术后并发症的观察及护理。

（1）吻合口出血：①★手术后24h内可有不超过300ml暗红色或咖啡色液体从胃管引出，以后胃液逐渐转清，属正常情况，不用处理。②若术后短期内从胃管引流出大量鲜红色血液，持续不止，考虑吻合口出血。护理见"溃疡病急性大出血"的护理。

（2）十二指肠残端破裂：①★是毕Ⅱ式胃大部切除术后最严重并发症。②★一般多发生于术后3～6天，表现为右上腹突然剧烈疼痛和腹膜刺激征，出现急性弥漫性腹膜炎的表现。③需立即进行手术治疗。

（3）胃肠道梗阻：①吻合口梗阻：★呕吐物为食物，不含胆汁。先保守治疗，不缓解可手术。②急性完全性输入段肠袢梗阻：突发剧烈腹痛，★呕吐物少，不含胆汁，上腹偏右有压痛及包块。③慢性不完全性输入段肠袢梗阻：★呕吐物主要是胆汁。可先保守治疗，不缓解再手术。④输出段肠袢梗阻：★呕吐食物和胆汁。可先保守治疗，不缓解再手术。

（4）倾倒综合征：①原因：★毕Ⅱ式胃大部切除术后，胃内容物过快进入肠腔引起。②表现：★餐后30min内出现上腹胀痛不适、心悸、乏力、出汗、头晕、恶心、呕吐，甚至虚脱，并有肠鸣、腹泻等，平卧几分钟后缓解。③护理：主要调整饮食：★少食多餐；避免过甜、过咸、过浓的流质饮食；进餐时限制饮水喝汤；进餐后平卧20～30min。多数患者可在1年内自愈。

八、健康指导

1. 出院后可补充铁剂和维生素，预防贫血；避免使用对胃黏膜有损害的药物，如阿司匹林、吲哚美辛、皮质类固醇等。
2. 帮助患者纠正不良的生活、饮食习惯。如少食多餐，忌暴饮暴食；食物应易消化；避免烟、酒、浓茶、咖啡、辣椒、油炸等刺激性食物；生活规律。

要点回顾

1. 胃十二指肠溃疡外科手术治疗的适应证有哪些？最主要的外科治疗手术方式是什么？
2. 常见胃十二指肠溃疡的并发症及其特点有哪些？
3. 对瘢痕性幽门梗阻的患者，如何做好术前护理？
4. 胃十二指肠溃疡手术后常见哪些并发症？最严重的并发症是什么？
5. 对发生术后倾倒综合征的患者如何护理？

附 胃癌患者的护理

一、概述 ★胃癌是消化道最常见的恶性肿瘤，好发年龄为40～60岁，男性居多。

二、病因 尚未完全清楚。目前认为癌前病变与胃溃疡、萎缩性胃炎、胃息肉恶变、胃切除术后残胃有关，幽门螺杆菌感染也是重要因素之一。

三、病理

1.好发部位 ★好发于胃窦部，其次为胃小弯和贲门部。

2.大体分型
- （1）早期胃癌：★胃癌局限于黏膜或黏膜下层，不论病灶大小和有无淋巴转移。
- （2）进展期胃癌：胃癌超出黏膜下层侵入肌层或浆膜。
- （3）转移途径：癌肿可直接浸润腹壁、邻近器官及组织；★淋巴转移是最主要的转移途径，可转移至左锁骨上淋巴结；★晚期血行转移最常见的是肝转移；可发生腹膜种植转移。

四、临床表现

1.早期无明显症状，半数患者较早出现上腹隐痛。当幽门梗阻时有恶心、呕吐宿食，贲门部癌可有进食梗阻感。

2.晚期患者可出现上腹部肿块、恶病质、转移表现。

五、辅助检查

1.内镜检查 ★纤维胃镜加活组织检查是诊断胃癌最可靠的方法。

2.实验室检查 粪便隐血试验呈持续阳性有助于早期发现。

六、治疗要点

1.★首选手术治疗。辅以化疗、放疗及免疫治疗等以提高疗效。

2.★早期发现、早期诊断、早期治疗是提高胃癌疗效的关键。

七、护理诊断/问题

1.焦虑或恐惧 与胃癌确诊、手术的危险性、并发症的发生有关。

2.营养失调：低于机体需要量 与摄入食物不足、消化吸收不良等有关。

3.潜在并发症 胃癌穿孔、出血、幽门梗阻等。

八、护理措施 手术前后的护理参见胃十二指肠溃疡护理，化疗、放疗护理参见肿瘤患者护理。但应注意以下两点：

1.加强心理护理，缓解患者的焦虑与恐惧情绪，增强患者对治疗的信心。

2.加强营养护理，给予高蛋白、高热量、高维生素、易消化的食物；对不能进食者，遵医嘱给予静脉营养。

九、健康指导 胃癌患者须定期门诊随访，按医嘱坚持化疗。术后3年内每3～6个月复查1次，3～5年每半年复查1次，5年后每年1次。内镜检查每年1次。

要点回顾

1.胃癌的发生与哪些因素有关？

2.胃癌的好发部位在哪里？早期胃癌的特点是什么？

3.胃癌最主要的转移途径是什么？常见的转移部位有哪些？

4.诊断胃癌最可靠的方法和治疗胃癌首选的治疗方式是什么？

第2节 急性阑尾炎患者的护理

一、概述 急性阑尾炎是阑尾的急性化脓性感染，是最常见的外科急腹症。

二、病因

1. ★阑尾腔阻塞　是最常见的病因，多由淋巴滤泡增生引起。
2. 细菌入侵　★致病细菌多为大肠埃希菌和厌氧菌。

三、病理

1. 相关解剖　阑尾位于右髂窝内，开口于盲肠后内侧壁，体表投影为★"麦氏点"（脐与右髂前上棘连线中外1/3交界处）；阑尾动脉属终末支，感染后易发生坏疽；阑尾静脉汇入门静脉，感染后可并发化脓性门静脉炎。

2. 病理类型
（1）单纯性阑尾炎：病变限于黏膜和黏膜下层，表现较轻。
（2）化脓性阑尾炎：浆膜表面有脓性分泌物，形成局限性腹膜炎。
（3）坏疽性阑尾炎：坏死穿孔，可引起弥漫性腹膜炎。
（4）阑尾周围脓肿：穿孔后阑尾被大网膜包裹，形成炎性肿块。

四、临床表现（图16-1）

1. 症状　★典型表现是转移性右下腹痛，发病初期由内脏神经反射引起上腹或脐周痛，属于★牵涉痛。伴发热、恶心、呕吐。如出现高热、黄疸、肝大需考虑并发了化脓性门静脉炎。
2. 体征　★右下腹固定压痛是最重要体征；可有腹膜刺激征，阑尾周围脓肿可扪及包块。

图 16-1　急性阑尾炎的临床表现

3. 特殊体征
（1）结肠充气试验：阳性有助于本病诊断。
（2）腰大肌试验：★阳性说明阑尾位置很深（考虑腹膜后位）。
（3）闭孔内肌试验：★阳性说明阑尾位置很低（靠近闭孔内肌）。
（4）直肠指检：阑尾穿孔直肠前壁压痛广泛，阑尾周围脓肿时可触及痛性肿块。

五、辅助检查

1. 实验室检查　白细胞计数、中性粒细胞比例升高。
2. B超检查　可显示阑尾肿大或阑尾周围脓肿。

六、治疗要点

1. 手术治疗　★最主要的治疗是阑尾切除术。
2. 非手术治疗　单纯性阑尾炎和阑尾周围脓肿者，可采用非手术治疗。

七、护理诊断/问题

1. 急性疼痛　与阑尾炎症、手术创伤有关。
2. 潜在并发症　急性腹膜炎、术后切口感染、术后粘连性肠梗阻等。

八、护理措施

1. 术前护理
（1）体位：宜取半卧位。
（2）饮食：★禁食。
（3）病情观察：主要观察生命体征、腹部症状和体征的变化。★如腹痛突然减轻有可能是穿孔引起。
（4）其他护理：输液、抗感染、对症处理等。

2. 术后护理
（1）一般护理
1）体位：生命体征平稳后取半卧位。
2）饮食：★先禁食，待肛门排气后恢复饮食。1周内忌牛奶或豆制品以免腹胀，1周内忌灌肠及用泻剂。
3）活动：★鼓励及早下床活动，促进肠蠕动恢复，防止肠粘连。
（2）治疗配合：输液、抗感染、对症处理等。
（3）并发症护理
1）腹腔内出血：★常发生于术后24h内，临床表现和治疗参见第6章围术期护理章节。

2.术后护理 （3）并发症护理

2）切口感染：★是术后最常见的并发症，临床表现和治疗参见手术前后患者的护理章节。

3）腹腔脓肿：术后5～7天体温升高或下降后又升高，伴有腹痛、腹胀、腹部包块或排便排尿改变等，应及时告诉医生进行处理。

4）其他并发症：粘连性肠梗阻、阑尾残株炎、粪瘘等。

九、健康指导

1. 保持良好的饮食、卫生及生活习惯，餐后不做剧烈运动。

2. 术后早期下地活动，防止肠粘连。

3. ★阑尾周围脓肿患者3个月后可考虑手术切除阑尾。

锦囊妙"记"
管腔阻塞致炎症，腹痛转移并固定。
切口感染最常见，及早下床防粘连。

要点回顾

1. 急性阑尾炎最常见的病因是什么？急性阑尾炎的典型症状是什么？重要体征是什么？

2. 急性阑尾炎的特殊体征有哪些？有何临床意义？

3. 急性阑尾炎术后早期下床活动有何意义？

第3节 肠梗阻患者的护理

一、概述 由于各种原因引起肠内容物不能顺利通过肠道，称为肠梗阻。

二、病因和分类

1. 按病因分类
- （1）机械性肠梗阻：最常见。主要原因包括肠腔堵塞、肠管受压和肠壁病变。
- （2）动力性肠梗阻
  - 1）肠麻痹：可见于急性弥漫性腹膜炎、腹部术后、低钾血症等。
  - 2）肠痉挛：可见于慢性铅中毒和肠道功能紊乱等。
- （3）血运性肠梗阻 由肠系膜血管栓塞或血栓形成引起。

2. 按肠壁有无血运障碍分类
- （1）单纯性肠梗阻：无血运障碍。
- （2）绞窄性肠梗阻：有血运障碍，见于绞窄性疝、肠扭转、肠套叠等。

三、病理生理（图16-2）

1. 局部变化 梗阻以上肠管积气积液→肠管内压力升高→肠管壁变薄、肠液渗漏，肠壁坏死引起腹膜炎（从单纯性发展成绞窄性）。

2. 全身变化
- （1）体液丧失：脱水、代谢性酸中毒。
- （2）毒素吸收、感染。
- （3）呼吸和循环功能障碍。

锦囊妙"记"
肠道梗阻不简单，坏死失液休克兼。

四、临床表现

1. 四大症状 ★腹痛、呕吐、腹胀、肛门停止排气排便（表16-1）。

表16-1 肠梗阻的症状

痛	吐	胀	闭
机械性：阵发性绞痛	高位：早而频繁，量少	低位梗阻和肠麻痹最明显	高位梗阻：早期可有梗阻以下残存粪便、气体排出
麻痹性：全腹胀痛	低位：呕吐迟而次数少，量多	肠扭转：腹胀不对称	绞窄性：可排出血性黏液样便
绞窄性：持续剧痛	绞窄性：可为血性		

2. 四大体征　望、触、叩、听（表16-2）

表16-2　肠梗阻的体征

望	触	叩	听
机械性：可见肠型及蠕动波	单纯性：可有轻压痛，无腹膜刺激征	呈鼓音	机械性：肠鸣音高亢
麻痹性：腹胀均匀对称	绞窄性：可有固定压痛或压痛性包块，有腹膜刺激征	绞窄性：腹腔渗液多时，可有移动性浊音	麻痹性：肠鸣音减弱或消失

锦囊妙"记"　　痛胀呕吐无排气，四大症状拟诊断。

3. 全身表现　严重者可出现脱水、代谢性酸中毒、发热、休克等相关表现。

4. 几种常见的机械性肠梗阻
- （1）粘连性肠梗阻：一般有腹腔手术史或腹部感染病史。
- （2）蛔虫性肠梗阻：多见于儿童，有肠道蛔虫病史，可呕吐出蛔虫。
- （3）小肠扭转：★多见于青壮年，饱食后剧烈运动引起，易绞窄，宜早手术。
- （4）乙状结肠扭转：多见于经常便秘的男性老年人，易绞窄，宜早手术。
- （5）肠套叠：★多见于2岁以内儿童，三大典型表现是腹痛（哭闹）、血便（果酱样大便）、腹部肿块（腊肠样包块）。诊断首选空气或钡剂灌肠X线造影检查。起病48h内治疗首选空气或钡剂灌肠复位，不成功者急诊手术。

五、辅助检查
- 1. 腹平片　★首选检查，可见气液平面。
- 2. 钡剂灌肠　★肠套叠阻端呈"杯口征"或"弹簧状"；乙状结肠扭转阻端呈"鸟嘴征"。

六、治疗要点　治疗原则是纠正生理紊乱和解除梗阻。

1. 非手术治疗
- （1）适用于单纯性机械性肠梗阻、动力性肠梗阻。
- （2）最重要的措施是★胃肠减压，主要作用是减轻腹胀和肠腔压力，改善肠壁血供，减少毒素吸收等。

2. 手术治疗　绞窄性肠梗阻、非手术治疗不能解除的机械性肠梗阻需手术治疗。

锦囊妙"记"　　单纯梗阻先保守，禁食减压把肠灌。
病情迁延需手术，鉴别绞窄是关键。

七、护理诊断/问题
- 1. 体液不足　与呕吐、胃肠减压、肠腔积液有关。
- 2. 疼痛　与肠痉挛、腹膜炎有关。
- 3. 体温升高　与肠绞窄、腹膜炎有关。
- 4. 潜在并发症　绞窄性肠梗阻、腹膜炎、感染性休克。

八、护理措施

1. 手术前后患者的护理　参见急性腹膜炎。

2. 病情观察　主要是观察有无绞窄性肠梗阻发生，如出现下列表现，应警惕。
- （1）腹痛持续而固定。
- （2）出现休克表现。
- （3）有腹膜刺激征。
- （4）移动性浊音或气腹征（＋）。
- （5）腹胀不对称。
- （6）出血征象（呕吐物、胃肠减压物、肛门排泄物或腹腔穿刺物为血性）。
- （7）腹平片见孤立、胀大的肠袢，且不因体位、时间而改变位置。

九、健康指导

1. 凡腹部手术后患者，鼓励及早下床活动，预防肠粘连。反复粘连性梗阻者少食粗纤维食物。饭后忌剧烈活动。
2. 习惯性便秘者宜及时使用开塞露、口服缓泻剂，必要时灌肠以解除便秘。

要点回顾

1. 肠梗阻患者的症状是什么？机械性、绞窄性、麻痹性肠梗阻的腹痛分别有何特点？
2. 肠套叠的三大典型症状有哪些？急性肠套叠怎么处理？
3. 绞窄性肠梗阻的特点有哪些？

第4节 大肠癌患者的护理

一、概述 结肠癌和直肠癌统称为大肠癌，在我国，★直肠癌最多见，其次为乙状结肠癌。

二、病因

1. 与★家族性肠息肉病关系最密切。
2. 结肠腺瘤、溃疡性结肠炎、结肠血吸虫病与本病亦有较密切关系。
3. ★高脂、高蛋白、低纤维素的饮食结构也被认为是相关因素之一。

三、病理

（1）溃疡型最多见，以腺癌为主。
（2）★以淋巴转移为主，血行转移多见于肝。

四、临床表现（图16-2）

1. 结肠癌首发症状 ★排便习惯和大便性状改变。
2. 左半结肠癌 左半结肠肠腔相对狭小，癌肿多呈浸润生长型，易引起环状缩窄，★以肠梗阻、便秘、腹泻、黏液血便为主要表现。
3. 右半结肠癌 右半结肠肠腔较左侧大，癌肿多呈肿块型，★以中毒症状、贫血、腹部肿块为主要表现。
4. 直肠癌 癌肿溃烂可出现直肠刺激症状和血便，其中，★血便是直肠癌患者最常见的早期症状。肿瘤增大导致肠腔变窄，表现为粪便变形，变细。

图16-2 大肠癌的临床表现

五、辅助检查

1. ★直肠指检 直肠癌首选检查。
2. 内镜检查（直肠镜、乙状结肠镜、纤维结肠镜） 镜下取病变组织作病理学检查可确诊，是大肠癌最可靠的检查方法。
3. 血清癌胚抗原（CEA）★用于术后判断预后和复发。

六、治疗要点

1. 治疗原则 手术治疗为主，辅以化疗，放疗主要用于直肠癌。
2. 直肠癌根治术 手术方式★取决于肿瘤与肛门间的距离。
   （1）Dixon手术（经腹直肠癌切除术）：适用于腹膜反折以上的直肠癌，癌肿距齿状线5cm以上，保留肛门。
   （2）Miles手术（腹会阴联合直肠癌根治术）：适用于腹膜反折以下的直肠癌，癌肿距齿状线5cm以内，不保留肛门，在左下腹行永久性结肠造口（人工肛门）。

锦囊妙"记"　Miles 可记忆为"没了屎"，不保肛。

七、护理诊断/问题

1. 焦虑与恐惧　与担忧肿瘤复发、手术等有关。
2. 自我形象紊乱　与结肠造口后排便方式改变有关。
3. 潜在并发症　感染、造口坏死或狭窄。
4. 知识缺乏　缺乏人工肛门护理知识。

八、护理措施

1. 术前护理
 - （1）按腹部手术常规准备，留置胃管和尿管。
 - （2）肠道准备：是术前护理的重点。
   - 1）控制饮食：术前 2～3 天流质饮食，术前 12h 禁食。
   - 2）抑制肠道细菌：★术前 2～3 天口服肠道不吸收抗生素（新霉素或卡那霉素），同时使用维生素 K。
   - 3）清洁肠道：①传统方法：术前 2～3 天口服缓泻剂，如液状石蜡或硫酸镁。术前晚及术日晨各清洁灌肠 1 次。禁用高压灌肠。②全肠道灌洗法：术前 12～14h 口服 5%～10% 的甘露醇 1500ml（术中禁用电刀），2h 内饮完；或口服平衡液 6000ml，3～4h 内饮完。引起容量性腹泻，体弱、心肾等重要脏器功能不全和肠梗阻者不宜选用此法。
 - （3）女性患者，如癌肿累及阴道后壁，术前 3 天每晚冲洗阴道。

2. 术后护理
 - （1）Miles 手术后护理：需留置尿管 1～2 周，拔管前夹闭导尿管，间断开放，以训练膀胱排尿功能。
 - （2）会阴部伤口护理
   - 1）骶前引流管接负压瓶，保持负压，及时更换引流瓶，记录引流液颜色、性状、量。
   - 2）术后 5～7 天考虑拔除骶前引流管。
   - 3）拔管后，每天以 1：5000 的高锰酸钾溶液坐浴 2 次，至伤口完全愈合。
 - （3）人工肛门的护理：★术后护理的重点。
   - 1）造口开放前，及时换药，观察肠段的血运和缩窄情况。
   - 2）术后 2～3 天造口开放后，★取左侧卧位；有效覆盖腹部手术伤口，不使污染；造口周围皮肤涂氧化锌软膏保护。
   - 3）手术 1 周后，造口基本愈合，每天扩张人工肛门口 1 次，防止造口缩窄；并用温生理盐水低压灌肠 1 次，以建立定时排便的习惯。
   - 4）恢复饮食后，不宜进食易产气、味臭或刺激性或易引起腹泻、便秘食物。如发生便秘，可经造口作低压灌肠，注意肛管置入深度不宜超过 10cm。

九、健康指导

1. 造口患者，应做好饮食指导，适当控制粗纤维摄入，不宜进食易产气、味臭或刺激性或易引起腹泻、便秘食物，规律进食，注意饮食卫生。
2. 保肛手术者，应多摄入蔬菜水果，多饮水，避免高脂食物。
3. 指导掌握应用造口袋方法：选用合适的肛门袋；用袋前注意清洁造口周围皮肤并用氧化锌软膏保护，★造口袋内粪便达 1/3 量时即应更换。
4. Miles 术后患者，指导患者扩张人工肛门口（每周 1 次，持续 3 个月），防止人造肛门口狭窄。

锦囊妙"记"

肠癌病因显高危，高脂蛋白低纤维。
血便梗阻为主症，肠镜检查最针对。
手术根治辅化疗，保肛与否异喜悲。
术前清理肠道净，瘘口管理求完备。

要点回顾

1. 右半结肠癌与左半结肠癌患者的身体状况分别是什么?
2. 直肠癌根治手术方式的选择主要取决于什么?
3. 如何正确地为结肠癌患者实施术前肠道准备?
4. 怎样做好结肠造口的护理?
5. 如何指导患者进行人工肛门的护理?

●○ 模拟试题栏——识破命题思路，提升应试能力 ○●

一、专业实务

A₁型题

1. 引起消化性溃疡患者频繁呕吐的溃疡部位是下图中的

 A. A　　　　　B. B　　　　　C. C
 D. D　　　　　E. E

2. 与消化性溃疡发病相关的因素是
 A. 幽门螺杆菌感染　　B. 十二指肠肠壁薄弱
 C. 习惯性便秘　　　　D. 十二指肠萎缩
 E. 家族遗传

3. 提示消化性溃疡有活动性的辅助检查是
 A. X线钡餐检查可见龛影
 B. 胃黏膜活组织检查
 C. 粪便隐血试验阳性
 D. 幽门螺杆菌阳性
 E. 纤维胃镜检查

4. 胃癌最主要的转移途径是
 A. 直接浸润　　　　B. 直接蔓延
 C. 淋巴转移　　　　D. 血行转移
 E. 腹腔种植

5. 急性阑尾炎患者出现压痛、反跳痛和肌紧张时，提示炎症已波及
 A. 阑尾黏膜　　　　B. 阑尾黏膜下层
 C. 阑尾肌层　　　　D. 阑尾浆膜层

 E. 壁腹膜

6. 下图中所示肠梗阻的类型是

 A. 肠粘连　　　　B. 肠套叠
 C. 肠扭转　　　　D. 肠息肉
 E. 肠道肿瘤

7. 急性阑尾炎易发生缺血、坏死的原因是
 A. 阑尾淋巴丰富　　　B. 阑尾蠕动慢而弱
 C. 阑尾开口小　　　　D. 阑尾系膜短
 E. 阑尾动脉为无侧支的终末动脉

8. 阿托品用于治疗不完全性肠梗阻患者，其主要作用是
 A. 刺激迷走神经兴奋　B. 解除平滑肌痉挛
 C. 抑制交感神经兴奋　D. 抑制中枢神经系统
 E. 抑制腺体分泌

9. 化脓性腹膜炎引起的肠梗阻属于
 A. 动力性肠梗阻　　　B. 血运性肠梗阻
 C. 机械性肠梗阻　　　D. 嵌顿性肠梗阻
 E. 假性肠梗阻

10. 预防肠扭转最重要的措施是避免
 A. 饱餐后剧烈运动　B. 进食高脂饮食
 C. 进食辛辣饮食　　D. 进食高蛋白饮食
 E. 腹部受凉

11. 大肠癌最常见于下图中哪个部位

A. 1   B. 2   C. 3
D. 4   E. 5

12. 在以下哪一种饮食结构的人群中，大肠癌的发病率较高
    A. 低脂、低蛋白
    B. 高脂、高蛋白、低纤维素
    C. 高脂、高蛋白、高纤维素
    D. 低脂、低蛋白、高纤维素
    E. 高蛋白、高纤维素

A₂型题

13. 患者，男，25岁，患有十二指肠溃疡，现行胃大部切除术，采用下图所示手术方式。针对此手术的描述，下列哪项正确

    A. 此手术方式为毕 I 式胃大部切除手术
    B. 此手术可以减轻切口的张力
    C. 此手术优点是并发症少
    D. 此手术是胃和十二指肠连接
    E. 此手术是胃和盲肠连接

14. 患者，男，75岁。上腹痛半年，体重下降10kg。上消化道钡餐检查发现在胃小弯有一 1.5cm 溃疡。首选的处理是
    A. 胃镜检查并活检
    B. 手术切除溃疡
    C. 胃液分析
    D. 测空腹血清促胃液素水平
    E. 内科治疗1个月后复诊

15. 患者，女，16岁。因腹部疼痛来医院就诊，确诊为急性阑尾炎，如下图所示其疼痛的压痛点在

A. 1   B. 2   C. 3
D. 4   E. 5

16. 患者，男，25岁。1天前出现中上腹和脐周疼痛。4h后疼痛转移并固定于右下腹，为持续性疼痛，伴恶心呕吐；1h前疼痛突然减轻，很快又继续疼痛，程度较前加重。查体：体温39℃，腹部压痛、反跳痛、腹肌紧张。诊断为急性阑尾炎。引起急性阑尾炎的常见病因是
    A. 慢性阑尾炎急性发作
    B. 阑尾管腔阻塞
    C. 阑尾缺血坏死
    D. 饱食后剧烈运动
    E. 细菌侵入

17. 患者，女，36岁。急性阑尾炎，行阑尾切除术。术中见阑尾呈暗黑色，考虑为
    A. 急性单纯性阑尾炎
    B. 急性化脓性阑尾炎
    C. 坏疽性阑尾炎
    D. 阑尾周围脓肿
    E. 急性梗阻性阑尾炎

18. 患者，男，40岁。突发阵发性腹痛，伴腹胀、呕吐2天。体温38℃，脉搏94次/分，血压13.4/8kPa。腹部饱满、胀气，除右下腹部有压痛外，余腹无压痛、反跳痛和肌紧张，肠鸣音亢进。腹部X线检查发现小肠高度胀气、扩张，并有多个液气平面，肛门停止排气排便。应诊断为
    A. 急性胆囊炎   B. 急性胰腺炎
    C. 胃十二指肠溃疡   D. 肠梗阻
    E. 急性胃炎

19. 患者，男，19岁。阵发性腹部绞痛、呕吐2h。4h前晚餐后曾与伙伴打篮球。查体：腹部不对称膨隆，肠鸣音亢进，有气过水声。KUB见"巨大、孤立肠襻影"，诊断为"肠扭转"，考虑其原因是
    A. 饱餐后剧烈运动   B. 运动过于剧烈
    C. 饱餐   D. 年龄

E. 运动方式不当

20. 患者，男，46岁。腹痛、腹胀、呕吐、停止肛门排气排便2天。查体：腹膨隆，全腹有深压痛，无肌紧张、反跳痛，肠鸣音亢进。拟诊"急性肠梗阻"，为明确诊断，应选择的辅助检查是
A. 腹部CT
B. 立位腹平片
C. 腹部B超
D. 腹腔穿刺
E. 下消化道气钡灌肠造影

21. 患儿，男，9个月，肥胖。阵发性哭闹、腹胀、呕吐10h。查体：右下腹可扪及一腊肠样包块，初步诊断为"肠套叠"。为进一步明确诊断，应选择哪一项辅助检查
A. 钡餐造影
B. 腹部平片
C. 腹部B超
D. 腹部CT
E. 下消化道气钡灌肠造影

22. 患者，男，79岁。因上厕所用力过猛，便后出现左下腹疼痛。查体：腹胀不对称，初步诊断为乙状结肠扭转。行下消化道气钡双重造影，典型征象是
A. 回盲部"杯口样"阴影
B. 巨大孤立肠袢阴影
C. "鸟嘴样"阴影
D. 阶梯状排列气液平面
E. 膈下游离气体

23. 患者，男，45岁。近3个月来排便次数增多，每天3～4次，黏液脓血便，有里急后重感。首选的检查方法是
A. 直肠指检
B. B超
C. X线钡剂灌肠
D. 纤维结肠镜
E. 血清癌胚抗原

24. 患者，女，36岁。因"间断鲜血便"行纤维肠镜检查，诊断为升结肠癌，手术治疗后，对判断预后和复发有一定意义的辅助检查是
A. 定期做结肠镜检查
B. 定期做B超检查
C. 定期做CT检查
D. 定期检查血清癌胚抗原
E. 定期直肠指检

25. 患者，男，57岁。患直肠癌，拟行Dixon术，术前3天护士遵医嘱给予患者口服甲硝唑。口服此药的目的是
A. 预防手术癌肿复发
B. 杀灭肠道内细菌
C. 防止术后便秘

D. 防止术中出血
E. 清洁肠道

26. 患者，女，67岁。诊断为大肠癌，医生通过全面检查发现该患者已发生血行转移，大肠癌血行转移最多见的部位是
A. 肺
B. 肾
C. 脑
D. 骨
E. 肝

27. 患者，女，55岁。诊断为直肠癌，行"Miles手术"，术后恢复顺利。出院时，护士指导并嘱其每天定时保留灌肠，其目的是
A. 避免便秘
B. 清洁肠道
C. 形成定时排便习惯
D. 防止人工肛门口狭窄
E. 消除臭味，便于社交

28. 患者，男，59岁。诊断为直肠癌，行"Miles手术"。术后1周后，造口基本愈合，遵医嘱每天扩张肛门一次，目的是
A. 形成定时排便习惯
B. 防止人工肛门口缩窄
C. 避免便秘
D. 改善人工肛门口血液循环
E. 消除臭味，便于社交

29. 患者，女，20岁。无任何原因出现恶心、呕吐和转移性右下腹痛6h，检查患者体温38℃，右下腹腹肌紧张、麦氏点压痛反跳痛明显，拟诊断为急性阑尾炎。患者疼痛始于脐周或上腹的机制是
A. 胃肠功能紊乱
B. 内脏神经反射
C. 躯体神经反射
D. 阑尾位置不固定
E. 患者的错觉

30. 患者，男，41岁。半年前因坏疽性阑尾炎入院手术治疗。现因腹痛、腹胀、呕吐、停止排便排气入院，T 38.3℃，腹部压痛和反跳痛明显，肠鸣音亢进，入院后行非手术治疗，在治疗过程中，医生给患者行直肠指检，发现指套染有血性黏液应考虑
A. 合并有内痔
B. 消化道出血
C. 肠管绞窄
D. 合并有直肠损伤
E. 可能与患者饮食有关

A_3/A_4型题

（31～33题共同题干）

患者，男，17岁。不明原因突发转移性右下腹痛，伴恶心、呕吐，入院后诊断为急性单纯性阑尾炎。

31. 单纯性阑尾炎病变位于

A. 黏膜和黏膜下层　　B. 肌层

C. 浆膜层　　　　　　D. 浆膜表面有脓性分泌物

E. 坏死穿孔

32. 2h后，患者诉腹痛突然减轻，医生再次体检发现患者全腹有压痛、反跳痛，肌紧张，意味着

A. 病情减轻

B. 阑尾穿孔，合并弥漫性腹膜炎

C. 发展为化脓性阑尾炎

D. 已形成阑尾周围脓肿

E. 以上都有可能

33. 医生对该患者行腰大肌试验，结果为阳性，说明

A. 可确诊为阑尾炎　　B. 阑尾位置很深

C. 阑尾位置很低　　　D. 患者是化脓性阑尾炎

E. 已形成阑尾周围脓肿

（34～36题共用题干）

患者，男，30岁。因腹痛、腹胀、呕吐、无肛门排便3天入院。1年前曾行"阑尾切除术"。查体：腹膨隆，肠鸣音亢进，初步诊断为急性肠梗阻。

34. 该患者属于

A. 血运性肠梗阻　　　B. 动力性肠梗阻

C. 机械性肠梗阻　　　D. 不完全性肠梗阻

E. 高位性肠梗阻

35. 该患者梗阻原因可能是

A. 男　　　　　　　　B. 30岁

C. 无排便3天　　　　D. 既往腹部手术史

E. 病因不明

36. 立位腹平片出现以下哪一项影像结果可支持本诊断

A. 回盲部"杯口样"阴影

B. 巨大孤立肠袢阴影

C. "鸟嘴样"阴影

D. 阶梯状排列气液平面影

E. 膈下游离气体影

二、实践能力

A₁型题

37. 胃大部切除手术后，提示患者肠蠕动恢复的指征是

A. 肛门排气　　　　　B. 腹胀减轻

C. 患者有饥饿感　　　D. 患者有便意

E. 胃管的引流量较前减少

38. 关于原发性胃癌的叙述，错误的是

A. 手术是治疗胃癌的首选方法

B. 早期无明显症状及体征

C. 血液转移为晚期胃癌最主要的转移途径

D. 好发于胃窦部

E. 早期均出现恶心、呕吐宿食及进食哽噎感

39. 预防胃大部切除术后倾倒综合征的措施中错误的是

A. 少食多餐

B. 宜进高糖、低蛋白饮食

C. 宜进低糖、高蛋白饮食

D. 避免过咸、过甜、过浓流质饮食

E. 餐后平卧20～30min

40. 急性阑尾炎最重要的体征是

A. 右下腹固定压痛

B. 右下腹有腹膜刺激征

C. 结肠充气试验阳性

D. 腰大肌试验阳性

E. 闭孔内肌试验阳性

41. 大多数急性阑尾炎患者腹痛开始时的部位是

A. 右下腹　　　　　　B. 上腹或脐周

C. 右上腹　　　　　　D. 右腰部

E. 耻骨上部

42. 机械性肠梗阻最早的临床表现是

A. 腹胀明显

B. 有腹膜刺激征

C. 可见肠型，肠蠕动波

D. 持续性腹痛阵发性加剧

E. 阵发性腹绞痛伴肠鸣音亢进

43. 肠梗阻患者的临床表现不包括

A. 腹痛　　　　　　　B. 腹泻

C. 腹胀　　　　　　　D. 呕吐

E. 肛门停止排气排便

44. 肠套叠一般好发于

A. 儿童　　　　　　　B. 老年人

C. 青壮年　　　　　　D. 2岁内婴幼儿

E. 任何年龄

45. 呕吐出现早且频繁的肠梗阻多见于

A. 高位小肠梗阻　　　B. 低位小肠梗阻

C. 盲肠扭转　　　　　D. 横结肠癌

E. 乙状结肠扭转

46. 大肠癌的首发症状是

A. 慢性腹痛　　　　　B. 腹部肿块

C. 便血　　　　　　　D. 便秘

E. 排便习惯和大便性状的改变

47. 左半结肠的主要症状是

A. 排便习惯及粪便性状改变

B. 腹部包块

C. 肠梗阻

D. 便血

E. 腹痛

A₂型题

48. 患者，男，30岁。反复上腹规律性腹痛发作1年加重3天。护士夜间巡视时，患者诉上腹痛加剧，大汗淋漓。此时护士应采取的最有意义的措施是

A. 取半坐位　　　　B. 遵医嘱使用止痛药

C. 多饮水　　　　　D. 针灸或热敷

E. 检查腹肌紧张度，是否有压痛及反跳痛

49. 患者，男，46岁。患消化道溃疡多年，今晚饮酒后出现上腹部剧烈疼痛，面色苍白，腹肌紧张，全腹明显压痛、反跳痛。该患者首要的护理措施是

A. 建立静脉通路　　B. 禁食及胃肠减压

C. 绝对卧床休息　　D. 继续观察病情

E. 吸氧

50. 患者，男，41岁。有消化性溃疡病史4年。1天来胃痛明显，无恶心呕吐。今晨觉头昏、乏力、黑蒙，排尿排便1次。对于该患者，除腹痛外，护士还应重点询问

A. 排便习惯　　　　B. 尿液颜色

C. 粪便颜色　　　　D. 尿量

E. 有无眩晕

51. 患者，女，65岁。胃穿孔修补术后，为预防发生粘连性肠梗阻，应指导患者

A. 早期取半卧位　　B. 早期进食

C. 早期离床活动　　D. 保持排便通畅

E. 多饮水

52. 患者，女，46岁。十二指肠溃疡急性穿孔，行毕Ⅱ式胃大部切除术后第一天，护士查房时见胃管内吸出咖啡色胃液约280ml，正确的处理是

A. 继续观察，不需特殊处理

B. 加快静脉输液速度

C. 应用止血药

D. 胃管内灌注冰盐水

E. 马上做好手术止血的准备

53. 患者，男，45岁。胃溃疡病史10年，晚饭后，突然发生上腹部刀割样剧痛，迅速扩散到全腹，全腹明显腹膜刺激征，肝浊音界消失，首先考虑为

A. 胆囊穿孔全腹膜炎

B. 阑尾炎穿孔全腹膜炎

C. 胃溃疡穿孔全腹膜炎

D. 急性胰腺炎

E. 肠扭转腹膜炎

54. 患者，男，50岁。患胃溃疡9年余。进食后，消化性溃疡并发急性穿孔，行非手术治疗时最重要的护理措施是

A. 禁饮食　　　　　B. 有效的胃肠减压

C. 取半卧位　　　　D. 按医嘱及时使用抗生素

E. 输液维持体液平衡

55. 患者，男，56岁。胃大部分切除术后2周。患者进食15min后出现上腹饱胀、恶心、呕吐、头晕、心悸、出汗、腹泻等。应考虑并发了

A. 吻合口出血　　　B. 倾倒综合征

C. 代谢性酸中毒　　D. 吻合口梗阻

E. 低钾血症

56. 患者，男，50岁，患有消化性溃疡10年。近来疼痛加重，原有疼痛节律消失，变为持续上腹痛，伴频繁呕吐，呕吐物含发酵性宿食，其最可能的并发症是

A. 穿孔　　　　　　B. 上消化道出血

C. 胃癌　　　　　　D. 幽门梗阻

E. 急性胰腺炎

57. 患者，男，50岁。胃大部分切除（毕Ⅱ式）术后1周，当患者进食后上腹饱胀和呕吐，呕吐物有食物和胆汁，最可能发生了

A. 十二指肠残端破裂

B. 吻合口梗阻

C. 输出段梗阻

D. 输入段梗阻

E. 倾倒综合征

58. 患者，男，35岁。胃大部切除术4天，当患者进食后上腹饱胀和呕吐。呕吐物为食物无胆汁，最可能发生了

A. 十二指肠残端破裂

B. 吻合口近侧空肠段梗阻

C. 倾倒综合征

D. 吻合口梗阻

E. 吻合口远侧空肠段梗阻

59. 患者，男，36岁。十二指肠溃疡，行胃大部切除术（毕Ⅱ式）后某一天突发右上腹剧痛，局部有明显压痛，反跳痛，肌紧张，诊断为十二指肠残端破裂。发生十二指肠残端破裂多在术后

A. 1～2天　　　　　B. 2～3天

C. 3～4天　　　　　D. 4～5天

E. 3～6天

60. 患者，男，26岁。血友病16年。胃大部切除术后2h出现烦躁不安，术后伤口敷料渗血，值班护士首先应采取的措施是
A. 监测血糖变化
B. 监测生命体征
C. 观察皮肤受压情况
D. 查看患者病历
E. 查看四肢活动情况

61. 患者，男，48岁。胃癌根治术后1个月，今日复诊时自诉进食半小时内出现心悸、出汗、面色苍白和头痛，上腹部饱胀不适等。护士对其进行健康教育，不恰当的内容是
A. 饮食方面宜少量多餐
B. 用餐时间限制饮水喝汤
C. 进餐后宜活动20min后休息
D. 宜进低碳水化合物、高蛋白饮食
E. 避免过甜、过咸、过浓的流质饮食

62. 患者，男，56岁。因胃癌行胃大部切除术后1天，突然发现从胃管内引流出鲜红色血性液体。此时应重点观察患者的
A. 意识　　　B. 呼吸　　　C. 体温
D. 脉搏　　　E. 血压

63. 患者，男，26岁。诊断为急性阑尾炎，突然出现寒战、高热、黄疸，此时应警惕
A. 门静脉炎　　　B. 急性化脓性胆管炎
C. 盆腔脓肿　　　D. 脓毒血症
E. 膈下脓肿

64. 患者，男，32岁。明确诊断为急性阑尾炎。以下哪项腹部体征与该诊断不相符
A. Murphy征阳性　　　B. 结肠充气试验阳性
C. 闭孔肌试验阳性　　　D. 腰大肌试验阳性
E. 直肠指检有触痛

65. 患者，男，67岁。诊断为急性阑尾炎，予以"保守治疗"。该患者卧床体位宜采取
A. 平卧位　　　B. 侧卧位
C. 半卧位　　　D. 俯卧位
E. 头高足低斜坡位

66. 患者，男，18岁。急性化脓性阑尾炎，其护理措施中，下列哪项不正确
A. 观察期间不注射止痛剂
B. 术后应早期活动
C. 术前灌肠
D. 术后鼓励患者咳嗽
E. 术后病情平稳后取半卧位

67. 患者，男，40岁。阑尾穿孔合并腹膜炎手术后第7天，体温39℃，伤口无红肿，大便次数增多，混有黏液，伴里急后重。该患者可能并发了
A. 肠炎　　　B. 肠粘连
C. 膈下脓肿　　　D. 盆腔脓肿
E. 细菌性痢疾

68. 患者，男，17岁。诊断为急性阑尾炎，急诊行"阑尾切除术"。术后24h内病情观察的重点是
A. 腹腔内出血　　　B. 腹腔脓肿
C. 切口感染　　　D. 肠粘连
E. 粪瘘

69. 患者，女，70岁。2天前因急性阑尾炎行阑尾切除术，现诉腹胀，未排气、排便，下列护理措施错误的是
A. 评估患者腹胀情况
B. 给予阿托品肌内注射
C. 鼓励患者床上多翻身
D. 必要时给予肛管排气
E. 鼓励患者下地活动

70. 患者，女，25岁。因急性阑尾炎行急诊手术，其术后最常见的并发症是
A. 出血　　　B. 切口感染
C. 粪瘘　　　D. 肺部感染
E. 粘连性肠梗阻

71. 患者，女，18岁。阑尾炎术后出现肠梗阻，有关肠梗阻的叙述错误的是
A. 单纯性肠梗阻为阵发性腹痛
B. 麻痹性肠梗阻腹痛不剧烈
C. 高位小肠梗阻腹胀明显
D. 低位小肠梗阻呕吐较晚
E. 绞窄性肠梗阻呕吐物可呈血性

72. 患者，女，25岁。剖腹产术后出现麻痹性肠梗阻，关于麻痹性肠梗阻的描述，错误的是
A. 腹痛不明显
B. 溢出性呕吐
C. 腹部有不对称局限性隆起
D. 多继发于急性腹膜炎
E. 肠鸣音减弱或消失

73. 患者，女，12岁。因蛔虫堵塞引起机械性肠梗阻，该患者观察期间，最主要的体征是
A. 腹胀
B. 腹式呼吸减弱
C. 腹部可见肠型及肠蠕动波
D. 腹肌紧张、压痛

E. 腹部移动性浊音

74. 患者，男，60岁。因腹痛、腹胀、呕吐3天入院，诊断为急性肠梗阻，在非手术疗法的观察中，对于判断绞窄性肠梗阻最重要的变化是
    A. 腹痛加剧，阵发性疼痛转为持续性绞痛
    B. 水、电解质紊乱及酸中毒更明显
    C. 腹胀加重，可见肠型和肠蠕动波
    D. 呕吐更频繁
    E. 腹部可扪及条索状肿块

75. 患者，男，41岁。阵发性腹痛、腹胀、呕吐、肛门排气排便停止2天入院。查体：腹膨隆，全腹有压痛，但无反跳痛、肌紧张，肠鸣音亢进。曾因车祸行脾切除术。腹平片示"多个阶梯状排列的气液平面"。诊断为急性肠梗阻。该患者非手术治疗过程中胃肠减压流出血性液体应警惕
    A. 胃出血   B. 食管出血
    C. 咽部出血   D. 鼻出血
    E. 绞窄性肠梗阻

76. 患者，男，41岁。阵发性腹痛、腹胀、呕吐、肛门排气排便停止2天。查体：腹膨隆，全腹有压痛，但无反跳痛、肌紧张，肠鸣音亢进。诊断为急性肠梗阻。关于该患者的护理，不正确的是
    A. 禁食禁饮   B. 胃肠减压
    C. 静脉输液   D. 术后卧床1周
    E. 继续用抗生素

77. 患者，男，58岁。阵发性腹痛、腹胀、呕吐、肛门排气排便停止2天。诊断为"急性肠梗阻"。该患者病情观察的重点是
    A. 是机械性肠梗阻还是肠麻痹
    B. 是完全性还是不完全性肠梗阻
    C. 是单纯性还是绞窄性肠梗阻
    D. 是急性还是慢性肠梗阻
    E. 是高位还是低位肠梗阻

78. 患者，男，69岁。频发便秘、大便形状变细3月余，进行性消瘦2月余。直肠指检：环直肠前侧壁触及一菜花样包块，其下界距肛门口约4cm，取活检见"腺癌细胞"。诊断为直肠癌。该患者术后第3天，人工肛门口已经开放，宜取的体位是
    A. 半卧位   B. 平卧位
    C. 左侧卧位   D. 右侧卧位
    E. 自动体位

79. 患者，女，50岁。6个月前无明显诱因出现粪便表面有时带血及黏液，伴大便次数增多，每天

3～4次，时有排便不尽感，但无腹痛。曾于当地医院按"慢性细菌性痢疾"治疗无效。发病以来体重下降3kg。经内镜检查证实为直肠癌收入院。术前行直肠指检，在距肛缘7cm触及一肿块。应考虑采取下列术式中的
    A. 右半结肠切除术   B. 直肠息肉摘除术
    C. Dixon手术   D. Miles手术
    E. 左半结肠切除术

80. 患者，女，55岁。因直肠癌行根治术（Miles术），对造口周围皮肤保护的健康指导不包括
    A. 擦干后涂上锌氧油
    B. 注意有无红肿破溃
    C. 及时清洁皮肤
    D. 常规使用乙醇清洁
    E. 防止粪水浸渍

81. 患者，男，60岁。因腹泻、便秘交替出现2个月就诊，大便稀并带有黏液血便，疑患直肠癌收入院。经内镜检查明确诊断后，准备行Miles手术，错误的术前准备是
    A. 术前3天进流质饮食
    B. 术前3天口服肠道吸收抗生素
    C. 术前3天使用维生素K_1
    D. 术前2～3天口服缓泻剂
    E. 术前晚术日晨清洁灌肠

82. 患者，女，76岁。诊断为直肠癌，行"Miles手术"。术后人工肛门口开放后佩戴接粪袋，当所装粪便量达到多少时应更换接粪袋
    A. 1/2   B. 1/3   C. 1/4
    D. 1/5   E. 1/6

83. 患者，男，67岁。间断性鲜血便3月余，进行性消瘦。经纤维肠镜检查确诊为"乙状结肠癌"，施行"左半结肠根治术"。术后6天，患者仍无排便，以下措施不妥的是
    A. 口服缓泻剂
    B. 鼓励患者多饮水
    C. 轻轻顺时针按摩腹部
    D. 低压灌肠
    E. 多吃新鲜蔬菜

84. 患者，男，64岁。黏液脓血便伴体重下降3月余。诊断为右半结肠癌，关于右半结肠癌的描述，下列不妥的是
    A. 以肿瘤多为肿块型或溃疡型
    B. 以肠梗阻症状为主
    C. 早期有大便性状改变

D. 早期有排便习惯改变

E. 以贫血、中毒症状、腹部肿块为主

85. 患者，男，65岁。因直肠癌入院治疗。择期行结肠造口。错误的宣教是

A. 术后5天开放造口

B. 避免粪便污染切口

C. 造口周围涂氧化锌软膏

D. 取左侧卧位

E. 避免食用产气性、刺激性食物

A₃/A₄型题

（86～87题共用题干）

患者，女，38岁。餐后3h突觉上腹部刀割样剧痛，持续并伴恶心入急诊。急诊护士查体：腹式呼吸消失，移动性浊音阳性，全腹压痛、反跳痛、肌紧张，上腹为甚。考虑为胃、十二指肠溃疡急性穿孔。

86. 该患者先试行非手术治疗，其措施不包括

A. 腹腔引流　　B. 胃肠减压

C. 静脉补液　　D. 禁食

E. 应用抗生素

87. 该患者最恰当的体位是

A. 平卧位　　　B. 半卧位

C. 膝胸卧位　　D. 侧卧位

E. 头低足高位

（88～90题共用题干）

患者，男，65岁。胃溃疡伴瘢痕性幽门梗阻，今晨在气管内麻醉下行毕Ⅱ式胃大部切除术。术后患者留置胃管、腹腔引流管，现麻醉未醒。

88. 应给患者安置的体位是

A. 低半卧位

B. 仰卧位

C. 平卧位，头侧向一边

D. 头低足高位

E. 头高足低位

89. 术后第1天，以下观察内容最主要的是

A. 胃排空延迟　　B. 吻合口瘘

C. 倾倒综合征　　D. 肛门排气

E. 术后出血

90. 患者进食后出现上腹饱胀、呕吐，呕吐物为食物，不含胆汁。考虑可能并发了

A. 吻合口梗阻

B. 倾倒综合征

C. 十二指肠残端破裂

D. 输出段梗阻

E. 输入段梗阻

（91～92题共用题干）

患儿，男，2岁。阵发性啼哭，烦躁不安，不肯进食，呕吐并解黏液血便30ml，发病后3h入院。体检：T 39℃，P 110次/分，白细胞 10×10⁹/L，中性粒细胞0.90。

91. 该患儿应考虑为

A. 肠扭转　　　B. 肠套叠

C. 阑尾周围脓肿　D. 急性肠炎

E. 肠道蛔虫病

92. 本病首选的治疗手段是

A. 胃肠减压　　　B. 空气灌肠复位

C. 急诊手术　　　D. 物理降温

E. 应用抗生素

（伍 诗）

第17章 直肠肛管良性疾病患者的护理

一、概述 直肠肛管良性疾病主要有痔、肛裂、肛瘘和直肠肛管周围脓肿。齿状线是直肠和肛管的交界线，是重要的解剖标志。肛管上自齿状线，下至肛门缘，长3～4cm。肛管直肠环是由肛管内括约肌、直肠壁纵肌的下部、肛管外括约肌的浅部、深部及肛提肌的耻骨直肠肌纤维共同组成的肌环，手术中不慎完全切断肛管直肠环，将引起大便失禁。

二、病因（表17-1）

表17-1 常见直肠肛管良性疾病的病因

常见直肠肛管良性疾病	病因
痔	长期便秘、慢性咳嗽、妊娠等腹内压增高因素可引起直肠静脉回流受阻
肛裂	★长期便秘、粪便干结致排便时损伤肛管皮肤
肛瘘	★多由直肠肛管周围脓肿引起
直肠肛管周围脓肿	★多由肛腺感染引起，少数继发于肛周皮肤感染、损伤、肛裂等

三、病理生理（表17-2）

表17-2 常见直肠肛管良性疾病的病理生理

常见直肠肛管良性疾病	病理生理
痔	①肛垫下移学说：肛垫结构遭到破坏逐渐松弛→肛垫出现病理性增生肥大并向肛门移位后形成痔 ②静脉曲张学说：长期便秘等腹内压增高→静脉扩张→形成痔
肛裂	长期便秘、粪便干结的机械性创伤、反复感染、炎症水肿及静脉、淋巴回流受阻致肛裂，★肛裂、前哨痔、肛乳头肥大常同时存在，称为肛裂"三联征"
肛瘘	直肠肛管周围脓肿破溃或切开→肛管或直肠与肛周皮肤之间形成的慢性感染性管道→肛瘘
直肠肛管周围脓肿	便秘、腹泻→肛窦炎累及肛腺→肛腺脓肿→蔓延至直肠肛管周围间隙→直肠肛管周围脓肿

四、临床表现

（一）痔（图17-1） 痔可分为内痔、外痔、混合痔三种。

1. 内痔 ★位于齿状线以上，是直肠上静脉丛扩张迂曲形成的静脉团。

> ★好发于截石位3、7、11点位置。★主要表现为无痛性、间歇性便后出鲜血和痔核脱出，临床分为4期。
> Ⅰ期：以排便时无痛性出血为特征，无痔核脱出。
> Ⅱ期：便血加重，严重时呈喷射状，排便时痔核脱出，便后能自行回纳。
> Ⅲ期：便血量常减少，痔核脱出不能自行回纳，需用手托回。
> Ⅳ期：痔核长期脱出于肛门外或回纳后随即脱出。

图17-1 痔的分类

2. 外痔 ★位于齿状线以下，是由齿状线远侧皮下静脉丛扩张或结缔组织增生形成，表面覆盖肛管皮肤。

单纯外痔常无明显症状，如痔静脉丛破裂出血，在皮下形成暗紫色血肿，称血栓性外痔，局部剧痛。

3. 混合痔　直肠上、下静脉丛相互吻合沟通扩张迂曲形成的痔。具有内、外痔的临床特征。

（二）肛裂　肛裂好发于青中年人，★以肛管后正中线的肛裂最多见。

- 1. 疼痛　★排便时及排便后肛门部疼痛是肛裂的典型症状。
- 2. 便秘　因害怕疼痛不敢排便，久而久之引起便秘，粪便更为干硬，便秘又加重肛裂，形成恶性循环。
- 3. 出血　常有粪便表面带血或手纸染血。

（三）肛瘘

- 1. 瘘口排脓　肛瘘外口经常有脓液排出，也可有粪便及气体从瘘口溢出。
- 2. 肛周瘙痒　由于分泌物使肛门部潮湿、瘙痒，有时形成湿疹。
- 3. 疼痛　多为隐痛不适。
- 4. 其他　检查时在肛周皮肤上可见到单个或多个外口，呈红色乳头状隆起，挤压时有脓液或脓血性分泌物排出。直肠指检可以触及硬结样内口和条索样瘘管。

（四）直肠肛管周围脓肿

- 1. ★肛门周围脓肿　最常见，主要表现为肛周病变局部明显红、肿、热、痛，多为持续性跳痛，脓肿形成后可有波动感。全身感染中毒症状不明显。
- 2. 坐骨肛管间隙脓肿　发病初期即有全身感染中毒症状；局部表现为发病时患部出现持续性胀痛，逐渐加重，继而为持续性跳痛，排便或行走时疼痛加剧，可伴有里急后重或排尿困难；直肠指检患侧肛管壁处可触及肿块、压痛或波动感。
- 3. 骨盆直肠间隙脓肿　较少见，但很重要。由于此间隙位置较深，引起的全身感染中毒症状严重，局部症状为直肠坠胀感、便意不尽等。直肠指检患侧直肠壁处可触及肿块、压痛或波动感等。

五、辅助检查

（一）痔

- 1. 直肠指检和肛门镜检查　可确定痔的部位和数量。
- 2. 实验室检查　常用血常规检查，了解有无贫血。

（二）肛裂　★肛裂患者严禁进行直肠指检和内镜检查，因会引起剧烈疼痛。检查到肛裂"三联征"即可确诊。

（三）肛瘘

- 1. 肛门镜检查　有时候可以发现内口。
- 2. 特殊检查　自外口注入亚甲蓝溶液1～2ml，观察填入肛管及直肠下端的纱布条的染色部位，以判断内口位置。
- 3. 影像学检查　碘油瘘管造影是临床常规检查方法；MRI扫描能清晰显示瘘管位置及与括约肌之间的关系，部分患者可显示内口所在位置。

（四）直肠肛管周围脓肿

- 1. ★局部穿刺抽脓　有确诊价值，抽出的脓液可进行细菌培养和药物敏感试验。
- 2. 实验室检查　血常规显示白细胞计数增多和中性粒细胞比例升高。
- 3. 直肠B超和MRI检查　可显示脓肿的数量、位置、形状、大小，可协助诊断。

六、治疗要点

（一）痔

1. 非手术治疗

（1）一般治疗：适用于痔的初期和无症状静止期的痔。主要措施有：①保持大便通畅，改变不良的大便习惯。②温水坐浴，改善局部血液循环。③对较小的血栓性外痔给予局部热敷、外敷消炎止痛药物。④对嵌顿痔初期用手轻轻将脱出的痔块推回肛门内，阻止其脱出。

（2）注射疗法：适用于Ⅰ、Ⅱ期内痔。注射硬化剂的作用是使痔和痔周围产生无菌性炎症反应，黏膜下组织纤维化，肛垫固定、悬吊于内括约肌上。

（3）胶圈套扎疗法：可用于治疗各期内痔。原理是将特制的胶圈套入内痔的根部，利用胶圈的弹性阻断痔的血运，使痔缺血、坏死、脱落而愈合。

2.手术治疗 保守治疗效果不满意、痔块反复脱出者，手术切除痔核是最好的方法。

（二）肛裂

1.非手术治疗 原则
是解除括约肌痉挛，
止痛，帮助排便，
促使伤口愈合。

（1）温水坐浴：排便后用1：5000高锰酸钾温水坐浴。

（2）通便：口服缓泻剂或液状石蜡，增加富含纤维素食物。

（3）扩肛：局部麻醉后，患者取侧卧位，先用示指扩肛后伸入肛门，再逐渐伸入中指，用两指维持扩张5min。扩张后可解除括约肌痉挛，促进裂口愈合。

2.手术疗法 适用于经久不愈、非手术治疗无效且症状较重的慢性肛裂患者，可采用肛裂切除术和肛管内括约肌切断术。

（三）肛瘘

1.瘘管切开术 将瘘管全部切开开放，靠肉芽组织生长使伤口愈合的方法。

2.挂线疗法 利用橡皮筋或有腐蚀作用的药线的机械性压迫，缓慢切开肛瘘的方法，防止肛门失禁。

3.肛瘘切除术 切开瘘管并将瘘管壁全部切除至健康组织，创面不予缝合；若创面较大，可部分缝合，填入油纱条，使创面由底向上生长至愈合。

（四）直肠肛管周围脓肿

1.非手术治疗

（1）抗生素治疗：可联合选用2～3种对G⁻杆菌有效的抗生素，或根据药物敏感试验结果选用敏感的抗生素。

（2）温水坐浴：用1：5000高锰酸钾溶液温水坐浴。

（3）局部理疗：改善局部血液循环，促进炎症消散。

（4）口服缓泻剂或液状石蜡以减轻排便时疼痛。

2.手术治疗 ★脓肿切开引流是治疗直肠肛管周围脓肿的主要方法，一旦诊断明确，即应切开引流。

七、护理诊断/问题

1.急性疼痛 与肛管病变、手术创伤有关。

2.便秘 与饮水或纤维素摄入量不足、惧怕排便时疼痛、身体活动少有关。

3.尿潴留 与直肠肛周感染、麻醉方式、切口疼痛、肛管内下敷料堵塞过多压迫尿道有关。

4.潜在并发症 术后切口出血、感染、大便失禁等。

八、护理措施

（一）非手术治疗的护理

1.预防便秘 指导患者多饮水，多吃新鲜蔬菜水果。避免久坐久站，防止便秘，保持大便通畅。

2.温水坐浴 ★便后温水坐浴，清洁肛门，改善局部血液循环，促进炎症吸收，并缓解括约肌痉挛，减轻疼痛。水温以43～46℃为宜，每天2～3次，每次20～30min。必要时可用1：5000高锰酸钾溶液或0.1%苯扎溴铵溶液坐浴。

3.舒缩肛门 指导患者坚持做肛门保健操。

4.缓解疼痛 对有剧烈疼痛者，应给予止痛处理，可于肛管内注入有消炎止痛作用的药膏或栓剂，肛门周围给予冷敷。

（二）手术前护理

1.饮食 手术前3天少渣饮食，前1天流质饮食，当天早晨禁食。

2.肠道准备 手术前排空粪便，手术日晨清洁灌肠。

3.皮肤准备 保持肛门皮肤清洁。

4.直肠肛管检查配合与护理 直肠肛管检查的体位：★①左侧卧位：适用于年老体弱者。②膝胸位：适用于较短时间的检查。③截石位：常用于手术治疗。④蹲位：适用于检查内痔脱出或直肠脱垂。

时针记录法：把患者的肛门看作一个时针的针盘，方便描述和记录患者的病情，如后正中线的肛裂可记录为：截石位6点或膝胸位12点。

（三）手术后护理

1.饮食 不严格限制饮食，术后第1天进流质饮食，2～3天进少渣饮食。

2. **卧位** 平卧位或侧卧位，臀部垫气圈。

3. **病情观察** 注意敷料染血情况及生命体征变化。

4. **保持排便通畅** 直肠肛管手术后一般不控制排便，患者有便意时尽快排便，保持排便通畅。但痔手术后控制排便：术后2～3天服阿片酊，有减少肠蠕动、控制排便的作用。术后3天内尽量不解大便，以保证手术切口良好愈合。★术后7～10天禁忌灌肠。

5. **换药和坐浴** 肛门伤口要每天换药。术后每次排便后先坐浴，再换药。

6. 并发症的护理
- （1）尿潴留：常用诱导排尿法，如无效再给予导尿。
- （2）局部皮肤糜烂：肛瘘手术如切断肛管直肠环，可造成大便失禁，粪便外流可造成局部皮肤糜烂，应保持肛周皮肤清洁、干燥，局部皮肤涂氧化锌软膏保护。括约肌松弛者应在手术后3天开始做肛门舒缩运动。
- （3）切口出血：观察伤口敷料渗血情况，并准备好凡士林纱条，用作肛管填塞压迫止血。
- （4）肛门狭窄：为防止肛门狭窄，手术后5～10天伤口愈合，可用示指扩肛，每天一次。

九、健康指导

1. 指导患者多食蔬菜水果、多饮水，少进辛辣食物，不饮酒。养成每天定时排便的良好习惯。避免久站或久坐，久坐后作适当运动。
2. 伤口未愈合或局部有炎症者坚持便后坐浴，注意保持肛门的卫生清洁。
3. 肛门狭窄者坚持肛门扩张，括约肌松弛者坚持做提肛运动。

锦囊妙"记"

蔬菜水果好，肠道刺激少。
一天一次便，肛管病不见。

要点回顾

1. 内痔的好发位置与主要表现是什么？
2. 各期内痔的表现是什么？
3. 肛门坐浴的作用和注意事项是什么？
4. 肛裂三联征是指什么？

●○ 模拟试题栏——识破命题思路，提升应试能力 ○●

一、专业实务

A₁型题

1. 下图中所示内痔的好发部位在截石位上（钟表盘）位置是

- A. 3、6、12
- B. 5、7、13
- C. 1、2、6
- D. 3、7、11
- E. 4、7、8

2. 直肠肛管疾病检查取下图膝胸位时，病变部位为

11点，若患者改为截石位，其病变部位是

- A. 3点
- B. 5点
- C. 7点
- D. 9点
- E. 11点

3. 下列哪项与内痔的形成无关

- A. 静脉壁薄弱
- B. 久坐久站
- C. 慢性便秘
- D. 门静脉高压
- E. 长期腹泻

4. 内痔是由于下列哪条静脉扩张所致

- A. 直肠上静脉
- B. 直肠下静脉
- C. 直肠上静脉丛
- D. 直肠下静脉丛

E. 肛管静脉

5. 引起肛裂的主要原因是

　　A. 长期饮酒　　　　　B. 进食辛辣食物

　　C. 长期排尿困难　　　D. 大便干硬

　　E. 肛管慢性感染

6. 肛裂 "三联症" 是指

　　A. 疼痛、便秘、便血

　　B. 溃疡、出血、前哨痔

　　C. 疼痛、出血、前哨痔

　　D. 便秘、出血、前哨痔

　　E. 溃疡、肛乳头肥大、前哨痔

7. 引起肛瘘最常见的原发病是

　　A. 痔疮　　　　　　　B. 直肠息肉

　　C. 肛裂　　　　　　　D. 直肠肛管周围脓肿

　　E. 直肠癌

8. 有关直肠肛管周围脓肿的叙述，错误的是

　　A. 多由肛腺或肛窦感染引起

　　B. 肛门周围脓肿最多见

　　C. 坐骨肛管间隙脓肿很少见

　　D. 骨盆直肠间隙脓肿全身中毒症状明显

　　E. 一旦脓肿形成应及时切开引流

A₂型题

9. 患者，男，35岁。5天前肛门周围红肿疼痛，近日持续性跳痛，其脓肿发生的部位是下图所示的

　　A. A　　　　　B. B　　　　　C. C

　　D. D　　　　　E. E

10. 患者，男，62岁。2个月前出现肛门周围红肿、疼痛，随后脓肿溃破反复流脓，查见膝胸位9点距肛门4cm处有一乳头状突起，轻压有少量脓液流出，诊断为 "肛瘘"，该患者最常见的发病原因是

　　A. 溃疡性结肠炎　　　B. 肛腺炎

　　C. 肛裂　　　　　　　D. 直肠肛管周围脓肿

　　E. 直肠肛管结核

11. 患者，女，51岁。诊断为肛裂。排便时及排便后肛门疼痛。其中排便后肛门疼痛的主要原因是

　　A. 大便刺激　　　　　B. 未进行温水坐浴

　　C. 服用止痛药不及时　D. 皮下静脉血栓形成

E. 肛门括约肌反射性痉挛

12. 患者，女，35岁。排便时和排便后肛门疼痛2月余，伴便血、便秘，诊断为 "肛裂"。该患者下列哪项不宜

　　A. 肛门视诊　　　　　B. 肛门镜检查

　　C. 温水坐浴　　　　　D. 多吃新鲜蔬菜水果

　　E. 多饮水

13. 患者，男，52岁。慢性肝炎、肝硬化7年，近期出现排便时肛门滴血，痔核脱出，诊断为 "内痔"。该患者发生内痔最可能的原因为

　　A. 门静脉高压症　　　B. 慢性咳嗽

　　C. 长期便秘　　　　　D. 乙型肝炎

　　E. 静脉壁薄弱

14. 患者，男，49岁。2年前出现排便时出血，多为便纸上带血，时有鲜血附于粪便表现，无局部疼痛，无肿块脱出，常于进食辛辣食物、大便硬结时发作和症状加重。体检：齿状线上1cm，截石位7点处触及柔软团状肿块，无触痛，指套退出无染血。该患者为

　　A. Ⅰ期内痔　　　　　B. Ⅱ期内痔

　　C. Ⅲ期内痔　　　　　D. 血栓性外痔

　　E. 混合痔

15. 患者，男，70岁。近2周来，粪便表面带血，需做肛门指检。该患者做直肠肛管检查时最合适的体位是

　　A. 蹲位　　　　　　　B. 左侧卧位

　　C. 右侧卧位　　　　　D. 膝胸位

　　E. 截石位

A₃/A₄型题

（16～17题共用题干）

　　患者，男，38岁。排便时肛门滴血，痔核脱出肛门外，便后可自行回纳，初步诊断为Ⅱ期内痔。

16. 为了进一步明确诊断，可选用下列哪项检查

　　A. 直肠指检　　　　　B. 肛门镜检查

　　C. X线钡灌检查　　　D. 大便隐血试验

　　E. 肛门视诊

17. 肛门镜检查时最常用的体位是

　　A. 左侧卧位　　　　　B. 右侧卧位

　　C. 截石位　　　　　　D. 蹲位

　　E. 膝胸位

（18～20题共用题干）

　　患者，男，41岁。肛周肿痛3天，肛门左侧皮肤发红伴疼痛，以坐位时及排便时明显。2天前加剧并局部肿胀，无畏寒，发热。查体：膝胸位，肛门

11点处见局部肿胀，约2cm×2cm，周围皮肤发红，波动感（＋）。

18. 引起该病最常见的原因是
    A. 外伤
    B. 肛周皮肤感染
    C. 肛腺感染
    D. 进行药物注射治疗后
    E. 血栓性外压剥离术后

19. 直肠肛管周围脓肿最常见的类型是
    A. 骨盆直肠脓肿
    B. 肛门周围脓肿
    C. 骨盆直肠间隙脓肿
    D. 直肠膀胱脓肿
    E. 坐骨肛管间隙脓肿

20. 目前对该患者生活影响最大的护理问题是
    A. 体位过高　　　　B. 疼痛
    C. 皮肤完整性受损　D. 便秘
    E. 个人应对无效

二、实践能力

A₁型题

21. 关于肛门周围脓肿的叙述正确的是
    A. 肛周疼痛不剧烈
    B. 慢性化脓性感染
    C. 常自行破溃，可形成低位肛瘘
    D. 在直肠肛管周围脓肿中较少见
    E. 多有高热、寒战、全身疲乏不适

22. 便后无痛性出血是以下何种直肠肛管疾病的临床特点
    A. 直肠肛管周围脓肿
    B. 肛瘘
    C. 内痔
    D. 肛裂
    E. 外痔

A₂型题

23. 王先生，43岁。主诉排便不适、便意不尽，常伴有排尿困难。查体：肛周正常。肛门指检：直肠上部可触到一个波动感包块，触之疼痛。该患者最恰当的处理方法为
    A. 抗感染　　　　　B. 坐浴
    C. 局部理疗　　　　D. 立即切开引流
    E. 保持大便通畅

24. 患者，女，38岁。肛瘘切除术后，护士的健康教育不正确的是
    A. 保持肛门清洁　　B. 可以适当进辛辣饮食

C. 保持大便通畅　　D. 多饮水
E. 适当加强体育锻炼

25. 患者，男，40岁。内痔4年，护士为其制定预防便秘的措施中，哪项不妥
    A. 多饮水　　　　　B. 多吃新鲜蔬菜
    C. 忌辛辣食物　　　D. 每天定时排便
    E. 每晚温水坐浴

26. 患者，男，60岁。排便时及排便后肛门疼痛，其中排便后疼痛更剧烈持久。应考虑为
    A. 血栓性外痔　　　B. Ⅰ期内痔
    C. Ⅲ期内痔　　　　D. 肛裂
    E. 直肠息肉

27. 患者，女，43岁。排便时肛门滴血，有痔核脱出，便后自行回纳，该患者为
    A. Ⅰ期内痔　　　　B. Ⅱ期内痔
    C. Ⅲ期内痔　　　　D. Ⅳ期内痔
    E. 血栓性外痔

28. 患者，男，29岁。半年前因肛周皮下脓肿行切开引流术，之后局部皮肤反复破溃、溢脓2年余。局部检查：肛周右侧距肛门约4cm处有一乳头状隆起，挤压后有少许脓液排出。首先考虑
    A. 血栓性外痔　　　B. 肛门周围脓肿
    C. 肛瘘　　　　　　D. 内痔脱出
    E. 肛裂

29. 患者，男，27岁。半年前因肛周皮下脓肿切开引流，而后局部皮肤反复红肿、破溃，局部有瘙痒。关于其处理，错误的是
    A. 该患者必须行手术治疗
    B. 饮食应清淡
    C. 每天便后予35℃高锰酸钾溶液坐浴
    D. 口服液状石蜡以促进排便
    E. 为防肛门狭窄，可于术后5～10天扩肛

30. 患者，男，40岁。肛管手术后，能促进炎症吸收，缓解肛门括约肌痉挛的护理措施是
    A. 保持大便通畅　　B. 早期适当活动
    C. 温水坐浴　　　　D. 保持局部清洁
    E. 避免仰卧位

31. 患者，女，36岁。1年前出现排便时带血、便后滴血，并伴肛门肿块脱出，诊断内痔，行痔核切除术。术后护理错误的是
    A. 进少渣饮食　　　B. 不限制排便
    C. 一周内不灌肠　　D. 排便后换药，再坐浴
    E. 必要时扩张肛门

32. 患者，男，60岁。患慢性支气管炎多年，经常便

秘，近来大便带血，便后有肿物自肛门脱出，可以回纳，考虑为

A. 内痔脱出　　　　B. 直肠部分脱出

C. 直肠完全脱出　　D. 直肠息肉脱出

E. 花环痔

33. 患者，男，38岁。进行乙状结肠镜检查，应采取的体位是

A. 头低足高位　　　B. 头高足低位

C. 俯卧位　　　　　D. 膝胸卧位

E. 端坐位

34. 患者，男，40岁。排便时有一组织团块脱出肛门，便后可自行回纳，伴无痛性出血。对脱出肛门的组织团块进行视诊时，患者应采取的体位是

A. 蹲位　　　　　　B. 左侧卧位

C. 右侧卧位　　　　D. 截石位

E. 膝胸位

A_3/A_4 型题

（35～36题共用题干）

患者，男，33岁。患内痔2年，近期排便时便血加重，痔核脱出肛门外，便后不可自行回纳，需用手托回。

35. 该患者的病情属于

A. Ⅰ期内痔　　　　B. Ⅱ期内痔

C. Ⅲ期内痔　　　　D. 外痔

E. 混合痔

36. 该期治疗措施，下列哪项不正确

A. 保持大便通畅　　B. 温水坐浴

C. 注射疗法　　　　D. 胶圈套扎疗法

E. 痔核切除术

（37～39题共用题干）

患者，男，51岁。反复出现排便后肛门疼痛，时有瘙痒4年余，站立或行走过久时有肿胀感，昨日突发便后肛门剧烈疼痛，咳嗽时疼痛加剧。查体见肛门处有一紫红色肿块，有触痛感，直径约2cm。

37. 最可能的诊断是

A. 直肠息肉脱出　　B. 血栓性外痔

C. 肛管周围脓肿　　D. 内痔并发感染

E. 肛裂

38. 如果患者行手术治疗，术后正确的护理措施是

A. 术后48h内控制排便

B. 术后当天下床活动

C. 术后当天可进普食

D. 术后尽量减少或不使用镇痛剂

E. 术后每天用1：5000的高锰酸钾溶液坐浴

39. 患者术后不会出现的并发症是

A. 切口出血　　　　B. 尿潴留

C. 肛门疼痛　　　　D. 切口感染

E. 肠粘连

（40～42题共用题干）

患者，男，35岁。经常便秘。4年来，排便时反复疼痛，手纸常带鲜血。近1个月来，排便时、排便后肛门剧痛，尤其以排便后疼痛更为剧烈，持续数小时。

40. 引起该患者肛门剧痛、出血的疾病最可能是

A. 直肠息肉脱出　　B. 内痔脱出嵌顿

C. 血栓性外痔　　　D. 内痔并发感染

E. 肛裂

41. 关于该患者的处理，以下说法错误的是

A. 口服缓泻剂或液体石蜡，以保持大便通畅

B. 行直肠指检以明确诊断

C. 便后用1：5000高锰酸钾温水坐浴

D. 可行扩肛疗法

E. 非手术治疗无效时可改为手术治疗

42. 该患者术后，下述护理顺序正确的是

A. 排便—换药—坐浴

B. 换药—排便—坐浴

C. 排便—坐浴—换药

D. 坐浴—换药—排便

E. 换药—坐浴—排便

（43～44题共用题干）

患者，男，75岁。2年前因肛周皮下脓肿行切开引流术，之后局部皮肤反复破溃、溢脓2年余。局部检查：肛周右侧距肛门约4cm处有一乳头状隆起，挤压后有少许脓液排出。

43. 首先考虑的诊断是

A. 血栓性外痔　　　B. 肛瘘

C. 肛裂　　　　　　D. 内痔脱出

E. 肛门周围脓肿

44. 该患者手术治疗后预防肛门狭窄的主要措施是

A. 肛管内填塞敷料　B. 保持排便通畅

C. 延迟进食时间　　D. 定期扩肛

E. 早期离床活动

第18章 肝胆胰疾病患者的护理

第1节 肝脏疾病患者的护理

一、肝脓肿

1. **定义** 肝脓肿是肝脏受感染后形成的脓肿。
2. **病因** 根据病原菌不同，可分为以下两种类型。
   - （1）细菌性肝脓肿：最多见，致病菌主要是★大肠埃希菌和金黄色葡萄球菌，主要由胆道上行感染引起。
   - （2）阿米巴性肝脓肿：继发于阿米巴痢疾。
3. **临床表现** 细菌性肝脓肿主要表现为★寒战、高热、肝区疼痛和肝大。可引起腹膜炎、膈下脓肿、心包积液等并发症。阿米巴性肝脓肿多呈慢性病程。
4. **辅助检查**
   - （1）★B超：首选检查，能明确部位和大小。
   - （2）诊断性穿刺：★抽出脓液即可确诊。细菌性肝脓肿脓液多为黄白色，涂片和培养可发现细菌；阿米巴性肝脓肿脓液多为棕褐色，镜检找到阿米巴滋养体可确诊。
   - （3）其他检查：如实验室检查可发现血常规高、肝功能异常；X线检查可发现肝阴影增大，右膈肌抬高等。
5. **治疗要点**
   - （1）加强全身支持治疗、应用足量有效抗生素控制感染。
   - （2）脓肿形成后，单个较大脓肿可行经皮肝穿刺抽脓或经皮肝穿刺置管引流术（PTCD），对于较大脓肿有破溃可能者应在抗感染的同时积极行脓肿切开引流术。
6. **护理诊断/问题**
   - （1）体温过高：与肝脓肿及其产生的毒素吸收有关。
   - （2）营养失调：低于机体需要，与进食少、感染引起分解代谢增加有关。
   - （3）潜在并发症：腹膜炎、膈下脓肿、休克等。
7. **护理措施**
   - （1）体位：★半卧位。
   - （2）饮食：给予高热量、高蛋白、高维生素、易消化饮食，必要时可输血。
   - （3）应用抗生素：阿米巴性肝脓肿以抗阿米巴药物为主。
   - （4）引流管的护理：常规护理的同时，★每天用无菌生理盐水冲洗脓腔，当引流液少于10ml时，可拔除引流管。
   - （5）加强病情观察：注意有无腹膜炎、膈下脓肿等并发症发生。
   - （6）其他护理：如心理护理、对症护理、口腔护理、生活护理等。

二、原发性肝癌

1. **概述** 原发性肝癌是指发生于肝细胞和肝内胆管上皮细胞的癌。以40～50岁男性多见。
2. **病因**
   - （1）三步曲：病毒性肝炎—肝硬化—肝癌。★病毒性肝炎和肝硬化是最主要病因。
   - （2）黄曲霉毒素、亚硝胺、饮酒、遗传等亦有一定关系。
3. **病理生理**
   - （1）大体类型：结节型（多见）、巨块型、弥漫型。
   - （2）组织学分型：★肝细胞型（最多见）、胆管细胞型、混合型。
   - （3）转移途径：★以肝内血行转移（癌栓经门静脉肝内播散）为主；肝外血行转移常见于肺。

4. 临床表现
- （1）★肝区疼痛：常为首发症状，表现为持续性钝痛、胀痛。
- （2）肝大：中、晚期主要临床体征。
- （3）全身和消化道症状：乏力、消瘦、呕吐、发热等。
- （4）主要并发症：癌肿破裂、肝性脑病、上消化道出血等。

5. 辅助检查
- （1）定性检测　★甲胎蛋白（AFP）检查，具有特异性，持续阳性或定量≥400μg/L，应高度怀疑原发性肝癌，适宜普查筛选。
- （2）定位诊断
  - 1）★B超：是首选的定位检查方法。
  - 2）CT和MRI检查：检出率更高。
  - 3）★肝穿刺活组织检查：有确诊价值。

6. 治疗要点
- （1）★手术治疗：目前首选和最有效的治疗方法。包括肝癌根治术、肝移植术等。
- （2）非手术治疗：不能手术切除者，行肝动脉结扎或栓塞；化疗、放疗等。

锦囊妙"记"

原发肝癌痛及大，源自肝炎肝硬化。

确诊定性AFP，定位要选BCT。

7. 护理诊断/问题
- （1）焦虑：与担忧疾病愈后和生存期有关。
- （2）疼痛：与肿瘤生长导致包膜张力增加或手术等有关。
- （3）营养失调：低于机体需要量，与食欲减退、肿瘤消耗等有关。
- （4）潜在并发症：肝性脑病、上消化道出血、癌肿破裂等。

8. 护理措施
- （1）饮食：★高热量、高维生素、高蛋白、低脂饮食。有腹水者采用低盐饮食。饮食宜清淡，忌浓茶、咖啡、辛辣刺激性食物。
- （2）体位：★术后24h内安置平卧休息，不宜早期下床活动，避免剧烈咳嗽，其目的是防止术后断面出血。
- （3）病情观察：★避免腹内压增高因素，告诫患者勿用力排便、剧烈咳嗽等，以免癌肿破裂；若患者突然主诉腹痛，伴腹膜刺激征，出现失血表现，应高度怀疑★肝癌破裂出血；如患者出现表情淡漠、扑翼样震颤等症状，应考虑肝性脑病。
- （4）治疗配合
  - 1）按医嘱给予支持、护肝治疗。
  - 2）遵医嘱★术前3天补充维生素K，改善凝血功能，预防术中术后出血。
  - 3）术前3天进行肠道准备，遵医嘱★使用肠道不吸收抗生素，术前晚清洁灌肠，以减少肠道氨的产生，预防肝性脑病，灌肠液禁用碱性液体，可用生理盐水或弱酸性溶液。
  - 4）术前一般放置胃管、尿管、备血。
  - 5）术后做好腹腔引流管的护理：★引流液为鲜血且连续2h超过200ml，提示腹腔内出血。
  - 6）预防感染：遵医嘱应用抗生素。
  - 7）肝动脉插管化疗患者的护理：①解释其目的及注意事项，完善凝血时间、肝肾功能、心电图等相关检查，判断有无禁忌证。②术前禁食4h。③预防出血：术后取平卧位，用沙袋压迫穿刺点1h，穿刺侧肢体制动6h。④做好导管护理：妥善固定；严格执行无菌原则；注药后用肝素稀释液2～3ml冲洗导管以防导管堵塞。⑤肝动脉插管化疗期间，多数患者可出现发热、肝痛、呕吐、心悸、白细胞减少等情况，称为栓塞后综合征。⑥拔管后，局部压迫15min，卧床24h，防止局部出血。

9. 健康指导
- （1）早预防：防治肝炎、肝硬化，饮食健康，不过量饮酒，生活规律等。
- （2）早诊断：定期体检，可定期做B超、AFP检查。
- （3）早治疗：如有不适及时就诊，延迟治疗往往会失去手术机会。

第2节　门静脉高压症患者的护理

一、概述　★门静脉正常压力为13～24cmH$_2$O，门静脉高压症是由于门静脉血流受阻、血液淤滞，引起门静脉压力增高，继而引起脾大及脾功能亢进、食管胃底静脉曲张或破裂出血、腹水等一系列表现的临床病症。

二、病因　按门静脉血流阻力所在的部位，分为肝前、肝内和肝后型。①肝前型：阻力在门静脉入肝之前的位置，可见于肝外门静脉血栓形成、先天性门静脉闭锁等。②肝内型：最多见，又可细分为窦前、窦后和窦型，在我国，★肝炎后肝硬化是引起窦型和窦后型最常见原因，窦前型多由血吸虫病引起。③肝后型：阻力部位在肝静脉流出道，可见于巴德-吉亚利综合征、严重右心衰竭等。

三、病理

1. 门静脉由脾静脉和肠系膜上静脉汇合而成；当门静脉高压时，脾静脉回流受阻，引起淤血性脾肿大。由于★脾脏破坏血细胞功能增强，导致血细胞减少，称为脾功能亢进。

2. 门静脉和腔静脉之间有四条交通支，分别是★食管下段及胃底交通支（最重要）、肛管及直肠下段交通支、前腹壁交通支、腹膜后交通支。由于门静脉无静脉瓣，且位于两个毛细血管网之间，当门静脉高压时，侧支循环开放，引起交通支曲张。

3. 腹水系毛细血管滤过压增高、低蛋白血症、血浆胶体渗透压下降、醛固酮增加、抗利尿激素增加、肝内淋巴回流受阻等多种因素引起。

四、临床表现

1. 脾大，脾功能亢进。

2. ★呕血和黑便　曲张的食管、胃底静脉一旦破裂，立即发生急性上消化道大出血，是门静脉高压症最危险的并发症，也是外科手术治疗的指征。

3. 腹水

4. 其他　腹壁静脉曲张、肝大、蜘蛛痣、黄疸、痔、肝掌、男性乳房发育、睾丸萎缩等。

锦囊妙"记"

门脉高压源肝病，脾大脾亢早期显，
呕血黑便会致命，腹水形成呈凶顽。

五、辅助检查

1. 实验室检查
   - （1）血常规：★全血细胞减少，即红细胞、白细胞和血小板均明显减少。
   - （2）肝功能检查：血清白蛋白降低而球蛋白升高，白、球蛋白比例倒置，凝血酶原时间延长。

2. 影像学检查
   - （1）腹部B超检查：门静脉高压时，门静脉内径≥1.0cm。
   - （2）X线钡餐检查：可见食管静脉曲张影像，食管为钡剂充盈时，呈虫蚀状改变，排空时，见★蚯蚓样或串珠状负影。

六、治疗要点　门静脉高压症以★内科治疗为主；外科手术治疗主要是预防和控制食管胃底静脉曲张破裂引起的上消化道大出血（分流术和断流术），其次是治疗脾大、脾功能亢进（脾切除术）和顽固性腹水（腹腔-颈静脉转流术）。

（1）断流术：最有效的手术方式是★贲门周围血管离断术。此手术止血效果好。因不减少肝脏血流量，术后肝性脑病少。

（2）分流术：可以降低门静脉压力，达到间接止血的效果。分流术有两大缺点，一是减少了肝脏的供血，加重了肝脏的缺血缺氧；二是来自肠道的蛋白质代谢产物不经肝脏解毒直接入腔静脉，★可诱发肝性脑病。

七、护理诊断/问题

1. 体液不足　与上消化道大出血有关。

2. 营养失调：低于机体需要量　与肝功能损害、营养素摄入不足、消化吸收障碍有关。

3. 潜在并发症　上消化道大出血、术后出血、肝性脑病、静脉血栓形成。

八、护理措施

1. 术前护理

（1）一般护理
1）体位：尽量取平卧位。若有下肢水肿，可抬高患肢减轻水肿。
2）合理休息与适当活动，避免过于劳累。
3）饮食：肝功能尚好者宜给★低脂、高蛋白、高热量、高维生素饮食，禁烟酒，少喝咖啡和浓茶；★肝功能受损严重者应限制蛋白质摄入量，补充支链氨基酸，限制芳香族氨基酸的摄入。
4）贫血及凝血功能障碍者可输鲜血、肌内注射维生素K。
5）适当应用肌苷、辅酶A、葡萄糖内酯（肝泰乐）等保肝药物，避免使用巴比妥类、氯丙嗪、红霉素等对肝功能有害的药物。

（2）防止食管胃底曲张静脉破裂出血。
1）保证充分休息和情绪稳定，避免腹内压增高的因素。
2）避免进食粗糙、干硬、带骨、渣或鱼刺、油炸及辛辣食物，饮食不宜过热，口服药物宜研碎冲服。
3）★手术前一般不放置胃管。

（3）分流手术前准备
1）术前2~3天口服肠道不吸收抗菌药物，减少肠道氨的产生，防止手术后肝性脑病。
2）手术前1天晚清洁灌肠，避免手术后肠胀气压迫血管吻合口。
3）脾-肾静脉分流术前要检查肾功能情况。

2. 术后护理

（1）一般护理
1）体位：★分流术后48h内，取平卧位或15°低坡卧位，2~3天后改半卧位。
2）休息和活动：★分流术后需卧床1周，不宜过早下床活动，以防血管吻合口破裂出血。脾切除术后要早期活动肢体，防止血栓形成。
3）饮食：分流术后应★限制蛋白质摄入。忌粗糙和过热的食物，禁烟酒。

（2）观察和预防并发症
1）内出血：观察胃肠减压引流和腹腔引流液的性状与量，若引流出新鲜血液量较多，应考虑内出血。
2）脾切除术后静脉血栓形成：★手术后2周内每天或隔天复查1次血小板计数，如超过$600×10^9/L$时，考虑给予抗凝治疗。
3）分流术后易诱发肝性脑病：①★应限制蛋白质的摄入，减少血氨的产生。②★忌用肥皂水灌肠，减少氨的形成，遵医嘱测定血氨浓度。③若患者出现神志淡漠、嗜睡、谵妄症状，应通知医生。

九、健康指导

1. 保持安静、乐观、稳定的情绪，避免劳累和较重的体力活动。
2. 禁烟、酒，少喝咖啡、浓茶，避免粗糙、干硬、过热、辛辣食物，防止腹内压增高，以免引起出血。
3. 按医嘱服用保肝药物，定期复查肝功能。

第3节　胆道疾病患者的护理

一、胆道感染

1. 急性胆囊炎

（1）概述：急性胆囊炎是胆囊的急性化脓性感染。

（2）病因
1）★胆囊管梗阻：为主要病因，多由胆囊结石引起。
2）细菌入侵：来自肠道经胆道上行感染，以大肠埃希菌和厌氧菌为主。

（3）病理
1）急性结石性胆囊炎：结石致胆囊管梗阻，胆囊内压升高，黏膜充血水肿、渗出增多。
2）急性非结石性胆囊炎：病理过程与急性结石性胆囊炎基本相同，急性非结石性胆囊炎更易出现胆囊坏疽、穿孔。

1. 急性胆囊炎

（4）临床表现

1）症状：①★胆绞痛：为突发剧烈的上腹部阵发性绞痛，常在饱餐、进油腻食物后或夜间发作，疼痛可放射至右肩背部。②寒战、发热、恶心、呕吐，一般无黄疸。

2）体征：★墨菲征（Murphy）阳性，右上腹有腹膜刺激征，如胆囊穿孔则全腹有腹膜刺激征。

（5）辅助检查：参见胆石症相关内容。

（6）治疗要点

1）非手术治疗：主要措施包括禁食、胃肠减压，输液，抗生素、维生素K、利胆、解痉止痛及对症支持疗法等。

2）手术治疗：★是治疗胆囊炎的主要方法，一般在炎症控制后择期行胆囊切除术。

（7）护理问题

1）疼痛：与结石突然嵌顿、胆汁排空受阻有关。

2）有体液不足的危险：与不能进食和手术前后禁食有关。

3）潜在并发症：胆囊穿孔。

（8）护理措施

1）减轻疼痛：①卧床休息，采取舒适体位。②合理饮食，指导患者清淡饮食。③药物止痛：对诊断明确者，遵医嘱给予药物止痛。

2）维持体液平衡：在禁食期间，遵医嘱经静脉补足水、电解质、能量和维生素。

3）并发症的预防及护理：①加强观察，严密监测生命体征及腹部体征。②减轻胆囊内压力，遵医嘱应用敏感抗生素，控制感染，减少炎症渗出，降低胆囊内压力。③及时处理胆囊穿孔：一旦发生，及时报告医师，积极做好术前准备。

（9）健康教育

1）低脂饮食：忌油腻食物，少量多餐，避免过饱。

2）合理安排作息时间：做到劳逸结合，避免过度劳累及精神高度紧张。

2. 急性梗阻性化脓性胆管炎（AOSC）

（1）概述：本病是在胆道完全梗阻的基础上发生严重的化脓性感染，又称为急性重症胆管炎。★胆总管结石是最常见的梗阻原因。具有起病急，病情重，易合并败血症、休克和多器官功能衰竭等特点。

（2）临床表现：★本病除有急性胆管炎的Charcot三联征（腹痛、寒战高热、黄疸）外，还有休克、中枢神经系统受抑制表现，称为Reynolds（雷诺）五联征。

（3）辅助检查

1）实验室检查：白细胞升高超过20×10^9/L，中性粒细胞升高，血小板计数降低提示预后差。

2）其他检查：参见胆石症的辅助检查。

（4）治疗要点：★最有效的治疗是紧急手术解除胆道梗阻并引流脓性胆汁，降低胆管内压力。

3. 护理诊断/问题　参见胆石症的护理诊断。

4. 护理措施　参见胆石症的护理措施。

5. 健康指导　参见胆石症的健康指导。

二、胆石症

1. 概述　胆石症指发生在胆囊和胆管内的结石，是常见多发病，女性多于男性。

2. 病因

（1）一般认为与胆汁淤滞、细菌感染和胆汁的理化成分改变有关。

（2）分类

1）按结石成分分为：①胆固醇结石：多发生于胆囊内，又称代谢性结石。②胆色素结石：主要发生于胆管内，又称感染性结石。③混合性结石。

2）按结石部位分为：①胆囊结石。②胆总管结石。③肝内胆管结石。

3. 病理　★结石、梗阻、感染互为因果。

4. 临床表现

（1）胆囊结石
- 1）无症状者称为"静止性胆囊结石"。
- 2）有症状者与胆囊炎相同，参见胆囊炎表现。

（2）胆总管结石：症状取决于有无感染和梗阻及程度。当胆总管结石合并急性胆管炎时，主要表现为★查科（Charcot）三联征，即腹痛、寒战与高热、黄疸。

（3）肝内胆管结石：可多年无症状或仅有肝区和胸背部胀痛不适，一般无黄疸。若合并胆总管结石时其临床表现与胆总管结石相似。

5. 辅助检查

（1）★B超检查：胆道疾病首选检查方法，可发现胆囊有无增大，胆囊壁有无增厚，有无结石及结石的部位、大小、数量等。

（2）口服胆囊造影术（OCG）：可了解胆囊的收缩功能。

（3）经皮肝穿胆管造影（PTC）：造影剂可使整个胆道系统显影，了解胆道梗阻情况及病变部位，必要时可置管引流（PTCD）。该检查有可能发生胆汁漏、出血等并发症。

（4）内镜逆行胰胆管造影（ERCP）：可观察十二指肠乳头区的病变，可鉴别肝内外胆管梗阻的部位和病变的范围。该检查有诱发急性胰腺炎和胆管炎的可能。

（5）胆道镜检查：可在术中或术后经T形管进入胆管腔内直接观察胆道系统有无狭窄、结石等，并可在胆道镜下取出结石。

（6）术中或术后经T形管胆道造影：可显示肝内外胆管，了解胆道病变。

（7）其他检查：血常规、肝功能检查、CT等。

6. 治疗要点

（1）胆囊结石：首选胆囊切除术。

（2）胆总管结石：常用胆总管切开取石+T形管引流。

（3）肝内胆管结石：常用手术方法有高位胆管切开取石。

7. 护理诊断/问题

（1）疼痛：与结石嵌顿、胆道梗阻、感染及Oddi括约肌痉挛有关。

（2）体温升高：与胆管结石梗阻导致急性胆管炎有关。

（3）体液不足：与呕吐、禁食、胃肠减压、高热等有关。

（4）潜在并发症：出血、胆瘘及感染等。

8. 护理措施

（1）相关检查的护理
- 1）B超检查前应禁食8h以上，检查前一天进清淡饮食，少吃易胀气的食物。
- 2）PTC检查前需作碘过敏试验、凝血功能检查、肌内注射维生素K_1预防出血，使用抗生素预防感染，碘过敏、凝血功能异常和胆道急性感染期忌作PTC，检查后重点观察有无出血。
- 3）ERCP有诱发胰腺炎可能，碘过敏者、急性胰腺炎患者忌用此检查，检查后需检查血清淀粉酶。

（2）饮食：术后恢复饮食后★宜进高热量、高蛋白、高维生素、低脂饮食，忌油腻食物。

（3）药物止痛：诊断明确者给予消炎、利胆、解痉和止痛。★禁用吗啡，因其导致Oddi括约肌痉挛，加重胆道梗阻。

（4）阻塞性黄疸术前应静脉滴注或肌内注射维生素K_1。

（5）对症护理：黄疸患者出现皮肤瘙痒应止痒，忌骚抓，忌热敷；高热时遵医嘱行降温；合并休克时应积极抗休克；吸氧等。

（6）胆总管T形管引流的护理：胆总管探查术需常规放置T形管引流。主要目的是引流胆汁、降低胆道压力，引流残余结石，支撑胆道、防止胆道狭窄和胆瘘发生。护理要点如下：
- 1）妥善固定。
- 2）保持引流通畅：如果引流管堵塞需经常用手由远向近挤压或用少量生理盐水缓慢冲洗。
- 3）严格无菌操作，每天更换一次引流袋。
- 4）保护引流口周围皮肤，可涂氧化锌软膏。
- 5）记录引流液的颜色、量和性状：正常情况下T形管每天引流量为300～700ml，呈深绿色，清晰无沉淀；★量过多提示胆总管下端阻塞；量过少提示T形管阻塞或受压、扭曲

8. 护理措施（6）胆总管T形管引流的护理：胆总管探查术需常规放置T形管引流。主要目的是引流胆汁、降低胆道压力，引流残余结石，支撑胆道、防止胆道狭窄和胆瘘发生。护理要点如下：

等；颜色浑浊提示有感染发生；颜色过浅提示肝功能不全。有泥沙样沉淀物提示有残留结石。

6）拔管：①★T形管一般放置2周，过早拔管可引起胆漏。②拔管指征：黄疸消退、大便呈褐色、引流量减少，表明胆总管远端通畅。③一般于手术后10～14天，试夹管1～2天，患者无不适及胆道梗阻的表现，经T形管造影显示无残余结石存在，胆总管通畅，次日即可拔管。④拔管后引流口会有少量胆汁渗漏，可用凡士林纱布堵塞数天即可愈合。

9. 健康指导
（1）饮食宜低脂易消化饮食，忌油腻，忌过饱，多饮水。
（2）避免疲劳，劳逸结合。
（3）如出现腹痛、发热、黄疸等不适，及时就诊。
（4）带引流管出院者，指导引流管护理方法。

三、胆道蛔虫病

1. **概述**　胆道蛔虫病是肠道蛔虫经十二指肠乳头钻入胆道所引起的疾病。多见于青少年和儿童。

2. **病因**
（1）肠功能紊乱。
（2）Oddi括约肌功能失调。

3. **病理**　可诱发感染（胆道感染、急性胰腺炎、肝脓肿等）、梗阻、结石（虫体成为结石核心）。并互为因果。

4. **临床表现**　剧烈的腹痛与轻微的腹部体征不相称是本病最大的特点。
（1）腹痛：★突发剑突下阵发性钻顶样剧烈绞痛，常放射至右肩背部。腹痛可突然消失，又可突然再发。
（2）恶心呕吐：部分患者可吐出蛔虫。

5. **辅助检查**
（1）★B超检查：首选方法，可见胆管内有平行强光带。
（2）实验室检查：血常规示★嗜酸性粒细胞计数升高，粪便中可查到蛔虫卵。

6. **治疗要点**
（1）★以非手术治疗为主（解痉止痛、利胆驱虫、防治感染）。
（2）手术治疗：仅在出现并发症时才考虑，可行胆总管切开探查+T形管引流术等。

7. **护理诊断/问题**
（1）疼痛：与蛔虫刺激导致Odii括约肌痉挛有关。
（2）知识缺乏：缺乏饮食卫生知识。

8. **护理措施**　参见胆石症的护理措施。

9. **健康指导**
（1）养成良好的饮食卫生习惯：不喝生水，蔬菜、水果要洗净，饭前便后要洗手。
（2）正确服用驱虫药：★应于清晨空腹或晚上临睡前服用，服药后观察大便中是否有蛔虫排出。

锦囊妙"记"

胆道疾病饮食原则

三高一低（即高热量、高蛋白、高维生素、低脂肪饮食。）

第4节　胰腺疾病患者的护理

一、急性胰腺炎

1. **概述**　急性胰腺炎是常见的急腹症，主要由胰腺分泌的消化酶对胰腺本身及其周围组织产生自我消化而引起的化学性炎症所致。

2. **病因**
（1）★胆道疾病：最常见病因，多由结石等的梗阻引起，称"胆源性胰腺炎"。
（2）暴饮暴食：乙醇可致胰腺损伤、胰液分泌增多等。
（3）其他：高脂血症、高钙血症、感染因素、药物和毒物、逆行性胰胆管造影术（ERCP）后、外伤因素、自身免疫性等。

3. 病理　根据病理变化 { （1）水肿型胰腺炎（轻型）：病情轻，预后好。
程度分为以下两型。 { （2）出血坏死性胰腺炎（重型）：易发生休克，死亡率高。

4. 临床表现 {
（1）★腹痛：最主要症状。常于酒后或饱餐后突然发作，腹痛剧烈，呈持续性，可有阵发性加重。多数位于左上腹，向左肩及左腰背部放射。弯腰抱膝可减轻疼痛。病变累及全胰时疼痛范围较宽并呈束带状向腰背部放射。

（2）伴随症状：腹胀；恶心、呕吐（呕吐后腹痛不缓解）、发热等。

（3）腹膜炎体征：水肿性胰腺炎时压痛多只局限于上腹部，常无明显肌紧张。★出血坏死性胰腺炎时可有全腹压痛、反跳痛、肌紧张。

（4）部分患者腰肋部皮肤出现蓝棕色斑，即格雷-特纳征（Grey-Turner征）或脐周皮下瘀斑，即卡伦征（Cullen征）。

（5）严重者可发生手足抽搐（★低钙血症）、休克、多器官功能衰竭等表现。
}

5. 辅助检查 {
（1）实验室检查 {
1）★血、尿淀粉酶升高，具有临床诊断价值。①血清淀粉酶在起病2h即开始升高，24h达高峰，持续4～5天后恢复正常。②尿淀粉酶在发病24h开始升高，48h到高峰，可持续1～2周。③淀粉酶的高低与病变的严重程度不一定成正比。

2）★血钙降低：能反映病情的严重性和预后。

3）血糖升高。
}

（2）影像学检查：★B超是首选的检查，CT检查具有临床诊断价值。
}

6. 治疗要点 {
（1）非手术治疗：目前多主张非手术治疗，包括禁食与胃肠减压、纠正体液失衡、★抑制胰腺分泌及抗胰酶疗法（最主要的治疗方法）、镇痛解痉、抗生素、营养支持、防治并发症等。

（2）手术治疗："胆源性胰腺炎"宜手术治疗，对非手术治疗无效者考虑坏死组织清除加引流手术。
}

7. 护理诊断/问题 {
（1）疼痛：与胰腺及其周围组织炎症反应，手术创伤有关。

（2）体液不足：与炎症渗出、出血、呕吐、禁食等有关。

（3）潜在并发症：休克、出血、胰瘘等。
}

8. 护理措施 {
（1）一般护理 {
1）体位：术前或非手术治疗期间需卧床休息，术后取半卧位。

2）饮食和营养：发病期间★需禁食、胃肠减压，以减少对胰液分泌的刺激，术后一般需禁食2～3周，禁食期间采用全胃肠外营养，病情好转后可逐渐恢复饮食。
}

（2）病情观察：密切观察生命体征，腹部情况，血糖及电解质的变化，伤口和引流情况，注意有无休克。

（3）治疗配合 {
1）解痉止痛的护理：★禁用吗啡，以免引起Oddi括约肌痉挛。

2）抵制胰腺分泌和抗胰酶疗法：遵医嘱使用抑制胰酶分泌或抑制胰酶活性的药物，如抑肽酶、奥曲肽（善宁）、生长抑素（恩他宁）、西咪替丁、生长抑素等。

3）抗感染。

4）引流管的护理：包括胃管、腹腔双套管、T形管、空肠造瘘管、胰引流管、导尿管。

5）维持水电解质酸碱平衡，防治休克。

6）术后并发胰瘘、胆瘘或肠瘘的护理：若从腹壁渗出或从腹腔引流管引流出无色透明或胆汁样液体应疑为胰瘘或胆瘘；若腹部出现明显的腹膜刺激征且引流出粪汁样或输入的肠内营养样液体时，则应考虑肠瘘。应保持引流通畅，保护好瘘口或切口周围皮肤，及时换药，必要时再次手术。
}
}

9. 健康教育 {
（1）注意休息，保持良好的精神状态，出院后 4～6 周避免举重物和过度疲劳。
（2）饮食应注意少量多餐，进食★低脂、易消化、富含维生素的饮食，戒酒戒烟。
（3）积极治疗胆道结石，指导并发糖尿病的患者进行饮食控制，并遵医嘱用药。

二、胰腺癌

1. 概述　胰腺癌是常见的胰腺恶性肿瘤，是目前预后最差的癌肿之一。40 岁以上发病率较高，男性多于女性。

2. 病因 {
（1）★吸烟：被认为是最主要危险因素。
（2）其他：高脂肪、高蛋白饮食、糖尿病、胰腺炎及遗传因素等。

3. 病理 {
（1）胰腺癌包括胰头癌、胰体尾部癌和全胰癌，★以胰头癌为最多见。
（2）胰腺癌 90% 为导管细胞腺癌。
（3）转移途径：胰腺癌容易扩散，最多见的转移方式为淋巴转移和直接浸润，远期转移多至肝脏。

4. 临床表现 {
（1）★上腹痛和上腹饱胀不适：是最常见的首发症状。
（2）★进行性加重的黄疸：是胰头癌最主要的症状。
（3）消化道症状：腹胀、消化不良、恶心呕吐、腹泻或便秘等。
（4）乏力、消瘦。

5. 辅助检查 {
（1）★B 超：首选检查方法，较大的占位性病变可发现。
（2）CT：是检查胰腺疾病可靠的方法。

6. 治疗要点　★手术治疗是胰腺癌的有效治疗方法，辅以化疗、放疗、免疫疗法等。胰头十二指肠切除术（Whipple 术）范围大、复杂、并发症多。

7. 护理诊断/问题 {
（1）焦虑与恐惧：与对癌症的诊断、治疗过程及预后的担忧有关。
（2）营养失调：低于机体需要量，与食欲下降、呕吐及癌肿消耗有关。
（3）潜在并发症：出血、感染、胰瘘、胆瘘、血糖异常等。

8. 护理措施 {

（1）术前护理 {
1）肠道准备：术前 3 天进半流质饮食并口服肠道不吸收抗菌药物，术前第 2 天进流质饮食，术前第 1 天禁食并补液，术前晚和术日晨清洁灌肠。
2）经皮肝穿刺胆道引流术（PTCD）的护理：妥善固定导管，保持引流通畅。一般留置 2 周为宜。
3）对症护理：合并糖尿病者遵医嘱用胰岛素控制血糖；术前 1 周需保肝治疗；有黄疸者补充维生素 K_1。

（2）术后护理 {
1）体位：全麻未清醒取去枕平卧位，头偏向一侧；病情稳定后取半卧位。
2）饮食：术后禁饮食，持续胃肠减压，一般 5～7 天，术后 10 天后给予全流质饮食，逐渐过渡到正常饮食。
3）病情观察：观察呼吸、血压、脉搏、体温等生命体征。观察各种引流管的引流情况。重点观察术后胆瘘、胰瘘等并发症。
4）防治感染：遵医嘱应用抗生素。
5）引流管的护理：按引流管常规护理。腹腔引流管一般放置 5～7 天；胃肠减压一般留至胃肠蠕动恢复；胆管引流需 2 周左右；胰管引流 2～3 周。
6）术后发生胆瘘的护理：多发生在术后 5～10 天。表现为发热、右上腹痛、腹膜刺激征。腹腔引流管或伤口溢出胆汁样液体。护理应早期持续吸引引流，加强换药，涂以氧化锌软膏保护引流管口周围皮肤，必要时再次手术。
7）术后并发胰瘘的护理：发生于术后 1 周左右，表现为患者突发剧痛、持续腹胀、发热、腹腔引流管或切口流出清亮液体，引流液测出淀粉酶。护理参见胆瘘护理。

9. 健康指导 {
（1）40 岁以上人群，如出现持续性上腹痛、闷胀、食欲减退、体重下降应及时到医院就诊。
（2）术后出院有消化不良、腹泻等，适当应用胰酶可减轻症状。

要点回顾

1. 细菌性肝脓肿的主要病因和表现是什么？
2. 原发性肝癌应如何做到早期发现和诊断？术后应如何预防肝性脑病？
3. 门静脉高压症的主要表现有哪些？如何预防食管、胃底静脉破裂出血？
4. 常见胆道疾病各有什么临床特征，术后留置T形管引流的目的是什么？应该如何护理？
5. 急性胰腺炎的主要诊断依据是什么？为什么要禁饮食和持续胃肠减压？

●○ 模拟试题栏——识破命题思路，提升应试能力 ○●

一、专业实务

A₁型题

1. 按组织学分类，我国原发性肝癌最常见的类型是
   A. 肝细胞型　　　　B. 胆管细胞型
   C. 混合型　　　　　D. 弥漫性
   E. 巨块型

2. 最易引起原发性肝癌的疾病是
   A. 脂肪肝　　　　　B. 血吸虫性肝硬化
   C. 肝炎后肝硬化　　D. 肝血管瘤
   E. 肝内胆管结石

3. 肝癌定位检查中首选的方法是
   A. B超　　　　　　B. 肝穿刺活组织检查
   C. AFP测定　　　　D. 选择性腹腔动脉造影
   E. CT

4. 如肝癌发生远处转移，通常最早转移至
   A. 脑　　　B. 肺　　　C. 骨骼
   D. 肾　　　E. 肠

5. 门静脉系与腔静脉系之间最主要的交通支是
   A. 直肠下段肛管交通支
   B. 前腹壁交通支
   C. 腹膜后交通支
   D. 胃底、食管下段交通支
   E. 肠系膜交通支

6. 门静脉高压症最凶险的并发症是
   A. 感染　　　　　　B. 贫血
   C. 上消化道大出血　D. 肝性脑病
   E. 低蛋白血症

7. 胆道结石的成因，哪项除外
   A. 胆汁淤滞　　　　B. 胆道感染
   C. 肝炎　　　　　　D. 胆汁成分改变
   E. 胆管异物

8. 胆绞痛发作的最常见诱因是
   A. 吸烟　　　　　　B. 酗酒
   C. 油腻食物　　　　D. 腹部手术

E. 外伤

9. 急性胰腺炎与胆道疾病相关联的解剖学基础是
   A. 胆总管与主胰管汇合形成共同通道及开口
   B. 胰腺炎或胰腺癌肿可压迫胆总管
   C. 胰腺和肝外胆管相毗邻，关系密切
   D. 均受肝胆汁分泌的影响
   E. 胆总管与副胰管汇合形成十二指肠乳头

10. 怀疑急性胰腺炎时，首选的检查项目是
    A. 血钾　　　　　　B. 血肌酐
    C. 血淀粉酶　　　　D. 血尿酸
    E. 血白细胞计数

11. 胰腺癌好发于
    A. 胰体部　　　　　B. 胰尾部
    C. 胰头部　　　　　D. 全胰
    E. 胰体尾部

A₂型题

12. 患者，男，48岁，肝硬化病史5年。查体：腹部膨隆，腹部皮肤紧张发亮，脐周可见静脉迂曲。患者腹壁膨隆的最可能原因是
    A. 肝大　　　　　　B. 脾大
    C. 大量腹水　　　　D. 腹腔积气
    E. 腹腔肿瘤

13. 患者，女，40岁。高热，右上腹痛7天，B超和CT检查提示肝脓肿。追问病史患者有慢性胆囊炎、胆囊结石4年。引起该病最可能的致病菌是
    A. 金黄色葡萄球菌　B. 链球菌
    C. 大肠埃希菌　　　D. 铜绿假单胞菌
    E. 类杆菌

14. 患者，男，52岁。当天上午被诊断肝癌。在与患者沟通中，患者的哪项表述提示其处于震惊否认期
    A. "我身体那么好，得肝癌是原因是喝酒太多吗？"
    B. "你看我能吃能睡，癌症患者有这样的吗？再

查查吧！"

  C."我的孩子还小，我得病怎么办啊？"

  D."我这病能治吗？"

  E."你们去忙吧，别管我了。"

15. 患者，女，55岁。肝区隐痛半年，有肝炎后肝硬化6年，为明确诊断，首选的检查是

  A.X线检查   B.血沉检查

  C.碱性磷酸酶测定   D.γ-谷氨转肽酶测定

  E.甲胎蛋白检查

16. 患者，男，48岁。慢性肝炎肝硬化5年，因饮食不当突然发生呕血、黑便1天入院。查体：体温37.8℃，脉搏110次/分，呼吸20次/分，血压90/65mmHg，为明确诊断采用食管吞钡检查，其改变可能是

  A.龛影

  B.杯口状阴影

  C.蚯蚓样或串珠状负影

  D.马蹄状阴影

  E.鸟嘴状阴影

17. 患者，女，44岁。右上腹持续性胀痛，伴发热、呕吐近3h。查体：右上腹有腹膜刺激征，Murphy征阳性。你认为引起该病的原因最可能是

  A.胆囊管畸形   B.胆总管梗阻

  C.胆囊腔狭窄   D.胆道蛔虫病

  E.胆囊管阻塞

18. 患者，女，50岁。因"右上腹持续性胀痛，伴发热、黄疸10h"收住院，诊断为急性胆管炎、胆总管结石，结石对胆道最基本的损害是

  A.胆道狭窄   B.肝脓肿

  C.胆道出血   D.胆道梗阻和感染

  E.急性胰腺炎

19. 患者，女，40岁。因胆结石收入院，拟于后天进行手术，晚上值班护士巡视时发现其难以入睡，夜间常醒来，且多次询问护士做手术会不会痛，手术有无危险，对于该患者目前的情况，正确的护理问题是

  A.睡眠型态紊乱：与护士夜间巡视有关

  B.睡眠型态紊乱：与环境的改变有关

  C.睡眠型态紊乱：与即将手术、心理负担过重有关

  D.睡眠型态紊乱：与入睡困难、夜间常醒有关

  E.睡眠型态紊乱：与生理功能改变有关

20. 患者，男，21岁。因突发剑突下钻顶样剧烈疼痛而入院，自诉疼痛呈间歇性，发作时疼痛剧烈，

大汗淋漓，可突然自行缓解，缓解期无任何症状。体检：剑突下有轻度压痛，白细胞11.5×10⁹/L。考虑为胆道蛔虫病，血常规检查可见

  A.嗜碱性粒细胞比例升高

  B.嗜酸性粒细胞比例升高

  C.中性粒细胞比例升高

  D.淋巴细胞增多

  E.血小板增多

A₃/A₄型题

（21～22题共用题干）

  患者，男，48岁。右上腹持续性胀痛、阵发性加重10h伴发热、黄疸。既往有"肝内胆管结石"。查体：T 38.6℃，P 98次/分，R 20次/分，BP 90/60mmHg，神清，右上腹有压痛、反跳痛、肌紧张，初步诊断为急性胆管炎。

21. 肝内胆管结石主要是

  A.胆固醇结石   B.胆色素结石

  C.混合型结石   D.草酸钙结石

  E.磷酸钙结石

22. 引起胆红素结石的主要原因是

  A.胆道感染   B.胆汁引流不畅

  C.胆汁成分改变   D.胆道损伤

  E.胆道狭窄

（23～24题共用题干）

  患者，男，70岁。患慢性肝炎肝硬化7年，突然发生呕血、黑便1天入院。呕吐暗红色液体3次，量约800ml，解黑便2次，量约500g。查体：T 37.5℃，P 120次/分，R 20次/分，BP 85/60mmHg，精神萎靡，面色苍白，四肢湿冷，医嘱给予输血800ml。

23. 该患者出血最可能的原因为

  A.胃癌   B.急性糜烂性出血性胃炎

  C.十二指肠球部溃疡 D.胃溃疡

  E.食管胃底静脉曲张破裂

24. 该患者在手术前不放置胃管，主要原因是

  A.影响患者休息   B.容易丢失消化液

  C.容易引起呕吐   D.易诱发大出血

  E.影响胃肠功能

（25～26题共用题干）

  患者，男，30岁。食欲不振，乏力，高热，肝区持续性胀痛4天。体查示肝区压痛和肝大，右下胸部和肝区叩击痛，X线检查示：肝脏阴影增大，右膈肌抬高和活动受限。

25. 首先考虑的诊断是

  A.胆道感染   B.细菌性肝脓肿

C.上呼吸道感染　　D.病毒性肝炎

E.肝癌

26. 进一步可选用的首要辅助检查是

A.肝功能检查　　B.B超

C.胸透检查　　D.CT检查

E.MRI检查

（27～28题共用题干）

患者，男，51岁。朋友聚餐后出现腹痛、恶心、呕吐，腹痛剧烈，呈持续性、刀割样加剧，疼痛向腰背部放射，呈束带状。体查示上腹压痛，腹胀，腹肌稍紧张，血淀粉酶、尿淀粉酶均升高，腹部B超提示胰腺肿胀。诊断为急性胰腺炎。

27. 患者出现急性胰腺炎的诱发因素是

A.十二指肠液反流　　B.胆道结石

C.过量饮酒暴饮暴食　　D.感染

E.外伤

28. 下列辅助检查，哪一项预示着患者病情重，预后不良

A.血淀粉酶升高　　B.尿淀粉酶升高

C.血糖升高　　D.血钙下降

E.血淀粉酶先升高后降低

（29～30题共用题干）

患者，女，53岁。进行性无痛性黄疸1月余。初步诊断为"胰头癌"。

29. 该患者出现"进行性黄疸"的最主要原因是

A.癌肿破坏肝脏

B.血细胞破坏

C.黄疸型肝炎

D.癌肿压迫或侵犯胆总管下段

E.癌肿压迫十二指肠

30. 胰头癌最主要的转移途径是

A.血行转移　　B.直接侵犯

C.种植性转移　　D.播散性转移

E.淋巴转移

二、实践能力

A₁型题

31. 为急性胰腺炎患者解痉镇痛时，不能使用的药品是

A.山莨菪碱　　B.吗啡

C.阿托品　　D.哌替啶

E.溴丙胺太林

32. 原发性肝癌患者最常见最主要的症状是

A.肝区疼痛　　B.低热

C.腹胀、乏力　　D.食欲不振

E.消瘦

33. 肝叶切除术后避免过早活动是

A.保存体力　　B.减少能量消耗

C.利于肝细胞再生　　D.利于有效引流

E.避免肝断面出血

34. 肝动脉插管化疗的护理措施不妥的是

A.严格无菌操作

B.白细胞严重减少应停止化疗

C.定期局部换药

D.穿刺术后鼓励患者早期活动

E.注药后用肝素液冲洗导管

35. 门腔静脉分流术后常见的并发症是

A.脾大　　B.肝性脑病

C.呕血、黑便　　D.腹水

E.脾功能亢进

36. 以下哪项不是急性胆囊炎的表现

A.右上腹痛　　B.疼痛向右肩胛部放射

C.墨菲征阳性　　D.可触及肿大的胆囊

E.明显寒战和黄疸

37. 应放置T形管引流的手术是

A.胆囊切除术　　B.肝叶切除术

C.胆总管探查术　　D.门腔静脉吻合术

E.肝脓肿切开引流术

38. Charcot三联征是指

A.胆绞痛、发热、寒战

B.胆绞痛、黄疸、呕吐

C.发热、寒战、黄疸

D.高热、呕吐、腹泻

E.胆绞痛、寒战发热、黄疸

39. Reynolds五联征是指

A.胆绞痛、高热、黄疸、休克、神志不清

B.胆绞痛、高热、黄疸、呕吐、腹泻

C.高热、黄疸、呕吐、腹泻、寒战

D.休克、神志不清、黄疸、呕吐、发热

E.胆绞痛、高热、呕吐、腹泻、昏迷

40. 以下不符合急性胰腺炎腹痛特点的是

A.刀割痛或绞痛

B.进食后疼痛缓解

C.向腰背部呈带状放射

D.位于中上腹

E.可阵发性加剧

41. 肝癌患者术前肠道准备中，口服新霉素的主要目的是

A.减轻腹压　　B.增加肠蠕动

C.减少氨的产生　　D.减少胃肠道出血

E.防止便秘

42. 为缓解疼痛，急性胰腺炎患者可采取的体位是
    A. 仰卧位　　　　　B. 俯卧位
    C. 弯腰屈膝侧卧位　D. 半坐卧位
    E. 仰卧屈膝位

43. 对急性胆囊炎患者进行腹部触诊，最常见的压痛点在下图中的

    A. A　　　　　B. B　　　　　C. C
    D. D　　　　　E. E

44. 胰头癌的典型表现是
    A. 腹痛、腹胀　　B. 进行性黄疸
    C. 食欲不振　　　D. 消化不良
    E. 乏力、消瘦

A₂型题

45. 患者，男，30岁。肝区出现持续性胀痛伴发热3天，诊断为细菌性肝脓肿。采用经皮肝穿刺脓肿置管引流术治疗，下列护理措施中不妥的是
    A. 妥善固定，防止脱落
    B. 置患者于平卧位
    C. 观察引流液的颜色、性质和量
    D. 保持引流通畅
    E. 引流液少于10ml可拔除引流管

46. 患者，男，49岁。乙型肝炎病史20年，肝区隐痛6个月。查体无特殊发现。实验室检查甲胎蛋白阳性。B超示肝左叶有一2cm×3cm肿块。诊断为原发性肝癌。术前护理不妥的是
    A. 给予维生素K　　B. 检查肝功能和凝血功能
    C. 肥皂水灌肠　　　D. 适量输血和白蛋白
    E. 术前3天口服肠道抗生素

47. 患者，男，30岁。呕血2次，量约150ml，大便黑，体查发现脾大，腹部移动性浊音阳性，诊断为门静脉高压症入院，该患者非手术治疗期间最重要的护理诊断是
    A. 潜在并发症：肝性脑病
    B. 知识缺乏：缺乏预防上消化道出血的知识
    C. 体液过多
    D. 潜在并发症：上消化道出血
    E. 体液不足

48. 患者，女，45岁。肝硬化致门静脉高压症，分流术前护理正确的是
    A. 鼓励体育锻炼　　B. 高蛋白、低脂饮食
    C. 注射维生素K　　 D. 术晨放置胃管
    E. 术前用肥皂液灌肠

49. 患者，男，65岁。有肝硬化病史6年，因上消化道大出血伴休克入院，急行门腔静脉分流术，术后1天应注意观察的并发症是
    A. 血管吻合口破裂出血
    B. 肝性脑病
    C. 血小板过于增高
    D. 肠系膜血管栓塞
    E. 腹腔感染

50. 患者，女，45岁。因呕血黑便1天入院。体查见脾肋下2cm，移动性浊音（−），初步诊断为"门静脉高压症"。为防止患者上消化道出血进一步加重，下列措施哪项不妥
    A. 卧床休息　　　　B. 避免喝咖啡和浓茶
    C. 避免进粗糙食物　D. 避免剧烈咳嗽
    E. 用力排大便

51. 患者，女，68岁。有肝硬化病史5年，因呕血、黑便3h入院。初步诊断为"门静脉高压症"。手术前护理措施中不妥的是
    A. 避免劳累　　　　B. 暂禁食
    C. 绝对卧床　　　　D. 放置胃管
    E. 避免用力排便

52. 患者，女，45岁。肝硬化致门静脉高压症，行分流手术治疗。术后应嘱患者卧床休息时间为
    A. 1天　　　　　B. 3天　　　　　C. 1周
    D. 2周　　　　　E. 1个月

53. 患者，男，48岁。因门静脉高压症行分流术后1天，需控制蛋白质摄入的主要原因是
    A. 影响胶体渗透压　B. 减少血氨形成
    C. 预防过敏反应　　D. 预防消化不良
    E. 防止加重肝脏负担

54. 患者，女，35岁。1天前进食油腻的食物后出现上腹剧烈疼痛，查体：Murphy征（＋），其压痛点位于
    A. 膈下　　　　B. 右肋下　　　　C. 右下腹
    D. 左肋下　　　E. 脐周

55. 患者，女，42岁。疑为胆石症而行经皮肝穿刺胆道造影（PTC），关于PTC的护理，下列说法不妥的是
    A. 检查前做碘过敏试验
    B. 检查前需做凝血功能检查
    C. 胆道急性感染期忌做此检查

D. 检查后重点观察有无胰腺炎

E. 使用维生素K预防出血

56. 患者，男，45岁。因胆总管结石合并胆管炎收入院，拟行手术治疗，术后需放置
   A. 胆囊造瘘管　　　　B. 胸腔引流管
   C. T形引流管　　　　D. 空肠造瘘管胃病
   E. 腹腔双套管

57. 10岁患儿。突然发生上腹部钻顶样疼痛2h来院。大汗淋漓，辗转不安；疼痛停止时又平息如常。查体：剑突偏右方有压痛；无腹肌紧张及反跳痛。为明确诊断，应采取的检查是
   A. 腹部B超　　　　　B. 右上腹X线片
   C. ERCP　　　　　　D. 测血清淀粉酶
   E. 十二指肠引流液检查

58. 患者，男，36岁。右上腹持续性胀痛、阵发性加重3h，疼痛向右肩胛部放射，伴发热、呕吐，无黄疸。查体：右上腹有腹膜刺激征，Murphy征阳性。应首先考虑为
   A. 急性胆囊炎　　　　B. 急性胃十二指肠穿孔
   C. 急性胆管炎　　　　D. 急性胰腺炎
   E. 急性梗阻性化脓性胆管炎

59. 患者，男，62岁。右上腹持续性胀痛、阵发性加重10h，疼痛向右肩背部放射，伴发热、黄疸，诊断为胆总管结石，实施胆总管切开取石+T形管引流术。在T形管引流期间，提示胆道远端通畅的指征是
   A. 黄疸消退，大便黄褐色，引流量减少
   B. 黄疸减轻，大便陶土色，引流量增多
   C. 黄疸减轻，腹痛减轻，引流量增多
   D. 黄疸加深，腹痛减轻，引流量减少
   E. 黄疸加深，大便陶土色，引流量减少

60. 患者，女，42岁。因右上腹绞痛，寒战高热，黄疸入院。在非手术治疗期间，应重点观察
   A. 体温　　　　　　　B. 白细胞计数
   C. 腹痛　　　　　　　D. 胆囊大小
   E. 血压、神志

61. 患者，女，50岁。因胆总管结石今天上午行胆总管切开探查术，术中放置T形管引流，T形管的护理错误的是
   A. 妥善固定
   B. 保持引流通畅
   C. 每周更换引流袋一次
   D. 注意无菌操作
   E. 观察引流量及性状

62. 患者，女，40岁。右上腹持续性疼痛伴阵发性加剧，向右肩胛部放射，并渐向全腹扩散。检查：皮肤巩膜无黄染，全腹压痛，反跳痛，尤以右上腹明显，应考虑
   A. 胆囊结石　　　　　B. 单纯性胆囊炎
   C. 化脓性急性胆囊炎　D. 胆总管结石
   E. 胆囊坏疽穿孔

63. 患者，女，37岁。诊断为急性水肿性胰腺炎。该患者目前最适合的治疗措施，除外
   A. 禁食、胃肠减压　　B. 急诊手术
   C. 支持治疗　　　　　D. 抗炎治疗
   E. 对症治疗

64. 患者，女，41岁。因上腹部疼痛入院，确诊为"急性胰腺炎"。经保守治疗康复出院。出院时对患者进行健康教育，预防该病最重要的是
   A. 注意饮食卫生
   B. 经常用抗生素预防感染
   C. 经常服用消化酶类药物
   D. 控制糖尿病
   E. 防治胆道疾病

65. 患者，女，56岁。诊断胰头癌，行胰头十二指肠切除术，术后出现高血糖。经一段时间治疗后患者拟于明天出院，正确的饮食指导原则是
   A. 低脂，低糖，低蛋白
   B. 高脂，低糖，高蛋白
   C. 高脂，低糖，低蛋白
   D. 低脂，低糖，高维生素
   E. 低脂，高糖，高维生素

66. 患者，女，45岁。因左上腹持续性胀痛，伴发热、呕吐1天入院，诊断为急性胰腺炎，经治疗后腹痛、呕吐基本消失，开始进食时应给予
   A. 普食
   B. 低脂低蛋白流质饮食
   C. 高脂高蛋白流质饮食
   D. 高脂低蛋白流质饮食
   E. 低脂高蛋白饮食

67. 患者，女，48岁。因餐后腹痛1天入院，拟诊为急性水肿性胰腺炎行保守治疗。护士告知患者行胃肠减压的主要目的是
   A. 减轻腹胀　　　　　B. 防止恶心、呕吐
   C. 减少胰液分泌　　　D. 预防感染
   E. 防止胰液逆流

68. 患者，男，52岁。以胰腺癌收入院，查体：皮肤巩膜黄染。患者诉全身瘙痒。给予的护理措施不包括

A. 协助患者抓挠以减轻瘙痒

B. 涂抹止痒药物

C. 用温水毛巾擦拭

D. 剪除患者指甲

E. 遵医嘱使用抗组胺药

69. 患者，男，67岁。诊断为胰头癌，拟行"胰、十二指肠切除术"。术后第6天，突发腹痛、发热，腹腔引流管周边流出清亮液体，应考虑该患者发生了

A. 胆道感染 　　B. 肠瘘 　　C. 内出血

D. 胰瘘 　　E. 胆瘘

A_3/A_4 型题

（70～72题共用题干）

患者，男，55岁。患有肝硬化5年。今天中午进食后突然呕血，量约350ml，色暗红，急诊入院。查体：神志清，T37.8℃，P120次/分，BP90/60mmHg。患者情绪高度紧张，诉说有濒死的感觉，经抢救，患者病情平稳后行门体分流术。

70. 入院时，患者主要的心理问题是

A. 抑郁 　　B. 恐惧 　　C. 焦虑

D. 淡漠 　　E. 悲哀

71. 患者入院后采取的处理措施中不正确的是

A. 输液、输血

B. 应用保肝药物

C. 静脉止血药物的应用

D. 三强二囊管压迫止血

E. 应用肥皂水灌肠

72. 分流术后24h内应指导患者采取的卧位是

A. 半坐卧位 　　B. 俯卧位

C. 平卧位 　　D. 中凹位

E. 头低足高位

（73～74题共用题干）

患者，女，57岁。因胆总管结石入院，经行胆总管切开探查、T形管引流术治疗。

73. 术后针对T形管引流的护理措施，不妥的是

A. 记录引流胆汁的量、颜色及性状

B. 每天用生理盐水冲洗T形管

C. 一般留置2周

D. 拔管前经T形管胆道造影

E. 拔管前夹管观察1～2天

74. 若患者出院时仍然不能将T形管拔除，不妥的出院指导是

A. 穿柔软宽松衣物，以防引流管受压

B. 避免过度劳动，以防牵拉T形管脱出

C. 避免淋浴，以防感染发生

D. 更换引流袋，注意消毒连接口

E. 出现引流异常或管道脱出应及时就诊

（75～80题共用题干）

患者，女，48岁。诊断为急性梗阻性化脓性胆管炎、肝内胆管结石、胆总管结石，急诊行"胆总管切开取石术＋T形管引流术"。术后患者生命体征平稳，未发生重要器官功能不全及其他严重并发症。

75. 该患者术后T形管应至少留置

A. 14天 　　B. 7天 　　C. 10天

D. 21天 　　E. 30天

76. 该患者术后第3天，T形管引流胆汁量少于300ml，表明

A. 肝功能衰竭 　　B. T形管阻塞

C. 胆管下端梗阻 　　D. 胆管上端梗阻

E. 胆汁流量正常

77. 发生T形管阻塞，应采取的护理措施是

A. 生理盐水加压冲洗T形管

B. 钳闭T形管

C. 生理盐水低压冲洗T形管

D. 拔出T形管

E. 无需特殊处理

78. 该患者术后第8天，T形管引流胆汁量达1000ml，表明

A. 肝功能衰竭 　　B. T形管阻塞

C. 胆总管上端梗阻 　　D. 胆总管下端梗阻

E. 胆汁流量正常

79. 该患者在拔出T形管前，应行

A. PTC检查 　　B. ERCP检查

C. B超检查 　　D. OCG检查

E. T形管造影

80. 该患者虽经手术，但肝内胆管仍残留多量结石，可考虑采取的措施是

A. 择期再次手术取出残留结石

B. 应用中药，以溶石、排石

C. 保留T形管，带管回家

D. 禁食高脂食物

E. 拔除T形管，但保留其原窦道

（81～83题共用题干）

患者，男，55岁。慢性肝炎肝硬化12年，突然发生呕血、黑便5h入院。查体：T 36.4℃，P 90次/分，R 18次/分，BP 100/70mmHg，肝肋下未触及，脾肋下2cm，移动性浊音（－）。

81. 该患者可能的诊断是

A. 绞窄性肠梗阻 　　B. 胃溃疡

C.十二指肠溃疡　　D.门静脉高压症

E.脾大

82. 患者入院3天未解大便,需灌肠排便,应选用下列哪种灌肠液

A.弱酸性液体　　　B.肥皂液

C.生理盐水　　　　D.50%硫酸镁

E.弱碱性液

83. 患者止血无效,拟行断流术,术后护理观察重点是

A.预防肝性脑病的发生

B.监测血小板计数,防止脾切除后血栓形成

C.加强腹腔引流管的护理

D.体温监测

E.禁食高蛋白饮食

（84～85题共用题干）

患者,男,41岁。饱餐、饮酒后突然出现左上腹持续性胀痛,伴发热、呕吐。查体:上腹部压痛,腹壁轻度紧张。实验室检查:血、尿淀粉酶明显增高。

84. 该患者此时最合适的处理措施为

A.静脉补钙　　　　B.禁食、胃肠减压

C.外科手术准备　　D.低脂饮食

E.肌内注射胰岛素

85. 该措施的主要目的是

A.减少疼痛　　　　B.减少感染

C.减少胰液分泌　　D.减少呕吐

E.减少胃黏膜的刺激

（魏雪峰）

第19章　外科急腹症患者的护理

一、概述　急腹症是一类以★急性腹痛为主要表现，需早期诊断和紧急处理的腹部疾病。

二、病因

1. 感染性疾病　如急性胆囊炎、胆管炎、胰腺炎、阑尾炎、消化道或胆囊穿孔、肝或腹腔脓肿溃破。
2. 出血性疾病　如腹部外伤导致的肝脾破裂、腹腔内动脉瘤破裂、肝癌破裂等。
3. 空腔脏器梗阻　如肠梗阻、肠套叠、结石或蛔虫症引起的胆道梗阻、泌尿系结石等。
4. 缺血性疾病　如肠扭转、肠系膜动脉栓塞、肠系膜静脉血栓形成。

三、腹痛分类

1. 内脏性疼痛（内脏神经受刺激）　★疼痛定位不准确，对刺、割、灼等刺激不敏感，★对压力和张力性刺激（如牵拉、膨胀、痉挛、缺血）所致疼痛较敏感，疼痛缓慢、持续。
2. 躯体痛（躯体神经受刺激）　在腹部即为腹壁痛，特点是★感觉敏锐，定位准确。
3. 牵涉痛　又称放射痛。急腹症发生内脏疼痛时，体表另一部位也出现疼痛感觉。如急性胆囊炎出现右上腹或剑突下疼痛的同时常伴有右肩背部疼痛；肾输尿管结石疼痛可放射至下腹部、会阴部。

四、临床表现

1. 腹痛的缓急和发生时间
   - （1）消化道穿孔或肝脾破裂出血引起的腹痛为★突发性。
   - （2）急性胆囊炎引起的腹痛常发生于★进食油腻饮食后或夜间睡眠期间。
   - （3）急性胰腺炎腹痛常见于★暴饮暴食后。
   - （4）肠扭转所致腹痛常发生于★饱食并剧烈活动后。
   - （5）★腹痛开始轻，以后逐渐加重，多为感染性疾病（炎症性病变）。

2. 腹痛的性质
   - （1）阵发性绞痛：提示空腔脏器发生梗阻或痉挛，如机械性肠梗阻或输尿管结石等。三种绞痛鉴别点见表19-1。

表19-1　三种绞痛鉴别点

类别	疼痛部位	其他特点
肠绞痛	脐周围	常伴有肠鸣音亢进，有时可见蠕动波
胆绞痛	右上腹或剑突下，放射至右肩部	可有黄疸、寒战、发热或胆囊肿大
肾绞痛	腰腹部，向同侧下腹部、腹股沟、外生殖器及大腿内侧放射	绞痛后可伴血尿

   - （2）持续性钝痛或胀痛：多见于腹腔内脏缺血或炎性病变，如阑尾炎、肝破裂等。
   - （3）持续性腹痛伴阵发性加重：★多表示炎症与梗阻并存，如肠梗阻发生绞窄，胆结石合并胆道感染等。

3. 腹痛部位　★腹痛开始部位或疼痛最显著部位往往就是原发病变部位。

4. 外科急腹症腹痛特点　★先有腹痛，后有发热等症状。常可出现腹膜刺激征，腹痛部位较固定。

锦囊妙"记"

内科腹痛：先发热后腹痛，喜按，不局限。

外科腹痛：先腹痛后发热，拒按，局限。

五、辅助检查

1. 实验室检查　白细胞及中性粒细胞计数增高提示炎症；红细胞、血红蛋白、血细胞比容降低提示腹腔内出血；尿中大量红细胞提示泌尿系病变；疑有急性胰腺炎时，血、尿淀粉酶明显增高。

2. 诊断性穿刺 { （1）★腹腔穿刺和腹腔灌洗：用于不易明确诊断的急腹症，具体内容参见急性腹膜炎章节。
（2）阴道后穹隆穿刺：抽出脓性液体提示盆腔脓肿。

3. 影像学检查 { （1）X线透视或平片：★消化道穿孔可发现膈下游离气体，机械性肠梗阻可发现多个液气平面。
（2）钡剂灌肠或充气造影：★肠扭转有典型"鸟嘴征"，肠套叠有"杯口征"。
（3）★B超检查：是检查肝、胆、胰、脾、肾、输尿管、阑尾、盆腔内病变的首选方法。

4. 直肠指检　★是判断急腹症病因及其病情变化的简易而有效的方法。例如，盆腔脓肿时直肠前壁饱满、触痛、有波动感；★指套染有血性黏液应考虑肠管绞窄等。

5. 其他检查　CT、MRI、血管造影或内镜（胃镜、肠镜、腹腔镜、胆道镜）等检查，对进一步明确病变部位及性质有一定意义。

六、治疗要点　外科急腹症多需急症手术，参见腹部外科相关疾病的治疗要点。

七、护理诊断/问题

{ 1.急性疼痛　与腹腔内器官炎症、扭转、破裂、出血、损伤或手术有关。
2.体液不足　与腹腔内脏破裂出血、腹膜炎导致的腹膜渗出、呕吐或禁食、胃肠减压、发热等有关。

八、护理措施

1. 急腹症诊断明确者　按具体疾病进行护理。

2. 诊断不明者 { （1）非手术治疗的护理或术前护理，参见急性腹膜炎患者的护理。
（2）在没有明确诊断前，应严格执行"五禁止"，即★禁食禁饮、禁用止痛剂、禁服泻药、禁止灌肠、禁热敷按摩。
（3）非手术治疗期间，加强病情观察，发现以下情况，应及时联系医生考虑手术。 { 1）全身情况不良或发生休克。
2）腹膜刺激征明显。
3）有明显内出血表现。
4）★经非手术治疗短期内（6～8h）病情未见好转或趋于恶化者。
（4）大多数患者术后诊断明确，术后按具体疾病进行护理。

锦囊妙"记"　　　　　　　**外科急腹症的处理原则**

"五禁四抗"。"五禁"——禁食禁饮、禁用止痛剂、禁服泻药、禁止灌肠、禁热敷按摩，"四抗"——抗休克、抗感染、抗失水（纠正水、电解质和酸碱平衡）、抗腹胀（胃肠减压）。

九、健康指导

{ 1.积极控制和治疗引起急腹症的各种诱因。
2.鼓励患者早期下床活动，防止肠粘连。

要点回顾

1. 急腹症患者内脏性疼痛有什么特点？躯体痛有什么特点？

2. 外科急腹症腹痛有什么特点？

3. 外科急腹症诊断不明者，护理的注意事项有哪些？

模拟试题栏——识破命题思路，提升应试能力

一、专业实务

A₁型题

1. 属于由感染性疾病引起的急腹症是
   A. 急性梗阻性胆管炎 　B. 脾破裂
   C. 慢性胃炎 　　　　　D. 慢性肠炎
   E. 卵巢囊肿扭转

2. 关于内脏痛特点的描述，下列说法正确的是
   A. 疼痛传导速度快
   B. 对压力和张力性刺激敏感
   C. 感觉迟钝，定位准确
   D. 与躯体痛同时出现
   E. 感觉敏锐

3. 外科急腹症的特点是
   A. 先腹痛后发热
   B. 腹痛可因排便而好转
   C. 腹痛伴有停经和阴道流血
   D. 腹痛伴呼吸改变
   E. 腹痛重而腹部体征轻

4. 阵发性腹痛常见于
   A. 急性阑尾炎 　　　　B. 溃疡病穿孔
   C. 机械性肠梗阻 　　　D. 肠绞窄
   E. 脾破裂出血

A₂型题

5. 患者，女，52岁。平素健康。不慎摔倒，右上腹撞及石头，感觉右腹部疼痛难忍并渐加重来急诊。神志清，痛苦表情，面色苍白，BP 80/50mmHg，P 118次/分，R 22次/分，为及时明确诊断，建议进行
   A. X线检查 　　　　　B. B超检查
   C. 腹腔穿刺 　　　　　D. 肛门指检
   E. 血管造影

6. 患者，男，41岁。半年前因坏疽性阑尾炎入院手术治疗。现因腹痛、腹胀、呕吐、停止排便排气入院。T 38.3℃，腹部压痛和反跳痛明显，肠鸣音亢进。入院后行非手术治疗，在治疗过程中，医生给患者行直肠指检，发现指套染有血性黏液应考虑
   A. 合并有内痔 　　　　B. 消化道出血
   C. 肠管绞窄 　　　　　D. 合并有直肠损伤
   E. 可能与患者饮食有关

7. 患者，男，45岁。因突发中上腹剧痛3h来院急诊，体检发现板状腹，腹部立位平片示膈下有游离气体，生命体征尚平稳。既往有消化性溃疡病和不规则服药史。目前应采取的首要措施是

A. 高浓度吸氧 　　　　B. 使用镇痛药
C. 立即输血 　　　　　D. 禁食并胃肠减压
E. 立即使用抗生素

8. 患者，女，34岁。剧烈腹痛，恶心，呕吐3h入院，医生处理错误的是
   A. 应禁食 　　　　　　B. 血常规检查
   C. 哌替啶止痛 　　　　D. 立位X线检查
   E. 必要时腹腔穿刺

A₃/A₄型题

（9～13题共用题干）

患者，男，36岁。赴酒宴后突感中上腹剧痛，伴恶心、呕吐，呕吐后腹痛无减轻，发病3h后来院急诊。体检：痛苦貌，BP 85/60mmHg，P104次/分，全腹肌紧张，压痛、反跳痛，以中上腹尤甚，白细胞16×10⁹/L，中性粒细胞比例0.90，既往身体健康，无消化性溃疡史，有胆石症病史。

9. 根据患者的情况考虑最可能为
   A. 急性胰腺炎 　　　　B. 急性胆管炎
   C. 急性阑尾炎 　　　　D. 十二指肠溃疡穿孔
   E. 急性肠梗阻

10. 为协助明确诊断，首选的检查为
    A. 静脉胆道造影 　　　B. 腹部CT检查
    C. 血淀粉酶 　　　　　D. 腹腔穿刺
    E. 腹部B超

11. 导致该患者发生此疾病的主要诱因为
    A. 急性外伤 　　　　　B. 不洁饮食
    C. 暴饮暴食和胆石症 　D. 胆石症
    E. 高蛋白饮食

12. 若诊断明确，最先采取的措施是
    A. 禁食、胃肠减压、抗休克同时完善各项术前准备
    B. 密切观察病情变化
    C. 积极抗休克治疗，暂不宜手术
    D. 积极抗感染治疗
    E. 解痉镇痛治疗

13. 该患者目前主要的护理诊断不包括
    A. 体液过多 　　　　　B. 体液不足
    C. 急性疼痛 　　　　　D. 个人应对无效
    E. 焦虑、恐惧

二、实践能力

A₁型题

14. 急腹症患者未明确诊断前应禁用

A. 阿托品　　B. 安眠药　　C. 去痛片
D. 哌替啶　　E. 镇静药

15. 外科急腹症绞窄性病变的特征性表现是
　　A. 腹痛、排黏液血便　B. 刀割样剧痛
　　C. 腹膜刺激征　　D. 休克
　　E. 腹腔出血

16. 属于外科急腹症的特点是
　　A. 先有发热，后有腹痛
　　B. 先有腹痛，后出现发热
　　C. 一般无腹肌紧张
　　D. 有月经异常
　　E. 腹痛部位不固定，程度较轻

A₂型题

17. 患者，男，50岁。因急性腹痛来院就诊，以"腹痛原因待查"收住入院，对该患者的护理措施不正确的是
　　A. 禁食　　　　B. 禁止胃肠减压
　　C. 禁灌肠　　　D. 禁止痛
　　E. 禁导泻

18. 患者，男，38岁。急腹症体检发现肝浊音界缩小，X线见膈下游离气体，可判断该患者为
　　A. 炎症性病变　　B. 穿孔性病变
　　C. 出血性病变　　D. 梗阻性病变
　　E. 绞窄性病变

19. 患者，男，30岁。30min前被汽车撞伤左上腹，诉腹痛。体检：精神紧张，面色苍白，左上腹压痛，P106次/分，BP80/55mmHg，最有可能是
　　A. 肝破裂　　B. 脾破裂　　C. 胆囊穿孔
　　D. 肾破裂　　E. 肠穿孔

20. 患者，女，56岁。进食油腻食物后出现右上腹绞痛3h。体检：T38.8℃，巩膜轻度黄染，右上腹有压痛和反跳痛，最可能的诊断是
　　A. 胰头癌　　B. 急性肝炎　　C. 肝癌
　　D. 胆道结石　E. 阿米巴肝脓肿

21. 患者，男，55岁。行胆囊切除术后半年，出现恶心、呕吐、腹痛、腹胀4h，发病以来未解大便，肛门未排气。患者入院后应给予
　　A. 止痛药　　　　B. 禁食、胃肠减压
　　C. 止吐药　　　　D. 灌肠
　　E. 停留尿管

22. 患者，女，25岁。车祸被司机急送医院急诊科，诊断为脾破裂，失血性休克，此时应给予患者
　　A. X线检查
　　B. 抗休克的同时做急诊术前准备

C. 心电图
D. 停留尿管
E. 更换衣服

23. 患者，女，56岁。有慢性胆囊炎病史，常因进食油腻食物后出现右上腹绞痛，应该给予的健康饮食指导为
　　A. 少食多餐
　　B. 低脂饮食
　　C. 发作时可服止痛药
　　D. 参加跑步锻炼
　　E. 食富含蛋白食物

A₃/A₄型题

（24～26题共用题干）

患者，男，28岁。2h前骑摩托车与汽车相撞，右侧身体倒地，由旁人扶起后站立行走，感右腹部疼痛难忍，即被送医院急诊。体查：神志清，精神紧张，面色苍白，P 104次/分，R 25次/分，BP 80/50mmHg，全腹压痛、反跳痛、腹肌紧张，以右腹尤甚。

24. 此患者应考虑为
　　A. 消化道穿孔　　B. 腹腔脏器损伤伴休克
　　C. 颅脑外伤　　　D. 胰腺炎
　　E. 盆腔炎

25. 确诊患者是否合并内脏破裂出血，最宜进行
　　A. 腹腔穿刺　　　B. 肝肾功能检查
　　C. B超检查　　　D. X线检查
　　E. MRI检查

26. 患者入院应立即给予的处理为
　　A. 抗休克及手术准备　B. 血生化检查
　　C. 心电图检查　　　　D. 抗感染治疗
　　E. 镇痛

（27～28题共用题干）

患者，男，33岁。主因撞伤5h入院，查体：神志清楚、贫血貌、能准确说明受伤部位在右上腹，腹穿抽出不凝血，患者诉腹部胀痛。

27. 该患者最可能的诊断是
　　A. 脾破裂　　B. 肝破裂　　C. 肠破裂
　　D. 输尿管断裂　E. 以上都不是

28. 应采取的措施除外
　　A. 补液
　　B. 备血
　　C. 密切观察生命体征的变化
　　D. 观察记录尿量
　　E. 药物止痛

（魏雪峰）

第20章 周围血管疾病患者的护理

第1节 原发性下肢静脉曲张患者的护理

一、**概述** 原发性下肢静脉曲张又称单纯性下肢静脉曲张，是指下肢浅静脉因血液回流障碍而引起的下肢浅静脉扩张和迂曲。★主要发生在大隐静脉，常并发小腿慢性溃疡。

二、**病因** ★原发性下肢静脉曲张的主要原因是静脉壁薄弱、静脉瓣膜缺陷及浅静脉压力持续增高。如长期站立、重体力劳动、妊娠、慢性咳嗽、习惯性便秘等。

三、**临床表现**
1. **早期表现** 长时间站立或行走时，感下肢沉重、发胀、酸痛、易疲劳。
2. **典型表现** ★浅静脉隆起、曲张，直立时明显。
3. **晚期表现** 可出现踝部轻度肿胀和足靴区皮肤营养不良表现：如皮肤萎缩、干燥、脱屑、瘙痒、色素沉着。★晚期常并发小腿慢性溃疡。
4. **并发症** 曲张静脉破裂出血、湿疹、溃疡、血栓性静脉炎。

四、**辅助检查**
1. 特殊检查
   - （1）深静脉通畅试验（Perthes test）：患者站立，待静脉充盈后，在★大腿中部扎止血带阻断浅静脉回流，嘱患者用力踢腿或连续下蹲10余次，观察静脉曲张程度的变化。若曲张静脉消失或充盈度减轻表明深静脉通畅。若静脉充盈不消失或加重表明深静脉有阻塞，应禁忌手术。
   - （2）大隐静脉瓣膜功能试验（Trendelenburg test）：患者★先平卧，抬高患肢，排空静脉血液，在大腿根部扎止血带阻断浅静脉回流，然后站立，观察静脉充盈情况。若10s内不充盈，松止血带后迅速充盈表示交通支瓣膜功能良好，而大隐静脉瓣膜功能不良。若10s内即充盈，松止血带后充盈更迅速表示交通支瓣膜和大隐静脉瓣膜功能均不良。
2. 影像学检查 下肢静脉造影、血管超声检查等，可以判断病变部位、范围和程度。

五、**治疗要点**
1. 非手术治疗 只能改善症状。
   - （1）适应证
     - 1）病变局限，症状轻又不愿手术者。
     - 2）妊娠期静脉曲张。
     - 3）症状虽然明显，但不能耐受手术者。
   - （2）治疗措施
     - 1）★患肢穿弹力袜或用弹性绷带。
     - 2）避免久站、久坐，注意休息，抬高患肢。
2. 硬化剂注射疗法
   - （1）适应证
     - 1）手术后残留的曲张静脉。
     - 2）手术后局部复发的病例。
   - （2）方法：将5%鱼肝油酸钠1～2ml注射于曲张静脉后，随即用绷带加压包扎3～6周，其间避免久站，但应鼓励行走。
3. 手术疗法 ★是根本的治疗措施，适用于深静脉通畅者，包括大隐静脉或小隐静脉高位结扎与曲张静脉剥脱术。合并溃疡者，控制局部感染后再行手术。

六、护理诊断/问题

1. 活动无耐力　与下肢静脉曲张致血液淤滞有关。
2. 皮肤完整性受损　与皮肤和皮下组织缺血缺氧导致抵抗力下降等有关。
3. 潜在并发症　如血栓性浅静脉炎、小腿慢性溃疡、深静脉血栓、曲张静脉破裂出血等。

七、护理措施

1. 非手术治疗患者的护理
　（1）一般护理
　　1）★活动时包扎弹力绷带或穿弹力袜。
　　2）避免久站久坐，坐时勿双膝交叉过久，以免压迫腘窝影响静脉回流。
　　3）患肢肿胀时卧床休息，★并抬高患肢30°～40°。
　　4）★保持大小便通畅，防止腹内压增高。
　　5）避免下肢受伤。
　（2）并发症的护理
　　1）慢性溃疡和湿疹：抬高患肢，保持创面清洁，遵医嘱应用抗生素。
　　2）血栓性静脉炎：局部热敷、理疗、抗凝及预防感染，★禁止按摩。
　　3）曲张静脉破裂出血：立即抬高患肢，加压包扎，必要时手术止血。

2. 手术治疗患者的护理
　（1）术前护理
　　1）严格皮肤准备，★备皮范围包括患侧腹股沟区手术范围及患侧整个下肢至足趾。
　　2）皮肤有慢性炎症、湿疹样变或溃疡者，给局部用药或换药，全身应用抗生素。
　　3）患肢水肿者，嘱其卧床休息，并抬高患肢，以减轻水肿。
　（2）术后护理
　　1）促进静脉回流：★患肢抬高30°，并作足背伸屈运动。
　　2）预防下肢静脉血栓形成：★术后24h鼓励患者下床活动。
　　3）病情观察：注意有无切口或皮下渗血，局部有无感染表现。
　　4）应用弹力绷带：注意松紧适度，以能扪及足背动脉搏动和保持正常皮肤温度为宜。★一般维持2周。

锦囊妙"记"

下肢静脉曲张患者术后护理记住两个2
术后24h鼓励患者下床活动，术后应用弹力绷带维持2周。

八、健康指导

1. 指导患者进行适当的体育锻炼，增强血管壁弹性。
2. 非手术治疗者长期使用弹力袜或弹力绷带，手术治疗者术后继续应用弹性绷带或穿弹力袜1～3个月。
3. 避免久站、久坐，坐时避免双膝交叉，休息时抬高患肢。避免用过紧的腰带和紧身衣物。

第2节　血栓闭塞性脉管炎患者的护理

一、**概述**　血栓闭塞性脉管炎又称Buerger病（伯格病）。是一种累及周围血管的★慢性、炎症性、节段性和周期性发作的血管炎症病变。★主要侵袭下肢中、小动脉和静脉，好发于男性青壮年。

二、**病因**　一般认为与★长期吸烟（重要因素）、寒冷与潮湿、感染与外伤、神经及内分泌功能紊乱、免疫功能异常造成血管调节功能失调及性激素、前列腺素失调引起血管舒缩失常等因素有关。

三、**病理生理**　血管壁全层呈炎症反应伴有管腔内血栓形成和阻塞。病变主要侵犯下肢血管，多见于下肢中、小动脉，伴行静脉也受累。病变血管壁非化脓性炎症改变，病变呈节段性分布。病程发展后，血管壁和血管周围广泛纤维化并有侧支循环形成，最终可造成肢体远端坏疽或溃疡。

四、临床表现 根据病理变化程度和临床表现的轻重可将病程分为局部缺血期、营养障碍期、坏疽期。

1. 局部缺血期 肢端发凉、怕冷、麻木等异常感觉，足背动脉和胫后动脉搏动减弱，可伴有游走性血栓性静脉炎，出现★间歇性跛行现象。

2. 营养障碍期 足及小腿皮肤苍白、干冷、肌肉萎缩、趾甲增厚；足背动脉和胫后动脉搏动消失；出现★静息痛（休息痛）。

3. 坏疽期 远端因无血供而发生★干性坏疽；继发感染，可转变成湿性坏疽，常伴全身中毒症状。

五、辅助检查

1. 测定皮肤温度 ★若两侧肢体对应部位皮温相差2℃以上，提示皮温降低侧肢体动脉血流减少。

2. 肢体抬高试验 ★患者平卧，抬高患肢70°～80°，持续60s，若出现麻木、疼痛、足部皮肤苍白或蜡黄为阳性；再让患者坐起，双足自然下垂于床沿，正常人皮肤色泽可在10s内恢复正常，若超过45s且足部皮肤出现色泽不均匀，提示患肢严重供血不足。

六、治疗要点

1. 治疗原则 防止病变进展，改善和促进下肢血液循环。

2. 常用措施 包括药物治疗、高压氧治疗和手术治疗。

七、护理诊断/问题

1. 疼痛 与患肢缺血、组织坏死等有关。

2. 焦虑 与患肢疼痛难忍、久治不愈、需截肢治疗等有关。

3. 潜在并发症 溃疡、出血、感染。

八、护理措施

1. 一般护理
　（1）★需绝对戒烟（最重要）。
　（2）★注意保暖，以免血管收缩，但应避免使用热水袋给患肢直接加温。
　（3）睡觉和休息时取头高足低位，使血液容易灌流至下肢。避免长时间维持同一姿势不变，坐时避免跷腿，以防腘动、静脉受压。
　（4）保持足部清洁干燥，防止外伤和继发感染。
　（5）已发生坏疽的部位，应保持干燥，每天酒精消毒包扎；已发生感染的创面，遵医嘱用抗生素湿敷。

2. 疼痛的护理
　（1）早期：保持肢体呈下垂位，给予血管扩张剂、低分子右旋糖酐等。
　（2）中、晚期：采用麻醉性镇痛药，必要时连续性硬膜外阻滞止痛。

3. 指导患者进行Buerger运动。

4. 皮肤准备 如需植皮，注意供皮区皮肤准备。

5. 术后护理
　（1）体位：★静脉重建术后抬高患肢30°；动脉重建术后平放患肢。
　（2）病情观察：观察脉搏、血压及切口情况。血管重建及动脉内膜剥脱术后，观察患肢远端皮温、颜色、感觉及动脉搏动，以判断血管通畅情况。
　（3）制动：★静脉重建术后卧床制动1周；动脉重建术后卧床制动2周。
　（4）活动：★卧床患者应鼓励在床上作足背伸屈运动，以利深静脉血液回流。
　（5）防治感染：继续给予抗生素治疗，并做切口护理。

九、健康指导

1. 绝对戒烟，以消除烟碱对血管的毒性作用。

2. 嘱患者注意防潮、保暖、坚持锻炼患肢。

3. 指导患者多食富含维生素B和维生素C的食物，多摄入水分，以降低血液黏稠度。

4. 出院后严格按照医嘱使用抗凝剂，预防血栓形成。

要点回顾

1. 引起原发性下肢静脉曲张的原因有哪些？
2. 原发性下肢静脉曲张患者术后，患肢应用弹力绷带应注意些什么？包扎时间为多长？
3. 血栓闭塞性脉管炎主要累及的血管呈哪些病理生理改变？
4. 血栓闭塞性脉管炎临床表现分哪几个期？各期的典型表现是什么？
5. 如何进行血栓闭塞性脉管炎肢体抬高试验的检查？

●○ 模拟试题栏——识破命题思路，提升应试能力 ○●

一、专业实务

A₁型题

1. 下肢静脉曲张的高危人群不包括
   A. 交通警察　　　　B. 运动员
   C. 空姐　　　　　　D. 医生
   E. 教师

2. 以下哪项不是原发性下肢静脉曲张的病因
   A. 肥胖　　　　　　B. 妊娠
   C. 先天性静脉壁薄弱　D. 吸烟
   E. 深静脉瓣膜功能不全

3. 原发性下肢静脉曲张的典型表现为
   A. 久立后有酸胀感　B. 足背部水肿、色素沉着
   C. 皮肤脱屑、瘙痒　D. 游走性浅静脉炎
   E. 下肢浅静脉曲张、蜿蜒、迂曲

4. 血栓闭塞性脉管炎患者在局部缺血期的典型临床表现是
   A. 游走性浅静脉炎　B. 间歇性跛行
   C. 持续性疼痛　　　D. 干性坏疽
   E. 静息痛

5. 下列与发生血栓性脉管炎关系不大的因素是
   A. 患肢曾被砸伤　　B. 饮酒10余年
   C. 吸烟30余年　　　D. 在东北居住
   E. 有受寒史

6. 间歇性跛行是下列哪种疾病的特征性表现
   A. 心力衰竭　　　　B. 静脉血栓
   C. 血栓闭塞性脉管炎　D. 胫腓骨骨折
   E. 髋关节脱位

7. 血栓闭塞性脉管炎坏疽期的典型体位为
   A. 间歇性跛行
   B. 静息痛，喜平卧
   C. 屈膝抱足，彻夜难眠
   D. 静息痛，喜运动
   E. 屈膝抱腹，彻夜难眠

A₂型题

8. 患者，男，48岁。患大隐静脉曲张，站立时在大腿中部扎止血带，患者下蹲15次后，曲张静脉空虚萎陷，说明
   A. 大隐静脉侧支循环良好
   B. 大隐静脉瓣膜功能不全
   C. 小隐静脉瓣膜功能不全
   D. 交通支瓣膜功能不全
   E. 下肢深静脉回流通畅

9. 患者，女，52岁。久站后左下肢出现酸胀感，小腿内侧可见静脉轻微突起，诊断为下肢静脉曲张。对此患者日常保健要求中不正确的是
   A. 尽量避免久站　　B. 适当体育锻炼
   C. 休息时放低患肢　D. 使用弹力袜
   E. 避免跷二郎腿

10. 患者，男，38岁。间歇性跛行，足背动脉搏动明显减弱，患者此时处于血栓闭塞性脉管炎的
   A. 局部缺血期　　　B. 营养障碍期
   C. 组织坏死期　　　D. 溃疡期
   E. 溃烂期

11. 患者，男，44岁。右足麻木、疼痛，在走路时出现小腿酸胀、易疲劳，足底有硬胀感，初步诊断为血栓闭塞性脉管炎。可确诊的辅助检查是
   A. 超声多普勒检查
   B. 静脉注射硫酸镁10ml
   C. 仔细检查肢体各动脉搏动情况
   D. 肢体抬高试验
   E. 动脉造影

12. 患者，女，57岁。右下肢静脉曲张10多年。近半年感觉症状加重来院，医生拟手术治疗，其能否行手术治疗主要取决于
   A. 浅静脉瓣膜功能是否良好
   B. 深静脉有无阻塞
   C. 交通支瓣膜功能是否良好

D.静脉曲张严重程度

E.有无经久不愈的慢性溃疡

13.患者，男，52岁。下肢静脉曲张近12年，判断其下肢深静脉瓣膜功能最可靠的方法是

A.下肢静脉造影术

B.下肢静脉超声检查

C.大隐静脉瓣膜功能试验

D.屈氏试验

E.波氏试验

14.患者，男，40岁。较长距离步行后，出现下肢疼痛，肌肉抽搐，休息后疼痛缓解，继续行走一段路后症状又出现。患者平时左足背发凉、怕冷、麻木感。检查：左足背动脉搏动较右侧减弱。患者可能是

A.动静脉瘘　　　　B.血栓静脉炎

C.下肢静脉阻塞　　D.血栓闭塞性脉管炎

E.雷诺综合征

A_3/A_4型题

（15～16题共用题干）

患者，男，42岁。左下肢发凉、怕冷、小腿抽痛、足趾麻木半年余。2周前出现左足趾持续性发痛难忍，夜间尤甚，常彻夜难眠，以血栓闭塞性脉管炎收入院。医生告知其应积极配合治疗，多做伯格运动，否则有截肢的危险。现患者坐卧不宁，常无故发怒，对医护人员的服务不满。

15.此时护士给患者行心理护理，主要是减轻该患者的

A.焦虑　　　B.紧张　　　C.恐惧

D.绝望　　　E.悲观

16.护士指导患者多做伯格运动的主要目的是

A.提高日常活动能力

B.减轻下肢水肿

C.减慢肢体坏疽速度

D.促进侧支循环建立

E.促进患者舒适

（17～18题共用题干）

患者，女，55岁。因下肢静脉曲张入院，检查时嘱其站立，待下肢静脉曲张充盈后，在大腿上1/3扎止血带，嘱用力踢腿20次，结果显示曲张静脉充盈度明显减轻。

17.此检查结果提示

A.交通支瓣膜功能不全

B.交通支瓣膜功能正常

C.大隐静脉瓣膜功能不全

D.下肢深静脉通畅

E.下肢深静脉瓣膜功能不全

18.该患者治疗的根本方法是

A.穿弹力袜　　　　B.局部血管注射硬化剂

C.手术治疗　　　　D.中医治疗

E.鼓励行走锻炼

二、实践能力

A_1型题

19.下肢静脉曲张术后24h，护士鼓励患者下床活动的目的是预防

A.肌肉僵直　　　　B.术后复发

C.血管痉挛　　　　D.深静脉血栓形成

E.患肢水肿

20.下肢静脉曲张手术后护理错误的是

A.抬高患肢

B.1～2天后即可下床缓步行走

C.包扎弹力绷带从近心端向远心端包扎

D.尽早进行下肢肌肉等长收缩活动

E.弹力绷带维持2周

21.血栓闭塞性脉管炎患者治疗原则，不对的是

A.止痛、抗凝　　　B.局部热疗

C.戒烟　　　　　　D.高压氧疗法

E.手术

A_2型题

22.患者，男，44岁。因左下肢静脉曲张行大隐静脉高位结扎剥脱术。术后该患者的患肢应

A.平放　　　B.内收　　　C.外展

D.抬高　　　E.垂落床边

23.患者，男，40岁。血栓闭塞性脉管炎术后，为了解手术肢体远端血运情况，护士应观察的体征不包括

A.双侧足背动脉搏动

B.皮肤温度

C.皮肤颜色

D.皮肤出血

E.皮肤感觉

24.患者，男，43岁。多年吸烟，脉管炎已有2年余，现已发展成疼痛严重，不能入睡。检查：局部苍白干冷，肌肉萎缩，足背动脉搏动消失，初步诊断为

A.血栓闭塞性脉管炎局部缺血期

B.血栓闭塞性脉管炎营养障碍期

C.血栓闭塞性脉管炎坏疽期

D.深部静脉血栓形成

E. 大动脉栓塞

25. 患者，女，27岁。妊娠37周，近日诉左下肢酸胀、疼痛，小腿内侧出现团块状隆起，晨起时消失。该患者左下肢考虑为
A. 下肢软组织感染　　B. 血栓闭塞性脉管炎
C. 下肢静脉曲张　　　D. 深静脉血栓
E. 妊娠所致的钙缺乏

26. 某工人长期在冷库工作，近日出现下肢肿胀、疼痛、足背动脉搏动消失，应考虑为
A. 大隐静脉曲张　　　B. 小隐静脉曲张
C. 血栓闭塞性脉管炎　D. 下肢静脉曲张
E. 下肢深静脉曲张

27. 患者，男，56岁。下肢静脉高位结扎及剥脱术后4h，因站立排尿，小腿伤口处突然出血不止，紧急处理方法是
A. 指压止血　　　　　B. 用止血带绑扎
C. 站立位包扎　　　　D. 钳夹结扎
E. 抬高患肢，加压包扎

28. 患者，男，63岁。因右下肢静脉曲张15年，行大隐静脉高位结扎剥脱术。术后护士指导患者应用弹力绷带的正确方法是
A. 包扎前应下垂患肢
B. 包扎后应能扪及足背动脉搏动
C. 两圈弹力绷带之间不能重叠
D. 松紧以两手指为宜
E. 手术部位的弹力绷带应缠绕得更紧

29. 患者，女，62岁。偏瘫卧床5年。近日出现小腿疼痛、肿胀、疑深静脉血栓形成。护士指导家属禁止按摩患肢，其目的是
A. 预防出血　　　　　B. 防止血栓脱落
C. 预防静脉损伤　　　D. 缓解疼痛
E. 预防肢体水肿

30. 患者，男，40岁。下肢静脉曲张5年，近日行硬化剂注射疗法。护士对其进行健康教育内容正确的是
A. 绷带加压包扎期间不能走动
B. 绷带加压包扎期间应多站
C. 坐时双膝多采取交叉位
D. 绷带加压包扎1个月
E. 加穿紧身衣裤

31. 患者，女，50岁。下肢静脉曲张10年，近期加重并小腿溃疡7天。入院后拟行手术治疗，其术前护理措施中不包括
A. 溃疡患者需换药

B. 抬高患肢
C. 备皮范围包括下肢、腹股沟、会阴部皮肤
D. 保持大便通畅
E. 积极下床活动

32. 患者，男，53岁。下肢静脉曲张术后，其术后护理措施中错误的是
A. 应用弹力绷带包扎2周
B. 术后24h鼓励下床活动
C. 禁做足背伸屈运动
D. 观察患肢有无渗血和水肿
E. 发现异常情况及时报告

33. 患者，男，58岁。左下肢常有酸胀感，小腿内侧可见静脉突起，诊断为下肢静脉曲张。对此患者日常保健要求中不正确的是
A. 休息时抬高患肢
B. 尽量避免久站
C. 尽量减少下肢活动
D. 使用弹力袜
E. 尽量避免患肢外伤

34. 患者，男，60岁。左下肢静脉曲张20年，行大隐静脉高位结扎加小腿静脉分段结扎术。术后3h起立行走时，小腿伤口突然出血不止，紧急处理的措施是
A. 就地包扎　　　　　B. 指压止血
C. 用止血带　　　　　D. 钳夹止血
E. 平卧，抬高患肢，加压包扎

A_3/A_4型题

（35～37题共用题干）

患者，男，46岁。从事理发师行业25年，小腿有蚯蚓样隆起的静脉，足踝部有色素沉着。

35. 最可能的诊断是
A. 深静脉血栓形成　　B. 动脉硬化导管堵塞
C. 大隐静脉曲张　　　D. 小隐静脉曲张
E. 血栓闭塞性脉管炎

36. 最可能的原因是
A. 长期运动　　　　　B. 长期站立
C. 遗传因素　　　　　D. 慢性咳嗽
E. 习惯性便秘

37. 下列最有效的预防措施是
A. 避免运动　　　　　B. 双腿尽量避免交叉
C. 避免久坐、久站　　D. 适当体育锻炼
E. 避免肥胖

（38～40题共用题干）

患者，女，67岁。右下肢静脉曲张已20年，劳累

后患侧肢体水肿，右小腿内侧及踝部溃疡经久不愈。

38. 该患者选用的治疗措施是
    A. 弹性绷带包扎治疗
    B. 抗感染治疗
    C. 手术治疗
    D. 局部药物治疗
    E. 物理治疗

39. 手术前皮肤准备范围是
    A. 准备大腿内侧
    B. 按患侧腹股沟区手术范围准备
    C. 准备整个大腿
    D. 准备曲张静脉皮肤
    E. 按右侧腹股沟区手术范围包括同侧整个下肢至足趾

40. 术后护理正确的是
    A. 卧床休息两周　　　B. 患肢制动
    C. 患肢平放　　　　　D. 早期下床活动
    E. 弹力绷带一周后拆除

（41～44 题共用题干）

患者，男，45 岁。长期吸烟，右下肢反复发作静脉炎，半年前有间歇性跛行，近期出现晚上睡觉时右下肢疼痛难忍，难以入睡。

41. 该患者最可能的诊断是
    A. 血栓闭塞性脉管炎局部缺血期
    B. 动脉栓塞
    C. 大动脉炎
    D. 血栓闭塞性脉管炎营养障碍期
    E. 动脉硬化性闭塞症

42. 估计该患者双侧下肢的皮肤温度相差约
    A. 1℃以上　　B. 2℃以上　　C. 3℃以上
    D. 4℃以上　　E. 5℃以上

43. 为减轻患者疼痛，以下措施不正确的是
    A. 患肢平放　　　　B. 应用血管扩张剂
    C. 高压氧疗　　　　D. 患肢下垂
    E. 应用麻醉性镇痛药

44. 患者实施动脉重建术后，其术后护理措施中错误的是
    A. 戒烟　　　　　　B. 术后患肢制动 1 周
    C. 防潮　　　　　　D. 保暖
    E. 抗凝

（夏霜芹）

第21章　泌尿及男性生殖系统疾病患者的护理

第1节　常见症状及诊疗操作的护理

一、常见症状

（一）排尿异常

1. 膀胱刺激征　★尿频、
尿急、尿痛合称为膀
胱刺激征。

　（1）尿频：24h排尿＞8次，夜尿＞2次，每次尿量＜200ml伴有排尿不尽感称为
　　　尿频。分为生理性尿频和病理性尿频。
　（2）尿急：多发生于膀胱炎症或膀胱容量过小的患者。
　（3）尿痛：是尿路感染的特征性症状，常见于膀胱炎、尿道炎、前列腺炎、膀
　　　胱结石或尿道结石等疾病。

2. 梗阻症状

　（1）排尿困难：常见于★膀胱以下尿路梗阻，如尿道狭窄、前列腺增生等。
　（2）尿流中断：多见于膀胱结石。
　（3）尿潴留：急性尿潴留见于膀胱出口以下尿路严重梗阻或腹部、会阴部手术后，慢性尿潴
　　　留见于膀胱颈部以下尿路不完全性梗阻或神经源性膀胱，严重时出现充盈性尿失禁。

3. 尿失禁

　（1）真性尿失禁：又称持续性尿失禁，常见于膀胱颈和尿道括约肌损伤。
　（2）假性尿失禁：又称充溢性尿失禁，常见原因为各种原因所致的慢性尿潴留。
　（3）急迫性尿失禁：常继发于膀胱严重感染。
　（4）压力性尿失禁：女性多见，尤其是多次分娩、产伤或绝经后的妇女。

（二）尿液异常

1. 尿量　★少于400ml/24h为少尿，少于100ml/24h为无尿，超过2500ml/24h为多尿。

2. 血尿　尿液中
含有过多的红
细胞称血尿。

　（1）★镜下血尿：新鲜离心尿沉渣每高倍镜视野中红细胞＞3个。
　（2）★肉眼血尿：1000ml尿液中含1ml血液即呈肉眼血尿。
　（3）初始血尿：提示出血部位在尿道。
　（4）终末血尿：提示出血部位在膀胱颈、膀胱三角区或后尿道。
　（5）全程血尿：提示出血部位在膀胱或膀胱以上部位。

3. 脓尿　★离心尿沉渣每高倍镜视野白细胞＞5个即为脓尿。

4. 乳糜尿　尿液中含有乳糜液即为乳糜尿，若尿中红细胞较多又称为乳糜血尿。

5. 晶体尿　尿液中盐类呈过饱和状态，含有机或无机物质沉淀结晶。

（三）疼痛

　1. 肾和输尿管痛　多见于上尿路结石，可表现为绞痛或钝痛，常向下腹、会阴、大腿内侧放射。
　2. 膀胱痛　多由急性尿潴留导致膀胱过度扩张所致，呈持续胀痛；膀胱感染、膀胱结石引起者呈锐痛、
　　　烧灼痛，常伴膀胱刺激征。
　3. 前列腺痛　多因炎症导致前列腺组织水肿和被膜牵张所致。

（四）尿道分泌物　大量黄色黏稠的脓性分泌物是淋菌性尿道炎的典型症状；少量无色或白色稀薄分泌物为
　　　支原体、衣原体所致非淋菌性尿道炎；在晨起排尿前或排便后尿道口出现少量乳白色黏稠分泌物为慢

性前列腺炎；血性分泌物提示尿道癌症。

二、诊疗操作及护理

（一）实验室检查

1. 尿三杯试验　清洁尿道外口后排尿，第一杯为最初的5～10ml，第二杯为中间部分尿液，第三杯为最后5～10ml尿液。

2. 尿病原微生物检查　取清洁的中段尿进行培养，若菌落数＞10^5/ml提示尿路感染；对于有尿路感染症状者，致病菌菌落数＞10^2/ml就有临床意义。

3. 前列腺特异性抗原（PSA）　是目前最常用的前列腺癌生物标记，用于鉴别前列腺增生症和前列腺癌。健康男性血清PSA正常值为0～4ng/ml，若＞10ng/ml应高度怀疑前列腺癌。

4. 尿脱落细胞学检查　用于膀胱肿瘤的初步筛查和肿瘤切除术后的随访。

5. 前列腺液检查　正常前列腺液呈淡乳白色，较稀薄，涂片镜检时可见多量卵磷脂小体，白细胞＜10个/高倍视野。

（二）影像学检查

1. X线检查及护理

（1）尿路平片（肾、输尿管及膀胱平片，KUB）：孕妇禁做此检查，护理重点：①做好肠道准备。②检查前2天禁用不透X线的药物，如铋剂、铁剂、钡剂等。③摄片前1天少渣饮食并服缓泻剂；检查日晨禁食并排便。

（2）排泄性尿路造影（IVU）：又称静脉尿路造影，禁用于造影剂过敏、妊娠、严重肝、肾、心血管疾病和甲亢者。护理重点：①常规做好肠道准备。②禁食禁饮6～12h，检查前排净尿液，以增加造影剂清晰度。③做碘过敏试验。④造影后，肾功能良好者应多喝水，加速造影剂排出。

（3）逆行肾盂造影（RP）：禁用于急性尿路感染或尿道狭窄者，适用于排泄性尿路造影显影不清或禁忌者。

（4）膀胱造影：将造影剂经导尿管注入膀胱，可显示膀胱形态及其病变。

（5）血管造影：禁忌证同IVU，有出血倾向者禁用。适用于肾血管疾病、肾损伤、肾实质肿瘤等。护理重点：①造影前常规肠道准备及碘过敏试验。②造影后穿刺局部加压包扎，平卧24h。③注意观察足背动脉、皮肤温度和颜色、感觉和运动。④多饮水。

2. B超　对肾占位性病变、肾积水、尿路结石、膀胱肿瘤、前列腺、睾丸疾病等均有重要诊断价值。

3. CT和MRI检查　体内有起搏器或金属植入物的患者不能做MRI。

（三）器械检查及护理

1. 常用器械

（1）尿道探条检查：急性尿道炎患者不宜做此检查，以免感染扩散。

（2）膀胱尿道镜检查：禁用于尿道狭窄、急性膀胱炎或膀胱容量＜50ml的患者。

（3）前列腺电切镜：主要用于经尿道前列腺切除术（TURP），治疗良性前列腺增生症。

（4）输尿管肾盂镜：经尿道、膀胱插入输尿管直至肾盂，进行观察、取石、碎石、活检及肾造影。

2. 相关护理　检查前嘱患者排空膀胱；检查后鼓励患者多饮水，预防感染；检查后遵医嘱使用止血药、抗生素等；观察检查后患者有无血尿、排尿困难、疼痛等，并配合医生及时处理。

（四）膀胱冲洗及护理

1. 目的　常用于长期留置导尿管、前列腺术后或膀胱术后的患者。

2. 常用液体　生理盐水、3%硼酸溶液、0.02%呋喃西林、0.02%乳酸依沙吖啶等。

3. 方法　有密闭式冲洗及开放式冲洗两种，冲洗中注意观察患者反应。

（1）冲洗次数：每天2次或3次。

（2）冲洗液温度：一般为35～37℃（前列腺术后控制在25～30℃），可防止膀胱痉挛，膀胱内出血时使用4℃冷冲洗液。

（3）冲洗量：每次冲洗一般为50～100ml，膀胱术后每次冲洗＜50ml。

（4）冲洗速度：根据病情而定，一般尿色深则快，尿色浅则慢。

要点回顾

1. 尿失禁有哪四种类型？如何区分？
2. 肉眼血尿的分类及相应的出血部位在哪？
3. 膀胱冲洗的注意事项有哪些？
4. 做尿路平片（KUB）检查如何进行肠道准备？

第2节　泌尿系统损伤患者的护理

一、概述　★临床上以男性尿道损伤最多见，肾和膀胱次之，输尿管损伤最少见。

1. 肾损伤

（1）病因和分类
1）开放性损伤：因枪弹、刀刃等锐器所致损伤。
2）闭合性损伤：因直接暴力或间接暴力所致，★直接暴力时由于腹部或背腰部受到外力冲撞或挤压，是肾损伤最常见的原因。

（2）病理类型
1）肾挫伤：★最常见，肾实质部分损伤，肾被膜和肾盂黏膜完整，血尿轻微。
2）肾部分裂伤：肾实质部分裂伤，伴有肾包膜破裂或肾盂肾盏破裂。肾包膜破裂可致肾周围血肿，肾盂肾盏黏膜破裂可有明显的血尿。
3）肾全层裂伤：肾实质深度裂伤，肾包膜和肾盂肾盏黏膜均破裂，引起广泛的肾周血肿、严重的血尿和尿外渗。肾完全离断时，远端肾组织可缺血坏死。
4）肾蒂损伤：★最严重，肾蒂血管撕裂时可引起大出血、休克，血尿不明显。

2. 膀胱损伤

（1）病因
1）闭合性损伤：可由直接或间接暴力所致，可合并腹部其他器官损伤或尿道损伤。★骨盆骨折最多见。
2）开放性损伤：多见于战时，且多合并其他器官损伤。
3）医源性损伤：常见的原因是分娩异常，膀胱镜检查或手术等误伤膀胱。

（2）病理类型（表21-1、图21-1）

表21-1　膀胱损伤的病理类型

分类		病理
闭合性	挫伤	膀胱壁未穿透，无尿外渗，可出现血尿
	破裂	（腹膜内型）膀胱壁和腹膜均破裂，尿液流入腹腔引起腹膜炎
		（腹膜外型）腹膜完整，尿液渗入膀胱周围和耻骨后间隙，伴骨盆骨折
开放性	尿瘘	—

图21-1　膀胱破裂的病理类型

3. 男性尿道损伤　男性尿道损伤以尿生殖膈为界，分为前、后两段。前尿道包括球部和阴茎海绵体部；后尿道包括膜部和前列腺部。

（1）病因与分类
1）根据病因分类：开放性损伤和闭合性损伤。
2）根据部位分类：★前尿道损伤多见于球部，常由会阴部骑跨伤引起，是最多见的尿道损伤；后尿道损伤多见于膜部，多因骨盆骨折引起；经尿道器械操作不当可引起球膜部交界处尿道损伤。

3. 男性尿道损伤　男性尿道损伤以尿生殖膈为界，分为前、后两段。前尿道包括球部和阴茎海绵体部；后尿道包括膜部和前列腺部。

（2）病理类型

1）尿道挫伤：仅有尿道黏膜或海绵体部分损伤，有水肿和出血。

2）尿道裂伤：部分尿道壁断裂，尿道周围有血肿和尿外渗。

3）尿道断裂：尿道完全离断，断端退缩分离，引起尿道周围血肿和尿外渗。★尿道球部断裂，血液及尿液渗入阴茎、阴囊、会阴和下腹壁；尿道膜部断裂，血液及尿液渗入前列腺和膀胱周围。

二、临床表现

1. 肾损伤

（1）★血尿：是最常见最重要的症状，血尿轻重与损伤程度不一致。肾挫伤时出现少量血尿，严重肾裂伤时呈大量肉眼血尿，肾蒂血管断裂时血尿不明显，甚至无血尿。

（2）疼痛：血块通过输尿管时可发生肾绞痛，可引起患侧腰腹部疼痛，也可有全腹痛和腹膜刺激征。

（3）腰、腹部肿块：出血、尿外渗积聚于肾周围而形成肿块。

（4）发热：尿外渗易继发感染并形成肾周脓肿，出现全身中毒症状。

（5）休克：因严重失血或创伤导致休克。

2. 膀胱损伤

（1）休克：★主要由骨盆骨折导致大出血引起的低血容量性休克。

（2）腹膜刺激征和腹痛：★腹膜内破裂时，尿液流入腹腔引起全腹压痛、反跳痛及肌紧张，有移动性浊音。腹膜外破裂时，下腹疼痛，压痛及肌紧张。

（3）排尿困难和血尿：患者有尿意但不能排尿，或仅排少量血尿。

（4）尿瘘：膀胱破裂与体表、直肠或阴道相通时，引起伤口漏尿、膀胱直肠瘘或膀胱阴道瘘。

3. 男性尿道损伤

（1）休克：后尿道损伤合并骨盆骨折时可引起损伤性或失血性休克。

（2）尿道出血：前尿道损伤最常见的症状是尿道外口滴血。

（3）疼痛：尿道球部损伤时受伤处疼痛，可放射到尿道口；后尿道损伤表现为下腹部疼痛，局部肌紧张并有压痛。

（4）排尿困难与尿潴留：挫裂伤后发生排尿困难，尿道完全断裂时可发生尿潴留。

（5）血肿及尿外渗：尿道骑跨伤或引起尿生殖膈撕裂时，会阴、阴囊部出现血肿及尿外渗，并发感染时则出现全身中毒症状。

三、辅助检查

1. 肾损伤

（1）实验室检查：★血尿是诊断肾损伤的重要依据，白细胞增多提示感染。

（2）影像学检查：B超、CT、MRI、排泄性尿路造影检查、动脉造影，CT可清晰显示肾实质裂伤程度、尿外渗和血肿范围，可作为首选检查。

2. 膀胱损伤

（1）★膀胱造影：是确诊膀胱破裂最可靠的方法。

（2）导尿及注水试验：导尿管插入膀胱后，如引流出300ml以上清亮尿液，基本可排除膀胱破裂。从导尿管注入灭菌生理盐水200～300ml，片刻后吸出，★若液体进出量差异很大，提示膀胱破裂。

（3）X线检查：可发现骨盆骨折。

3. 男性尿道损伤

（1）诊断性导尿：可以检查尿道是否连续、完整，是首选检查。一旦插入导尿管，应留置导尿。如插入困难说明尿道可能裂伤或断裂，不要反复试插，以免加重损伤和引发感染。

（2）逆行尿道造影：是确定尿道损伤程度和部位的主要方法。

四、治疗要点

1. 肾损伤

（1）紧急处理伴休克者：迅速给予输血输液、复苏，做好手术探查准备。

（2）非手术治疗：★绝对卧床休息，给予止血、抗感染、止痛、镇静治疗。

（3）手术治疗：包括肾修补、肾部分切除或肾切除术、肾周引流术等。

2. 膀胱损伤
- （1）紧急处理：对严重损伤、出血导致休克者，积极抗休克治疗。膀胱破裂者尽早应用抗生素预防感染。
- （2）非手术治疗：适用于膀胱挫伤或早期较小的膀胱破裂，留置导尿管。
- （3）手术治疗：较重的膀胱破裂，须尽早手术。

3. 男性尿道损伤
- （1）紧急处理：合并休克者首先应抗休克治疗。骨盆骨折患者须平卧，勿随意搬动以免加重损伤。
- （2）非手术治疗：闭合性损伤者试插导尿管若成功，应留置导尿管。
- （3）手术治疗：试插导尿管不成功者考虑手术治疗。

五、护理诊断/问题

1. 疼痛　与局部受伤、尿液刺激损伤的尿道、骨盆骨折等有关。
2. 有感染的危险　与血肿及尿外渗、留置各种引流管有关。
3. 排尿异常　与膀胱、尿道损伤有关。
4. 潜在并发症　休克、尿瘘、尿道狭窄等。

六、护理措施

1. 急救护理　合并休克者应积极配合医生进行抗休克治疗。

2. 非手术治疗护理和手术前护理
- （1）一般护理
  - 1）体位与休息：休克者采用中凹卧位或平卧位，骨盆骨折者应卧硬板床。
  - 2）饮食：高热量、高蛋白、高维生素饮食，多饮水，防止血块堵塞。
- （2）病情观察：出现以下情况应及时通知医生并做好术前准备。
  - 1）经积极抗休克治疗后生命体征仍不稳定。
  - 2）血尿加重。
  - 3）腰腹部包块逐渐增大。
  - 4）红细胞计数、血红蛋白和血细胞比容进行性下降。
  - 5）合并其他腹腔内脏损伤。
- （3）治疗配合
  - 1）★肾损伤者应绝对卧床休息2～4周，病情稳定、镜下血尿消失1周后方可下床活动，过早下床可导致再度出血。
  - 2）膀胱损伤非手术治疗期间应留置导尿管持续引流尿液7～10天；尿道损伤非手术治疗期间应留置导尿管2周左右，以利于尿道的愈合。尿道损伤患者不要用力排尿，以免加重尿外渗。
  - 3）遵医嘱使用镇静药、镇痛药、止血药、抗生素等。

3. 术后护理
- （1）一般护理：胃蠕动恢复后开始进食，多饮水。血压平稳者可取半坐卧位，★肾切除术后需卧床2～3天，肾修补术、肾部分切除术或肾周引流术后需卧床1～2周，以免继发性出血。
- （2）病情观察：生命体征、引流液、出血和感染等并发症。
- （3）治疗配合
  - 1）肾周引流管一般在术后2～3天待引流量减少后拔除；肾切除者注意输液速度不宜过快，避免加重健肾负担，忌用对肾有毒性的药物。
  - 2）耻骨上膀胱造瘘管护理：妥善固定并保持引流管通畅；用生理盐水或1：5000呋喃西林液进行膀胱冲洗，★每次不宜超过100ml，膀胱部分切除术者每次应少于50ml；造瘘口周围皮肤用氧化锌软膏保护；膀胱造瘘管一般留置10天左右，拔管前先夹管，观察尿道排尿通畅才可拔管；拔管后，造瘘口有少许漏尿为暂时现象，患者取仰卧位，局部换药，可自愈。
  - 3）导尿管护理：妥善固定导尿管；★尿道修补术或吻合术后留置2～3周，尿道会师复位术后留置3～4周；尿道会师复位术后需行尿管牵引，尿管与人体纵轴成45°，牵引约0.5kg，维持1～2周。
  - 4）尿外渗护理：保持引流管通畅，阴囊肿大者应抬高阴囊以利于消肿。
  - 5）尿道扩张术护理：尿道损伤愈合后常出现尿道狭窄，★需定期进行尿道扩张术，患者取仰卧位，术前先排空膀胱，每次插入后固定1h再取出，先每周1次、每2周1次到每月1次，直至通过22F金属探条。

七、健康指导

1. **肾切除者**　出院后 3 个月内不宜从事重体力劳动和剧烈运动；忌用对肾功能有损害的药物，如氨基糖苷类抗生素等；多饮水，保持足够尿量。

2. **膀胱造瘘管的自我护理**
　　（1）引流管和引流袋应低于膀胱区。
　　（2）间断轻柔挤压引流管以促进沉淀物排出。
　　（3）发生管道阻塞时，不可自行冲洗，应及时就诊。
　　（4）出现发热、膀胱刺激征、尿中有血块等，应及时就诊。

3. **尿道狭窄者**　鼓励患者定期行尿道扩张术。

锦囊妙"记"

一

会阴骑跨伤球部，骨盆骨折伤膜部；肾伤卧床 2～4 周，观察血尿记心头。

二

尿管留置时间杂，尿道损伤看手术；
非术留置约 2 周，术后留置 2～4 周；
膀胱损伤怎么办，尿管留置 7～10 天。

要点回顾

1. 肾损伤、膀胱损伤、尿道损伤各自的临床表现是什么？
2. 如何区分腹膜内型膀胱破裂和腹膜外型膀胱破裂？
3. 尿道球部损伤和膜部损伤的区分要点是什么？
4. 膀胱注水试验的方法和意义是什么？
5. 肾损伤患者的卧床时间有何不同？为什么？

第 3 节　尿石症患者的护理

一、概述　根据结石的位置，分为上尿路结石（肾结石、输尿管结石）和下尿路结石（膀胱结石和尿道结石）。

二、病因病理

1. **病因**
　　（1）尿液因素
　　　　1）形成结石的物质增加：尿液中钙、草酸或尿酸排出量增加。
　　　　2）尿 pH 改变：★酸性尿中易形成尿酸和胱氨酸结石，碱性尿中易形成磷酸钙及磷酸镁铵结石。泌尿系结石以草酸钙结石最常见，上尿道结石大多为草酸钙结石，膀胱结石以磷酸镁铵结石为主。
　　　　3）尿液浓缩及尿中抑制晶体形成物质不足。
　　（2）局部因素：尿路梗阻、尿路感染、尿路异物都可诱发结石形成。
　　（3）流行病学因素：年龄、性别、职业、饮食、气候、代谢和遗传等。

2. **病理生理**　梗阻、感染、直接损伤，三者互为因果。

三、临床表现

1. **肾和输尿管结石**
　　（1）★疼痛：是最突出症状。较大结石多为肾区隐痛或钝痛；小结石引起肾绞痛，其典型表现为突发阵发性上腹部或腰部剧痛，可沿输尿管放射至腹股沟、同侧睾丸或阴唇。如结石位于输尿管膀胱壁段者，可伴膀胱刺激征。
　　（2）★血尿：多为镜下血尿。肾和输尿管结石的典型表现是疼痛后血尿，有时活动后出现镜下血尿是上尿路结石的唯一临床表现。
　　（3）并发症：肾积水、肾功能不全、继发急性肾盂肾炎或脓尿。

2. **膀胱结石** ★主要表现是膀胱刺激征和排尿困难；典型症状是排尿突然中断，改变体位尿可继续排出（图21-2）。原发性膀胱结石多见于营养不良的男童。

3. **尿道结石** ★典型症状为排尿困难，点滴状排尿及尿痛，甚至造成急性尿潴留伴会阴部剧痛。

图21-2　泌尿系统结石的临床表现

四、辅助检查

1. **实验室检查** 尿常规和血常规，尿液和血生化检查、结石成分分析。

2. **影像学检查**
   - （1）★KUB平片：90%以上的结石能在平片中发现，是临床常用检查。
   - （2）排泄性尿路造影：可显示结石所致的尿路形态和肾功能情况。
   - （3）逆行肾盂造影：仅适用于其他方法不能确诊时。
   - （4）B超检查：能显示各种结石，还能显示肾结构改变、肾积水和萎缩情况，★是目前尿石症首选检查。
   - （5）肾图：可了解泌尿系梗阻程度和双肾功能。

3. **★膀胱尿道镜检查** 是判断有无膀胱和尿道结石最可靠的方法。

五、治疗要点

1. **病因治疗** 如切除甲状旁腺腺瘤、解除尿路梗阻可防止结石复发。

2. **非手术治疗** ★适用于肾结石小于0.6cm、光滑、无尿路梗阻或感染、肾功能正常者，可采用大量饮水、药物溶石排石、调节尿液pH、饮食调节、适当运动等方法。★肾绞痛诊断明确后应首先解痉止痛，给予★阿托品＋哌替啶，或吲哚美辛、黄体酮等止痛。

3. **体外冲击波碎石（ESWL）** 大多数上尿路结石、结石以下输尿管通畅、无狭窄适用此法，★最适宜于直径≤2cm的肾结石和输尿管上段结石。

4. **手术治疗** 微创手术和开放手术。经尿道膀胱镜取石或碎石，适用于膀胱结石＜2～3cm者。前尿道结石在局麻下手法取石，避免尿道切开以防尿道狭窄；后尿道结石用尿道探条将结石推入膀胱，再按膀胱结石处理。

六、护理诊断/问题

1. **急性疼痛** 与梗阻存在或结石活动刺激等有关。

2. **体液不足** 与恶心、呕吐和手术失血过多有关。

3. **潜在并发症** 出血、感染、肾功能不全等。

4. **知识缺乏** 缺乏尿路结石的致病因素和预防复发的知识。

七、护理措施

1. **非手术治疗的护理**
   - （1）饮水和运动：大量饮水，★每天饮水量3000ml以上，保持每天尿量在2000ml以上，睡前应饮250ml水。在病情允许的情况下，多做适当的跳跃运动或经常改变体位，增加结石排出的机会。
   - （2）疼痛的护理：①肾绞痛发作时卧床休息，诊断明确者可遵医嘱给予哌替啶、阿托品等缓解疼痛。②膀胱结石者侧卧排尿可缓解病情。
   - （3）调节尿液pH：根据结石的成分碱化或酸化尿液。口服枸橼酸钾、碳酸氢钠等碱化尿液可治疗与尿酸和胱氨酸相关的结石，口服氯化铵使尿液酸化有利于防止磷酸钙及磷酸镁铵结石的生长。
   - （4）促进排石：遵医嘱使用利尿药、排石中草药和溶石药物。
   - （5）病情观察：体温、尿液颜色与性状、白细胞计数、结石排出情况。

2. **体外冲击波碎石术的护理**
   - （1）碎石前护理：①术前3天禁食肉、蛋及牛奶等易产气食物，术前晚服缓泻剂或灌肠，术晨禁食禁饮。②术晨复查尿路平片再次定位。
   - （2）碎石中护理：嘱患者术中不可随意变换体位，以确保结石定位。

2. 体外冲击波碎石术的护理 （3）碎石后护理

1）卧床休息6h后可适当活动。注意碎石排出情况，用过滤网过滤尿液，一般需4～6周才能排完碎石。多饮水，每天2500～3000ml以上，促进排出。

2）碎石后体位：★肾结石碎石后，取健侧卧位，同时叩击肾区，有利于结石排出。巨大肾结石者取患侧卧位48～72h，以后逐渐间断起立以防碎石在输尿管内形成"石街"。结石位于中肾盏、肾盂、输尿管上段者，碎石后取头高足低位；肾下盏结石者取头低位。

3）病情观察：观察有无血尿、发热、疼痛、"石街"形成等并发症，若需再次治疗，★两次治疗间隔时间大于7天。

3. 手术前护理 术中患者多采用截石位或俯卧位，术前进行体位训练。术前1h拍摄腹部平片，进行结石定位，拍摄后保持定位时的体位。

4. 手术后护理

（1）饮食和体位：肠蠕动恢复后多饮水，以保证充足的尿量。上尿路结石术后侧卧位或半坐卧位，以利于引流；膀胱镜碎石后，适当变换体位，增加排石；肾实质切开的患者，应绝对卧床2周，以防继发出血。

（2）病情观察：生命体征、切口、造瘘口、出血、排尿排石等情况。

（3）肾造瘘管护理：①妥善固定，保持引流管通畅，定期挤压，引流管位置应低于肾造瘘口。②★不常规冲洗，以免引起感染。必须冲洗时，应以无菌盐水低压冲洗，每次5～10ml，以免压力过大造成肾损伤；如有出血，用冷冲洗液冲洗。③密切观察引流液的颜色、性状和量，并做好记录。④术后3～5天若引流液转清、体温正常则可考虑拔管；拔管前先夹管2～3天；拔管后取健侧卧位，造瘘口向上，防止拔管后漏尿。

（4）输尿管支架管（双"J"管）护理：①术后指导患者取半卧位，多饮水，及时排尿，防止膀胱过度充盈引起尿液反流。②鼓励患者尽早下床活动，但避免剧烈活动、过度弯腰、突然下蹲等不适当活动，以免双"J"管的滑脱或移位。③一般留置4～6周，复查B超或腹部平片确定无结石残留后，在膀胱镜下取出。

（5）并发症的护理

1）出血：如术后短时间内引流出大量鲜红色液体，应警惕大出血，嘱患者卧床休息并报告医生，应用止血药，夹闭造瘘管1～3h，达到压迫止血的作用，待病情稳定后重新开放造瘘管。

2）感染：密切观察体温、排尿、引流情况，遵医嘱使用抗生素。

八、健康指导

1. 饮水防石 常规每天需饮水3000ml以上，每天尿量应维持在2000～3000ml，全天均匀摄入，尤其是睡前及半夜饮水效果更好。

2. 饮食指导 根据结石成分调节饮食。

（1）含钙结石者：★限制含钙丰富的食物，如牛奶、奶制品、豆制品、巧克力、坚果等，宜食用含纤维丰富食物。

（2）草酸结石者：★限制浓茶、菠菜、番茄、土豆、芦笋等富含草酸食物。

（3）尿酸结石者：★不宜服用含嘌呤高的食物，如动物内脏、豆类、啤酒。

（4）磷酸盐结石者：宜用低磷、低钙食物，少食蛋黄及牛奶等。

（5）胱氨酸结石者：限制富含甲硫氨酸食物，如蛋、奶、花生等。

3. 药物预防 草酸盐结石者，维生素B_6可减少草酸盐排出，氧化镁可增加尿中草酸盐的溶解度；尿酸结石者，别嘌醇和碳酸氢钠可抑制尿酸结石形成；胱氨酸结石者，α-巯基丙酰甘氨酸、乙酰半胱氨酸、碳酸氢钠可促进甘氨酸结石溶解。

4. 病因预防 伴甲状旁腺功能亢进者，必须摘除腺瘤或增生组织；有尿路梗阻、异物、感染或长期卧床者，应及时治疗，避免结石发生。

5. 带双"J"管出院者 术后4周回院复查并拔除双"J"管。避免体力活动强度过大，若出现尿痛、血尿时，一般多喝水、减少活动后能缓解。

要点回顾

1. 上尿路结石和下尿路结石的主要表现各是什么?
2. 上尿路结石非手术治疗和ESWL治疗各自的适应证是什么?
3. 体外冲击波碎石后的护理要点有哪些?
4. 肾盂造瘘管的护理要点有哪些?
5. 如何根据结石成分指导患者的饮食?

第4节 良性前列腺增生患者的护理

一、概述 良性前列腺增生(BPH)简称前列腺增生,俗称前列腺肥大,是引起老年男性排尿障碍原因中最常见的一种良性疾病。

二、病因病理

1. ★老龄和有功能的睾丸是前列腺增生发病的两个重要发病因素,多在50岁以后出现症状,症状取决于梗阻的程度、增生的部位,而与前列腺体积大小不完全成比例。
2. 前列腺增生主要发生于前列腺尿道周围的★移行带。增生组织呈多发结节,压迫尿道引起排尿困难,甚至引起肾积水、肾功能损害、尿路感染和结石。

三、临床表现

1. ★尿频 是最常见最早的症状,尤以夜间为甚。
2. ★进行性排尿困难 是最主要的症状。表现为排尿迟缓、断续、尿细而无力、射程短、终末滴沥、排尿时间延长。
3. 尿潴留、尿失禁 当梗阻到一定程度时,膀胱残余尿增多,继而发生慢性尿潴留和★充溢性尿失禁。因受凉、劳累、饮酒、便秘、久坐等使前列腺突然充血、水肿,导致急性尿潴留。
4. 并发症状 膀胱刺激征、无痛性血尿、肾积水和肾衰竭、疝、痔或脱肛。

四、辅助检查

1. ★直肠指检 是最简单、最直接有效的方法。
2. 超声检查 B超可测量前列腺体积,检查内部结构是否突入膀胱。目前常用超声法测量残余尿,★当残余尿量>50ml时为手术指征。
3. 尿流率检查 检查时要求排尿量在150~400ml,如最大尿流率<15ml/s说明排尿不畅;如<10ml/s提示梗阻严重,是手术指征之一。
4. 血清前列腺特异抗原(PSA)测定 有助于排除前列腺癌。

五、治疗要点

1. 药物治疗 对梗阻症状较轻、残余尿<50ml/h者,可给予α受体阻滞剂、5α-还原酶抑制剂、植物类药物等。
2. 手术治疗 适用于尿路梗阻严重、残余尿量超过50ml,出现并发症者和非手术治疗无效者,★目前最常用的术式是经尿道前列腺电切术(TURP)。
3. 其他治疗 适用于梗阻严重又不能耐受手术者。

六、护理诊断/问题

1. 排尿型态改变 与下尿路梗阻、逼尿肌损害有关。
2. 疼痛 与手术切口、术后膀胱痉挛有关。
3. 潜在并发症 感染、出血、TURP综合征、尿失禁等。

七、护理措施

1. 非手术治疗护理/术前护理

（1）急性尿潴留：★立即导尿并留置，或配合医生行耻骨上膀胱造瘘术。

（2）一般护理：多进食粗纤维、易消化食物，以防便秘；戒烟酒，白天多饮水，严禁憋尿；避免受凉、过度劳累、久坐等，以防发生急性尿潴留。

（3）用药护理
1）α₁ 受体拮抗药：可引起直立性低血压，应睡前服用，用药后卧床休息，改变体位时动作要慢，预防跌倒，与其他降压药分开服用。
2）5α-还原酶抑制剂：起效缓慢，停药后症状易复发，应长期服药。

（4）术前准备
1）术前应协助做好重要器官功能的检查，评估患者对手术的耐受力。
2）慢性尿潴留者，应留置尿管；尿路感染者，应用抗生素控制炎症。
3）术前指导患者正确咳嗽排痰，术前一晚灌肠，防止术后便秘。

2. 术后护理

（1）观察病情：严密观察意识、生命体征、引流情况、并发症等。

（2）饮食：术后 6h 无恶心、呕吐者可进流质饮食，宜进食易消化、富含纤维和营养的食物，以防便秘。留置尿管期间多饮水，每天 2000ml。

（3）导尿管的护理：★手术后利用三腔气囊尿管压迫止血，将 30～50ml 生理盐水注入气囊内，稍牵引尿管，固定在大腿的内侧，使水囊压迫在前列腺窝的上方，嘱患者不可自行移开，一般牵引压迫时间为 8～10h。

（4）膀胱冲洗的护理
1）★术后用生理盐水持续冲洗 1～2 天，以防血块堵塞尿管。
2）冲洗速度：根据尿色而定，★色深则快，色浅则慢。
3）观察：若尿色鲜红或逐渐加深，说明有活动性出血，及时通知医生处理。
4）确保通畅：若引流不畅，可采用挤捏尿管、高压冲洗或反复抽吸等方法。
5）准确记录：尿量＝排出量－冲洗量。

（5）不同手术的护理
1）经尿道前列腺切除术（TURP）：观察有无★ TURP 综合征，原因是术中大量的冲洗液被吸收使血容量急剧增加，形成稀释性低钠血症，患者可在术后几小时内出现烦躁、恶心、呕吐、抽搐、昏迷等。此时应减慢速度，给予高渗盐水、利尿剂、脱水剂。TURP 术后 3～5 天尿液颜色清澈，即可拔除导尿管。
2）开放手术：耻骨后引流管一般术后 3～4 天待引流量很少时拔除；耻骨上前列腺切除术后 5～7 天、耻骨后前列腺切除术后 7～9 天拔除导尿管；膀胱造瘘管术后 10～14 天，排尿通畅时拔除。

（6）并发症的预防及护理
1）出血：术后最初几天出现血尿，术后第 1 天有鲜血，以后逐渐清澈。术后 1 周内禁止肛管排气或灌肠，以免刺激前列腺窝引起出血。
2）血栓和栓塞：鼓励患者翻身和适当地施行腿部活动，及早下床活动。
3）尿失禁：多为暂时性，一般无须药物治疗，可针灸、提肛训练等。

八、健康指导

1. 生活指导

（1）避免因受凉、劳累、饮酒、便秘而引起急性尿潴留。

（2）术后进易消化、含纤维多的食物，预防便秘。★术后 1～2 个月内避免剧烈活动、负重、久坐等，防止继发性出血。

2. 康复指导

（1）★术后前列腺窝的修复需 3～6 个月，因此术后可能仍会有排尿异常现象，应多饮水，定期化验尿、复查尿流率及残余尿量。

（2）如有尿失禁，应进行肛提肌锻炼，以尽快恢复尿道括约肌功能。

3. 性生活指导　★经尿道前列腺切除术后 1 个月，经膀胱前列腺切除 2 个月后可以性生活。术后常会出现逆向射精，但不影响性交。

要点回顾

1. 前列腺增生的主要病因和症状加重的诱因是什么？
2. 前列腺增生患者最早的症状和最典型的症状各是什么？
3. 前列腺增生最简单的检查方法和最常用的手术方法是什么？
4. 前列腺手术后留置三腔气囊尿管的目的、方法和注意事项是什么？
5. 什么是TURP综合征？如何观察处理？

第5节 泌尿系统肿瘤患者的护理

一、概述 泌尿系统各部位都可发生肿瘤，★最常见的是膀胱癌，其次是肾癌。

二、肾癌

1. **病因** 肾癌是最常见的肾脏恶性肿瘤。肾癌是起源于肾实质泌尿小管上皮系统的恶性肿瘤，又称肾细胞癌。目前研究显示，吸烟是发病的危险因素。

2. **病理** 淋巴转移的首站为肾蒂淋巴结，最常见的转移部位是肺。

3. **临床表现**
   （1）肾癌三联征：血尿、肿块和腰痛，目前"三联征"已少见。★血尿常为无痛性间歇性；肿块增长、腰痛常为钝痛或隐痛，血块通过输尿管时可发生肾绞痛；★肾母细胞瘤常以肿块为首发症状，常见于幼儿。
   （2）肾外表现：低热、高血压、血沉加快、贫血、精索静脉曲张且平卧位不消失、高钙血症、高血糖、肝功能异常等。

4. **辅助检查** B超、X线检查、CT、MRI、肾动脉造影等。B超是最简便又常用的方法，CT是诊断肾癌和进行临床分期最主要的手段。肾穿刺活检可确诊。

5. **治疗要点** ★根治性肾切除术是最主要的方法，肾癌直径小于3cm，可考虑做肾部分切除术。肾癌对放疗和化疗不敏感，免疫治疗有一定疗效。

6. **护理诊断/问题**
   （1）焦虑/恐惧：与癌症、手术治疗、担心愈后有关。
   （2）营养失调：低于机体需要量，与长期癌肿消耗、手术创伤等有关。
   （3）疼痛：与肾癌的生长刺激或压迫有关。

7. **护理措施**
   （1）术前护理：营养支持、心理护理、病情观察。
   （2）术后护理
   　　1）观察生命体征，注意有无呼吸困难；做好引流管的观察和护理。
   　　2）监测肾功能，准确记录24h尿量。适当应用镇静剂，减轻疼痛。
   　　3）体位：★根治性肾切除者待血压平稳后取半卧位，建议早期下床活动；肾部分切除术者应卧床3～7天，以免过早下床活动引起手术部位出血。
   　　4）引流管护理：肾输尿管切除术后，须留置导尿管5～7天，保持引流通畅。

8. **健康指导**
   （1）注意尿液颜色的变化，如有血尿出现，及早到医院就诊。
   （2）嘱患者慎用对肾功能有损害的药物，保护健侧肾功能；坚持不吸烟。
   （3）遵医嘱定期复查胸部X线片，可及早发现肺部转移灶。
   （4）指导患者坚持生物治疗及免疫治疗。

三、膀胱癌

1. **病因**
   （1）长期接触苯胺类化学物质：染料、橡胶、塑料、油漆等容易诱发。
   （2）吸烟：是最重要的致癌因素，大约1/3膀胱癌与吸烟有关。
   （3）其他因素：如膀胱黏膜白斑、慢性膀胱炎、尿结石、长期尿潴留。

2. 病理
- （1）组织类型：★大多数是移行细胞癌，多见于侧壁和后壁、膀胱三角区。
- （2）分化程度：Ⅰ级低度恶性；Ⅱ级中度恶性；Ⅲ级属高度恶性。
- （3）生长方式：原位癌、乳头状癌和浸润性癌。
- （4）转移途径：★淋巴转移是最主要的转移途径，主要转移到盆腔淋巴结。血行转移主要转移至肝、肺、肾上腺和小肠等处。

3. 临床表现
- （1）★血尿：是最早和最常见的症状，多数为全程无痛性间歇性肉眼血尿。
- （2）膀胱刺激征：尿频、尿急、尿痛，多属晚期症状。
- （3）排尿困难和尿潴留：发生于肿瘤较大或堵塞膀胱出口时。

4. 辅助检查
- （1）影像学检查：B超、静脉肾盂造影、CT、MRI。
- （2）尿液检查：脱落细胞学检查可找到肿瘤细胞，可作为初步筛选。
- （3）★膀胱镜检查：为最直接、最重要的检查手段，可取活组织检查确诊。

5. 治疗要点　★以手术为主的综合治疗，原则上单发、表浅、较小的肿瘤可采取保留膀胱的手术；较大、多发、反复复发及三角区肿瘤，应行膀胱全切术。凡是保留膀胱的手术，术后需要进行膀胱内药物灌注化疗。

6. 护理诊断/问题
- （1）焦虑/恐惧：与恐惧癌症、害怕手术、担心术后排尿方式改变有关。
- （2）排尿异常：与尿流改道、术后膀胱造瘘有关。
- （3）自我形象紊乱：与膀胱全切除、手术后所致尿流改道有关。

7. 护理措施

（1）术前护理
- 1）病情观察：血尿程度、膀胱刺激症状、生命体征等。
- 2）饮食：高蛋白、易消化、营养丰富的食物，多饮水以稀释尿液。
- 3）行膀胱全切除肠道代膀胱术的患者，按肠切除术前准备。

（2）术后护理
- 1）病情观察：生命体征、意识、尿量、引流情况等。
- 2）体位与饮食：膀胱肿瘤术后多采用半卧位，以利于伤口及尿液引流；膀胱肿瘤电切术后6h患者即可进食，以粗纤维饮食为主，防止便秘；膀胱全切+肠道代膀胱手术者，肛门排气后拔除胃管开始进少量水，逐步过渡到普食。术后6～12周，应避免久坐、重体力劳动、性生活等。
- 3）代膀胱冲洗：为预防代膀胱的肠黏液过多引起管道堵塞，术后第3天应行代膀胱冲洗，患者取平卧位，注射器抽吸36℃的生理盐水或5%碳酸氢钠溶液30～50ml，从代膀胱造瘘管低压缓慢注入。
- 4）膀胱内灌注化疗的护理：用于膀胱保留术后患者能憋尿者，是预防或推迟肿瘤复发的措施。常用药物有卡介苗或抗癌药（丝裂霉素、多柔比星、羟喜树碱等）。灌注前排空膀胱，灌入膀胱后，嘱患者每隔15min变换1次体位，分别取俯、仰、左、右侧卧位，保留0.5～2h后排出。灌注后每天饮水2500～3000ml，以减少药物对尿道黏膜的刺激。
- 5）引流管护理：各种引流管应准确标识，妥善固定，保持通畅，观察记录；输尿管支架者，一般于术后10～14天拔除；代膀胱造瘘管，术后2～3周经造影新膀胱检查无尿瘘及吻合口无狭窄后可拔除；导尿管待新膀胱容量达150ml以上后拔除；盆腔引流管一般术后3～5天拔除。
- 6）造口护理：尿流改造术后留置腹壁造口患者，需终生佩戴造口袋。应保持造口处皮肤清洁干燥，及时清理造口及周围皮肤黏液。若造口周围皮肤有白色粉末状结晶物，可先用白醋清洗，后用清水清洗。

8. 健康指导
- （1）禁止吸烟，对密切接触致癌物质者加强劳动保护。
- （2）定期复查：保留膀胱手术的患者，术后第1年应每3个月做1次膀胱镜检查，2年无复发者，改为每半年1次；根治性膀胱手术后，终生随访。
- （3）做好自我护理和原位新膀胱训练。

锦囊妙"记" 　　　痛后血尿常结石，无痛血尿慎肿瘤

要点回顾

1. 肾癌和膀胱癌的发病因素有哪些?
2. 膀胱癌最常见的组织类型和转移途径各是什么? 确诊最可靠的检查方法是什么?
3. 肾癌和膀胱癌的临床表现有何异同点? 最早出现的症状是什么?
4. 膀胱灌注化疗的常用药物和方法有哪些?
5. 膀胱癌术后各种引流管的拔除时间是什么时候?

●○ 模拟试题栏——识破命题思路，提升应试能力 ○●

一、专业实务

A_1 型题

1. 经产妇大笑时出现的尿失禁属于
   A. 完全性尿失禁　　　B. 充盈性尿失禁
   C. 假性尿失禁　　　　D. 压力性尿失禁
   E. 急迫性尿失禁

2. 老年男性尿潴留最常见的原因是
   A. 尿道结石　　　　　B. 良性前列腺增生
   C. 肾功能损害　　　　D. 膀胱肿瘤
   E. 尿道狭窄

3. 下列结石中易在碱性尿液中形成的是
   A. 尿酸盐结石　　　　B. 草酸盐结石
   C. 胱氨酸结石　　　　D. 高嘌呤结石
   E. 磷酸钙结石

4. 最严重的肾损伤病理类型是
   A. 肾挫伤　　　　　　B. 肾蒂断裂
   C. 肾皮质裂伤　　　　D. 肾全层裂伤
   E. 肾盂裂伤

5. 尿道膜部外伤的最常见原因是
   A. 骨盆骨折　　　　　B. 会阴部骑跨伤
   C. 器械操作不当引起　D. 击打伤
   E. 锐器伤

A_2 型题

6. 患者，女，70岁。近段时间排尿开始时有血，排尿中末段没有血液，该患者病变部位可能在
   A. 前尿道　　　　　　B. 膀胱
   C. 输尿管　　　　　　D. 膀胱三角区
   E. 肾

7. 患者，男，26岁。车祸后2h入院。查体：下腹部疼痛，肉眼血尿。确诊为膀胱破裂的主要手段是

A. 导尿试验　　　　　B. 膀胱造影
C. 膀胱注水试验　　　D. 膀胱穿刺
E. 排泄性尿路造影

8. 患者，男，70岁。无不良嗜好，身体健康，体检发现有良性前列腺增生，与下列哪项密切相关
   A. 肿瘤　　　　　　　B. 结石
   C. 感染　　　　　　　D. 老龄和有功能的睾丸
   E. 体内性激素水平失调

9. 患者，男，60岁。因膀胱癌行保留膀胱术，为预防复发，术后应用膀胱灌注法。常用灌注药物为
   A. 干扰素　　　　　　B. 苯扎溴铵
   C. 生理盐水　　　　　D. 卡介苗
   E. 抗生素

10. 患者，男，55岁。确诊为膀胱癌，其最常见和最早出现的症状应是
    A. 血尿　　　　　　　B. 尿潴留
    C. 排尿困难　　　　　D. 膀胱刺激征
    E. 下腹部疼痛

11. 患者，男，65岁。因膀胱癌行回肠膀胱成形术，术后护士指导患者睡眠时，应调整尿袋底部位于如图所示的哪个位置

回肠膀胱成形术

A. ⑤　　　　　B. ④　　　　　C. ③

D. ②　　　　　E. ①

12. 患者，男，60岁。无痛性血尿3周，B超显示肾脏未见异常，医生考虑膀胱肿瘤，确诊最可靠的方法是
A. CT检查　　　　　B. MRI检查
C. B超检查　　　　　D. 尿路平片
E. 膀胱镜检查

13. 患者，女，20岁。因外伤致肾损伤住院治疗，应特别引起护士注意的信息是
A. 血尿颜色变浅　　　B. 腹围增加
C. 面色苍白　　　　　D. 持续疼痛
E. 体温稍高

14. 患者，男，50岁。自己摸到右腰部一肿块3天，来院行CT扫描示右肾上极一3cm×4cm实性占位性病变。考虑为肾癌，以下关于肾癌的描述，不正确的是
A. 多累及双侧肾脏
B. 是最常见的肾脏恶性肿瘤
C. 亦称肾细胞癌
D. 50～70岁为高发年龄
E. 男女发病比约2：1

15. 患者，男，65岁。因夜间尿频，进行性排尿困难1年余而入院就诊。下列检查对确诊前列腺增生作用不大的是
A. SPA测定　　　　B. 直肠指检
C. 肾功能检查　　　D. B超
E. 尿流动力学检查

16. 患者，男，21岁。因外伤致膀胱破裂行膀胱修补术和耻骨上膀胱造瘘，正确的术后护理是
A. 造瘘管并固定在大腿内侧
B. 引流不畅时应及时高压冲洗
C. 膀胱冲洗量不超过5～10ml
D. 术后一周可拔除造瘘管
E. 每次冲洗量不宜超过100ml

17. 患者，男，32岁。右下腹突发性绞痛伴血尿。诊断为输尿管结石，关于保守排石的陈述正确的是
A. 每天饮水量3000ml左右
B. 有尿频尿急时避免使用抗生素
C. 为减轻疼痛减少运动
D. 疼痛时不能用药物止痛
E. 进食高蛋白低纤维素饮食

A₃/A₄型题

（18～21题共用题干）

患者，男，60岁。突发性左腰部刀割样绞痛，并向下腹部和外阴部放射。入院查体：左肾区叩击痛，尿常规镜检见血尿。

18. 该患者可能是
A. 肾癌　　　　　　B. 上尿路结石
C. 膀胱癌　　　　　D. 膀胱结石
E. 尿道结石

19. 上述疾病首选的检查方法是
A. 排泄性尿路造影　B. 输尿管肾镜
C. B超　　　　　　D. CT
E. 逆行肾盂造影

20. 若患者需接受ESWL治疗，两次间隔时间为
A. 3天　　　B. 5天　　　C. 7天
D. 10天　　　E. 2周

21. 为预防结石复发，医生根据尿液中排出碎石进行结石成分分析，需要碱化尿液的结石类型是
A. 尿酸结石　　　　B. 碳酸钙结石
C. 草酸钙结石　　　D. 磷酸盐结石
E. 黄嘌呤结石

二、实践能力

A₁型题

22. 闭合性肾损伤的患者需绝对卧床休息
A. 1～2周　　　　　B. 3～4周
C. 3～5周　　　　　D. 4～5周
E. 2～4周

23. 肾和输尿管结石的主要症状是
A. 尿失禁　　　　　B. 疼痛和血尿
C. 无痛性血尿　　　D. 排尿困难
E. 尿急和血尿

24. 膀胱癌与下列哪一项因素无关
A. 吸烟
B. 食用糖精
C. 在橡胶厂工作多年
D. 长期尿失禁
E. 长期慢性膀胱炎症

25. 输尿管结石患者若为含钙结石，宜多食用
A. 番茄　　　B. 坚果　　　C. 韭菜
D. 牛奶　　　E. 菠菜

26. 尿酸结石患者不宜食用
A. 菠菜　　　B. 土豆　　　C. 动物内脏
D. 牛奶　　　E. 番茄

27. 膀胱癌的最具意义的临床症状是
A. 尿急、尿频、尿痛
B. 排尿困难
C. 活动后血尿

D. 无痛性肉眼血尿

E. 尿潴留

28. 良性前列腺增生患者最早出现的症状是

A. 尿频　　　　　　　B. 排尿困难

C. 尿线变细　　　　　D. 尿潴留

E. 血尿

29. 良性前列腺增生患者最主要的症状是

A. 尿频　　　　　　　B. 进行性排尿困难

C. 尿线变细　　　　　D. 尿潴留

E. 血尿

30. 前列腺增生患者术后的健康教育，错误的是

A. 进行肛提肌锻炼

B. 宜进食易消化、含纤维多的食物

C. 多饮水

D. 术后2个月可以性生活

E. 尽早锻炼如跑步等

31. 关于膀胱癌患者术后化疗的护理，不正确的是

A. 化疗期间，定期查血、尿常规

B. 灌注时先插导尿管排空膀胱

C. 膀胱保留术后，患者能憋尿者，即行膀胱灌注

D. 药液灌入膀胱后，患者取头低足高位

E. 以等渗盐水稀释的药液灌入膀胱后平、俯、左、右侧卧位

A₂型题

32. 患者，女，36岁。因左腰部撞击后伴左腰部疼痛2h入院。查体：左腰部可扪及包块，肉眼血尿，神志淡漠，脉搏120次/分，血压80/50mmHg，应初步考虑为

A. 肾挫伤　　　　　　B. 膀胱损伤

C. 输尿管损伤　　　　D. 尿道损伤

E. 肾全层裂伤

33. 患者，男，27岁。因右腰部撞伤2h，诊断为"右肾挫伤"而收入院，予以非手术治疗。入院3h后排淡红色血尿1次，查患者右腰部肿胀疼痛。该患者询问有关疾病的情况，护士的回答中错误的是

A. "您现在需要绝对卧床休息"

B. "我们会给您按时使用抗生素"

C. "等您血尿消失后，要尽快下床活动"

D. "过早下床活动，会导致继发性出血"

E. "如果病情有变化，我们会为您做好手术准备"

34. 患者，男，75岁。入院后行前列腺切除术，护士对其进行术后宣教，不正确的是

A. 记录冲洗量和排出量

B. 避免剧烈运动

C. 嘱患者少喝水，减少排尿

D. 多吃富含纤维素的食物，保持大便通畅

E. 疼痛难以忍受时可寻求医生给予止痛剂

35. 患者，女，38岁。车祸后3h入院。查体：下腹部疼痛伴排尿困难。置导尿管顺利，注入200ml无菌生理盐水，而抽出不足80ml，应考虑为

A. 后尿道损伤断裂　　B. 前尿道损伤

C. 膀胱挫伤　　　　　D. 肾损伤

E. 膀胱破裂

36. 患者，男，20岁。从高处跌落，骑跨在脚手架上，会阴部疼痛，稍肿胀，排尿不畅，尿道口仅少量血液流出，查体无特殊体征，应考虑为

A. 膀胱损伤

B. 尿道球部损伤

C. 会阴部软组织损伤

D. 尿道膜部损伤

E. 输尿管损伤

37. 患者，男，20岁。会阴部被踢伤5h，会阴部疼痛肿胀，排尿不畅，且排尿时疼痛加重，伴轻度血尿，考虑为前尿道损伤，关于尿道损伤的护理，不正确的是

A. 密切观察生命体征，防治休克

B. 做好引流管护理，预防泌尿系统感染

C. 拔除尿管后，定期做尿道扩张术

D. 术后常规留置导尿管2～3周

E. 术后1周禁用缓泻剂

38. 患者，女，50岁。肾结石治愈出院，既往有高血压和痛风病史，其医嘱中有口服别嘌醇，护士对患者解释服用该药的作用正确的是

A. 帮助降低血压　　　B. 缓解术后疼痛

C. 预防肾绞痛　　　　D. 预防结石形成

E. 预防骨脱钙

39. 患者，女，40岁。右输尿管上段结石1.2cm×0.8cm大小，伴右肾轻度积水，经1个月药物治疗后，摄片提示结石位置无变动、无增大，其治疗应改为

A. 继续用药治疗　　　B. 腹腔镜输尿管取石

C. ESWL　　　　　　D. 输尿管镜取石术

E. 经膀胱镜行输尿管套石

40. 患儿，男，10岁。出现尿频、尿急、终末血尿，排尿时突感疼痛，尿流中断，用手牵拉阴茎，变换体位后疼痛缓解，又能继续排尿，多见于

A. 膀胱结石　　　　B. 输尿管结石

C. 肾结石　　　　　D. 尿道感染

E. 尿道结石

41. 患者，男，58岁。因前列腺肥大行经尿道前列腺切除术，术后3h护士发现患者出现烦躁、恶心呕吐、咳粉红色泡沫样痰，其可能原因是

A. 术前患者服用过利尿剂

B. 患者手术中有失血

C. 患者出现稀释性低钠血症

D. 术前禁食

E. 术后伤口出血

42. 患者，男，64岁。良性前列腺增生术后第1天，护士对其进行健康指导，正确的内容是

A. 术后仍可少量饮酒

B. 术后半年避免外出

C. 术后早期少饮水

D. 多进行肛提肌锻炼

E. 排尿异常会在术后2个月内消失

43. 患者，男，60岁。因左肾结石行ESWL治疗，一周内排出数枚米粒大小结石，结石成分为磷酸钙。下列预防结石再发的措施中不正确的是

A. 多饮水

B. 补充钙剂，多食含钙丰富的食物

C. 少食牛奶、蛋黄等食物

D. 防止尿路感染

E. 酸化尿液

44. 患者，男，70岁。尿频、尿线细、夜尿增多，家宴饮酒后，小便不能自解，体检发现膀胱区明显膨隆，最可能的诊断是

A. 尿道结石　　　　B. 尿道狭窄

C. 膀胱结石　　　　D. 肾衰竭

E. 前列腺增生

45. 患者，男，70岁。因良性前列腺增生造成排尿困难、尿潴留，已12h未排尿。目前首选的护理措施是

A. 热敷下腹部

B. 抗感染

C. 急诊前列腺切除术

D. 耻骨上膀胱造瘘

E. 行导尿术

46. 患者，男，30岁。肾绞痛3h，并向下腹部及会阴部放射，并出现肉眼血尿，确诊为左输尿管结石，一般止痛药不能缓解，此时宜选用

A. 肌内注射阿托品和哌替啶

B. 输液

C. 肌内注射黄体酮

D. 口服吲哚美辛

E. 肾区热敷

47. 患者，男，58岁。近3个月来尿频，进行性排尿困难，夜间为重，影响睡眠。查体：下腹部膨隆，触痛。患者现存的最主要护理诊断/问题是

A. 睡眠型态紊乱　　B. 排尿障碍

C. 疼痛　　　　　　D. 生活自理缺陷

E. 潜在并发症：感染

48. 患者，男，70岁。因前列腺增生造成排尿困难，尿潴留。行经尿道前列腺切除术，术后早期护理的重点是

A. 观察和防治出血　B. 防止感染

C. 防止尿道狭窄　　D. 防止血栓形成

E. 防止尿失禁

49. 患者，男，61岁。因良性前列腺增生行前列腺切除术，术后留置气囊导尿管的主要目的是

A. 引流尿液　　　　B. 压迫前列腺窝

C. 膀胱冲洗　　　　D. 压迫膀胱

E. 观察尿量

50. 患者，男，50岁。诊断为前列腺增生，入院后经尿道行前列腺电切术。术后给予膀胱冲洗，现患者尿液颜色较深，护士应该

A. 夹闭尿管　　　　B. 加快引流速度

C. 给冰盐水冲洗　　D. 加快冲洗速度

E. 遵医嘱给予止血药

51. 患者，男，67岁。前列腺电切术后给予膀胱冲洗，现冲洗液引流不畅，护士应首先采取的护理措施是

A. 继续冲洗　　　　B. 通知医生

C. 给冰盐水冲洗　　D. 加快冲洗速度

E. 检查引流管是否通畅

52. 患者，男，60岁。行前列腺增生摘除术，术后进行膀胱冲洗时，应选择的溶液是

A. 3%硼酸　　　　　B. 0.02%乳酸依沙吖啶

C. 5%葡萄糖溶液　　D. 0.02%呋喃西林

E. 0.9%氯化钠溶液

53. 患者，男，65岁。无痛性肉眼血尿三个月，膀胱镜检查见右侧壁一3cm×3cm菜花状新生物。IVP双肾功能良好，诊断为膀胱癌，关于膀胱癌患者的术后护理，不正确的是

A. 导尿管每天更换一次

B. 给予高蛋白、易消化、营养丰富的饮食

C. 膀胱全切术后应持续胃肠减压

D. 嘱多饮水，以免血块引起尿路堵塞

E. 膀胱肿瘤电切术后常规冲洗1～3天

54. 患者，男，50岁。因无痛性、间歇性肉眼血尿就
诊，诊断为膀胱癌，择期行局部电切术，术后
护理要点错误的是

A. 密切观察生命体征，保证输血输液通畅

B. 膀胱肿瘤电切术后应常规膀胱冲洗

C. 停止膀胱冲洗后鼓励患者多饮水

D. 术后6h可进食营养丰富的无渣饮食

E. 出院时指导患者定期进行膀胱灌注和膀胱镜检查

55. 患者，男，40岁。因反复出现无痛性肉眼血尿1
个月来院检查，B超、CT均提示右肾癌，病史
中提示与肾癌发病相关的信息是

A. 做过搬运工3年　　B. 14岁开始吸烟至今

C. 父亲有高血压　　　D. 有尿道结石病史

E. 喜饮酒

56. 患者，男，58岁。确诊为右肾癌，行右肾部分切
除术。患者术后卧床时间正确的是

A. 1～3天　　B. 3～7天　　C. 7～14天

D. 10～14天　　E. 14～21天

57. 患者，男，52岁。诊断为右肾癌，行右肾部分切
除术后3天，护士告知患者要绝对卧床休息，其
主要目的是

A. 防止感染　　　B. 防止出血

C. 防止伤口裂开　　D. 防止肿瘤扩散

E. 防止静脉血栓形成

58. 患者，男，32岁。因外伤导致膀胱破裂，行膀胱
修补术和耻骨上膀胱造瘘，正确的术后护理是

A. 强力牵引造瘘管并固定在大腿内侧

B. 引流不畅，应及时高压冲洗

C. 膀胱冲洗量不超过5～10ml

D. 术后一周可拔除造瘘管

E. 拔管前夹管证实排尿通畅

59. 患者，男，40岁。左下腹突发性绞痛，左肾区酸
胀感，恶心呕吐，伴肉眼血尿，诊断为肾结石。
关于保守排石的陈述不正确的是

A. 积极应用镇痛药镇痛

B. 必要时使用抗生素

C. 每天饮水1000ml左右

D. 加强运动

E. 蛋白质摄入要注意适量

60. 患者，女，60岁。诊断为晚期肾癌，因考虑经济
原因，不打算治疗。现患者严重营养不良，其中

最主要原因是

A. 血尿和肿瘤消耗

B. 恶心呕吐和消化不良

C. 高血压和低蛋白血症

D. 尿频尿急

E. 长期低热和继发感染

A_3/A_4型题

（61～64题共用题干）

患者，男，25岁。因左腰部被刺伤2h入院，血
压70/50mmHg，伤口持续溢出淡红色液体。左上腹
触痛，但无肌紧张及反跳痛。

61. 诊断首先考虑是

A. 脾破裂　　B. 肠破裂　　C. 胃穿孔

D. 肝破裂　　E. 肾损伤

62. 为明确诊断应首选的检查是

A. B超检查　　　　B. 实验室检查

C. 胃镜检查　　　　D. 钡剂灌肠

E. 伤口溢出液淀粉酶测定

63. 护士发现血液检查血红蛋白与血细胞比容持续降
低提示

A. 肾损伤严重　　　B. 细菌感染

C. 有活动性出血　　D. 血液被稀释

E. 失血性休克

64. 该患者的处理原则是

A. 非手术治疗

B. 立即手术探查

C. 再次出现休克时手术

D. 出现肉眼血尿时手术

E. 出现腹膜炎表现时手术

（65～68题共用题干）

患者，男，70岁，进行性尿频、排尿困难5年，
饮酒后出现小便不能自解8h，急诊入院。主诉下腹
部胀痛，下腹膨隆，叩诊呈浊音，右侧腹股沟区有
一囊性半球形包块，可以回纳入腹腔，直肠指检触
及前列腺增大，表面光滑，质地中等，中央沟消失。

65. 该患者右侧腹股沟区出现囊性包块的主要原因是

A. 腹壁肿瘤　　　　B. 腹壁肌肉萎缩

C. 腹壁缺损　　　　D. 腹股沟管内口扩大

E. 长期腹压增加

66. 该患者小便不能自解的主要原因是

A. 腹股沟疝　　　　B. 良性前列腺增生

C. 前列腺癌　　　　D. 膀胱肿瘤

E. 尿道结石

67. 入院后立即给予导尿术，第5天施行了TURP术，

术后第 4 天患者出现便秘，不正确的处理方法是

A. 嘱患者多饮水

B. 嘱患者适当多吃水果

C. 嘱患者适当多吃蔬菜

D. 灌肠和肛管排气

E. 口服缓泻剂

68. 对患者进行出院指导不正确的是

A. 正确使用疝带　　B. 避免提取重物

C. 经常锻炼肛提肌　D. 多饮水

E. 可骑车锻炼身体

（69～72 题共用题干）

患者，男，50 岁。上腹部隐痛 2 月余，伴肾区叩击痛，镜下血尿。B 超示：右肾有一结石，约 1.2cm×0.9cm。肾盂静脉造影（IVP）示肾功能正常，双侧输尿管通畅。

69. 目前适宜的治疗方法是

A. 中药排石

B. 药物溶石

C. 体外冲击波碎石（ESWL）

D. 经皮肾镜取石

E. 肾切开取石

70. 上述治疗后患者应取的体位是

A. 平卧位　　　　　B. 健侧卧位

C. 头高足低位　　　D. 患侧卧位

E. 头低足高位

71. 患者碎石当天出现血尿，且有碎石排出，次日出现肾绞痛、发热，尿闭。考虑患者出现了

A. 肾挫伤　　　　　B. 急性肾盂肾炎

C. 形成"石街"　　　D. 急性肾小管坏死

E. 血块梗阻

72. 目前的处理方法是

A. 补液，保证尿量　B. 抗感染

C. 中药排石　　　　D. 解痉止痛

E. 手术

（73～74 题共用题干）

患者，男，21 岁。因翻越栏杆导致会阴部骑跨伤，引起局部疼痛、肿胀，尿道口有流血，入院后行经会阴尿道修补术。

73. 术后护理措施错误的是

A. 定时膀胱冲洗

B. 常规留置尿管 2～3 周

C. 术后第 3 天开始服用缓泻剂

D. 绝对卧床 2～4 周

E. 定期尿道扩张

74. 术后常见并发症是

A. 感染　　　　B. 出血　　　　C. 尿道狭窄

D. 阳痿　　　　E. 肾积水

（75～77 题共用题干）

患者，男，66 岁。因夜尿增多、进行性排尿困难 4 个月入院，怀疑前列腺增生。

75. 确诊前列腺增生最简便的检查方法是

A. 血清 SPA 测定　　B. 直肠指检

C. CT　　　　　　　D. 前列腺 B 超

E. 尿流动力学检查

76. 关于直肠指检的说法不正确的是

A. 了解肛管括约肌功能

B. 前列腺位于直肠前壁

C. 直肠指检应在排尿后进行

D. 前列腺越大梗阻症状越严重

E. 了解前列腺大小、质地、有无结节，以及中央沟情况

77. 医生询问病史后决定给患者测量残余尿量，最简单、损伤最小并可以反复测定的方法是

A. 膀胱造影　　　　B. 膀胱镜检查

C. 排尿后导尿　　　D. 排尿后 B 超

E. 排泄性尿路造影

（杨　俊）

第22章 骨与关节疾病患者的护理

第1节 骨科患者的一般护理

一、**概述** 骨折是指骨的连续性中断或完整性破坏。

二、**病因**

1. 直接暴力
2. 间接暴力
3. 积累劳损 又称疲劳骨折。★如发生在远距离行军致第2、3跖骨和腓骨下1/3处。
4. 骨骼病变 骨肿瘤、骨髓炎或骨结核等骨骼疾病导致骨质破坏，遭受轻微外力即发生骨折，称病理性骨折。

三、**分类**

1. 按骨折处是 {（1）闭合性骨折：骨折处皮肤或黏膜完整，骨折断端与外界不相通。
   否与外界相 {（2）开放性骨折：骨折处皮肤或黏膜破损，断端直接或间接与外界相通。如★颅底骨折、
   通分类 {   骨盆骨折断端刺入膀胱，皆属于开放性骨折。

2. 按骨折程度 {（1）完全性骨折：骨的完整性和连续性完全中断，如横形骨折、斜形骨折、螺旋形骨折、
   和形态分类 {   粉碎性骨折、嵌插骨折、压缩骨折、凹陷骨折以及骨骺分离等。
   {（2）不完全骨折：骨的完整性或连续性部分中断，如★青枝骨折、裂缝骨折等。

3. 按骨折复位 {（1）稳定性骨折：骨折复位后经适当外固定不易发生移位者，如裂缝骨折、横行骨折、青
   后的稳定程 {   枝骨折、嵌插骨折等。
   度分类 {（2）不稳定性骨折：骨折复位后，虽经固定仍易发生再移位者，如斜形骨折、螺旋形骨
   {   折、粉碎性骨折等。

4. 按照骨折的 {（1）新鲜性骨折：★骨折时间在2周内。
   时间分类 {（2）陈旧性骨折：骨折时间超过2周。

四、**骨折愈合过程**

1. 血肿炎症机化期 骨折断端经过★2周左右，可达纤维愈合（要求患者骨折在2周内复位，就是要在血
   肿纤维化前复位）。
2. 原始骨痂形成期 ★需3～6个月，达到临床愈合，此时可拆除外固定。
3. 骨痂改造塑形期 需1～2年，骨骼恢复到以前的形状和结构。

五、**影响骨折愈合的因素** 骨折愈合需要三个先决条件，即足够的接触面、牢固的固定和充分的血供，影
   响愈合的因素有以下几种。

1. 全身因素 如年龄、营养、健康状况等。
2. 局部因素 如骨折类型、局部血供情况、周围软组织损伤程度、骨折断端是否有软组织嵌入，以及局
   部是否感染等。
3. 治疗因素 反复多次手法复位、过度牵引、术中剥离软组织和骨膜过多、固定不确切、过早或不恰当
   的功能锻炼等均可影响骨折愈合。

六、临床表现

1. 全身表现
（1）休克：骨折所致大量出血是主要原因，如股骨干骨折、骨盆骨折及多发性骨折出血量较大易引起失血性休克。
（2）体温升高：血肿吸收时可有体温升高，一般不超过38℃。开放性骨折患者出现体温升高时应警惕是否发生了感染。

2. 局部表现
（1）一般症状：①疼痛和压痛：骨折局部疼痛；环绕骨折线平面可有固定压痛；骨折肢体纵向叩击痛阳性。②功能障碍：肢体丧失部分或全部活动功能。③局部肿胀与瘀斑。
（2）★专有体征：①畸形：肢体短缩、成角或旋转畸形。②异常活动（假关节活动）：在肢体没有关节的部位出现类似于关节的活动。③骨擦音或骨擦感：骨折断端移位和相互摩擦可产生骨擦音或骨擦感。以上三项中只要具备一项即可确诊。

3. 骨折早期并发症
（1）休克：出血量大或严重创伤时，易引起休克。
（2）重要周围组织损伤：①血管损伤：如肱骨髁上骨折可伤及肱动脉。②周围神经损伤：如★肱骨中下1/3段骨折可能损伤桡神经，表现为腕下垂、掌指关节不能背伸、手背桡侧皮肤感觉障碍等。③脊髓损伤：脊柱骨折可合并脊髓损伤，引起损伤平面以下的躯体瘫痪。
（3）脂肪栓塞：由于骨折处髓腔内血肿压力高，脂肪进入破裂的静脉窦内，引起肺、脑等部位的栓塞。肺栓塞表现为呼吸困难、发绀，肺片显示广泛性肺实变等；脑栓塞表现为意识障碍、烦躁、谵妄、抽搐等。
（4）★骨筋膜室综合征：好发于前臂掌侧和小腿中段。骨筋膜室内压力增高，使软组织血液循环障碍，肌肉、神经缺血而引起。主要表现：①病肢感觉异常。②肌肉被动牵拉引起剧痛。③肌肉主动屈曲时出现疼痛。④筋膜室即肌腹处压痛。★应紧急手术切开减压，防止肢体缺血坏死；同时肢体应平放，禁止抬高患肢。
（5）感染：开放性骨折若清创不彻底可发生化脓性感染和厌氧菌感染。
（6）内脏器官损伤：如骨盆骨折合并膀胱或后尿道损伤，骶骨骨折导致直肠损伤。

4. 骨折晚期并发症
（1）骨化性肌炎：关节损伤或关节附近骨折时，骨膜剥离形成骨膜下血肿，血肿机化并在附近软组织内广泛骨化，造成关节活动功能障碍。多见于肘关节。
（2）★缺血性肌挛缩：是极严重的并发症。多见于前臂和小腿骨折。如肱骨髁上骨折和桡骨骨折，可造成前臂缺血性肌挛缩，形成特有的爪形手畸形。
（3）★关节僵硬：由于伤肢长时间固定，关节囊和周围肌肉挛缩，关节内、外发生纤维粘连而造成的关节活动障碍，是骨折晚期最常见的并发症。
（4）创伤性关节炎：多见于膝和踝等负重关节，主要是关节部位骨折未达到解剖复位，关节面不平整，愈合后负重不平衡引起。
（5）缺血性骨坏死：★如股骨颈骨折后容易并发股骨头缺血性坏死，老年女性患者多见。
（6）卧床并发症：包括压疮、坠积性肺炎、尿路感染、下肢深静脉血栓形成等。

七、辅助检查　★X线检查对骨折诊断、确定治疗方案和判断疗效有重要价值。

八、骨折的急救

1. 处理原则　抢救生命、减少搬动患肢。
2. 创口包扎　纱布、绷带压迫包扎止血。当大血管出血时，可用止血带止血。上肢大出血扎在上臂中上1/3交界处，下肢大出血扎在大腿中部；扎止血带前皮肤需加垫敷料或软布料，★每隔1h要放松2~3min，放松期间手指压迫近心端动脉，并抬高患肢以减少出血。对于骨折端戳出创口，未压迫重要血管和神经，★现场不复位，露出伤口的骨折端通常不应回纳，但应局部包扎和固定。
3. 妥善固定　最重要。固定的目的是减少疼痛，避免进一步损伤和便于转运。
4. 迅速转运　患者经妥善固定后应迅速运往医院。

九、治疗要点　★复位、固定和功能锻炼是骨折治疗的三大基本原则。

1. 复位　骨折段恢复正常或接近正常的解剖位置。复位方法主要有手法复位和切开复位两类，持续牵引也有复位作用。

内固定是在手术切开复位之后，用钢板、螺丝钉、钢针、髓内钉、不锈钢丝等进行固定的方法。有效的内固定可以减少并发症，使患者提前下床活动并且护理方便。

外固定的常用方法包括小夹板、石膏绷带、持续牵引、外展支具和外固定器等。

2. 固定　良好的固定是骨折愈合的关键。固定方法包括外固定和内固定。

（1）小夹板：★临床上主要用于四肢长骨的稳定性骨折。优点是固定范围不包括骨折处的上下关节，利于早期功能锻炼；缺点是捆绑太松，骨折容易移位，导致畸形愈合，捆绑太紧可影响肢体血运，引起严重并发症。

（2）石膏绷带：其优点是固定可靠，其缺点是无弹性，固定范围大，不利于患者肢体活动锻炼，且有关节僵硬等并发症。临床上用于骨折固定，畸形矫正，肢体制动，骨结核、骨肿瘤及骨关节成形术后的肢体固定等。

（3）持续牵引：牵引是利用适当的持续牵引力和反牵引力以达到复位和维持固定的目的。牵引的种类包括皮肤牵引、骨牵引和兜带牵引等。

3. 功能锻炼（表22-1）是恢复患肢功能的重要保证。★功能锻炼不仅可以预防肢体肿胀、肌肉萎缩、关节僵硬等并发症，还可以促进骨折愈合、功能恢复。遵循动静结合、主动与被动结合、循序渐进的原则。

表22-1　骨折功能锻炼的分期及内容

锻炼时期	锻炼内容	锻炼部位
早期（2周内）	主要以患肢肌肉主动舒缩活动为主	患肢肌肉
中期（3～6周）	骨折部位上、下关节开始锻炼	骨折处远近关节
后期（6～8周）	骨折已达到临床愈合标准，应加强患肢全面功能锻炼	全身重点关节

十、护理诊断/问题

1. 疼痛　与骨折、软组织损伤和关节脱位有关。
2. 自理缺陷　与躯体活动功能障碍、治疗限制等有关。
3. 有皮肤完整性受损的危险　与长期卧床和使用外固定有关。
4. 潜在并发症　休克、感染、压疮、骨筋膜室综合征、关节僵硬等。

十一、护理措施

1. 一般护理　骨科患者一般卧硬板床，取合适体位，促进静脉回流，患肢肿胀时抬高，但是若怀疑有骨筋膜室综合征时，禁止抬高患肢，以免影响血供。长期卧床患者的胃肠蠕动减慢，应多吃水果及含钙食物，预防骨质疏松及便秘。鼓励患者多饮水，预防泌尿系感染及结石。

2. 病情观察　观察患者的意识、体温、脉搏、呼吸、血压和末梢循环。

3. 治疗配合　配合医生手法复位、石膏或夹板外固定，维持肢体合适体位。减轻疼痛，按医嘱给予物理或药物止痛。加强伤口护理，及时换药，保持敷料干燥，预防感染。

（1）小夹板固定患者的护理

1）配合固定：根据骨折的部位选择相应规格的小夹板，准备衬垫物、固定垫和捆绑绷带等；复位后保持患者肢体于固定位，便于医生固定。

2）固定后护理：①★抬高患肢：以利于肢体静脉、淋巴回流，减轻肿胀和疼痛。②固定后观察：★注意捆绑绷带的松紧，以绷带结能向近、远端方向各移动1cm为宜。观察患肢远端的颜色、感觉、运动、肿胀、温度及动脉搏动等，以判断有无神经、血管受压或骨筋膜室综合征。③健康指导：告知患者若出现患肢远端肿胀、发凉、疼痛、麻木、青紫、活动障碍、脉搏减弱或消失，应及时告知医生；小夹板的松紧可随着肢体的肿胀程度而变化，若发现过松或过紧，应请医生调整；遵医嘱定期拍摄X线片复查，骨折愈合后拆除小夹板；固定期间及拆除小夹板后，按要求进行功能锻炼。

3. 治疗配合　配合医生手法复位、石膏或夹板外固定，维持肢体合适体位。减轻疼痛，按医嘱给予物理或药物止痛。加强伤口护理，及时换药，保持敷料干燥，预防感染。

（2）石膏绷带固定术患者的护理

1）配合固定：根据需要选用管型石膏或石膏托固定。患者骨骼隆突部需加衬垫，将石膏卷放入 $30\sim40$ ℃水内（也可用冷水，特别当室温高时），待气泡出净后，双手握住绷带的两端，轻轻挤出多余的水分即可用。在石膏未干前，★应用手掌扶托肢体，忌用手指，以免出现局部凹陷引起压疮。石膏硬化后才能搬运，干固前禁止搬动和压迫。为加速石膏干固，可以采用提高室温、加强通风、灯泡烘烤、红外线照射等措施。

2）固定后护理：①★患肢抬高稍高于心脏水平，肢体远端保暖。②★观察肢体远端的感觉、运动、血运。

3）预防并发症：石膏固定患者，可发生骨筋膜室综合征、压疮、关节僵硬、骨质疏松、石膏综合征等并发症。由于石膏包裹过紧、手术刺激神经、寒冷潮湿引起胃肠功能紊乱等原因，有的躯干石膏固定者可出现腹痛、呕吐、呼吸困难、血压下降等表现，称石膏综合征。

（3）牵引患者的护理

1）安置体位：★根据需要床头或床尾抬高 $15\sim30$ cm。

2）保持有效牵引：牵引绳应始终在滑轮的滑槽内且中途无阻力，防止有被服阻挡或压迫等；牵引砝码要处于悬空状态，不受阻力或限制，不能触地或中途搁置；牵引肢体远端离开床栏且不受枕、褥等阻挡；皮牵引者应确保海绵带固定牢靠。

3）牵引后观察：★经常测定肢体长度，避免牵引过度。皮牵引时注意胶布有无松动、滑脱、皮肤有无水疱、糜烂、撕脱等，牵引重量一般不超过5kg。★骨牵引时应避免牵引针左右移动，70%乙醇滴入骨牵引针孔 $1\sim2$ 次/天，牵引重量为体重的 $1/12\sim1/7$，若有血痂，不可随意清除，以防发生感染。

4）预防并发症：牵引复位和固定患者可发生皮炎、足下垂、压疮、坠积性肺炎、便秘等并发症。

4. 健康指导

（1）安全指导：指导患者及家属评估家庭环境的安全性，有无影响患者活动的障碍物。

（2）长期坚持功能锻炼：告知患者出院后继续功能锻炼的方法和重要性。

（3）定期复查：告知患者若出现肢体肿胀、疼痛明显加重，或肢端麻木、发凉，夹板、石膏松动时，应立即到医院复查。

要点回顾

1. 什么是骨折？病因是什么？

2. 按照骨折处是否与外界相通及骨折复位后的稳定性如何分类？

3. 骨折的一般表现是什么？有哪些专有体征？

4. 骨折的早期并发症有哪些？骨筋膜室综合征好发部位是哪里？

5. 骨折的晚期并发症有哪些？最常见的晚期并发症是什么？

6. 骨科患者功能锻炼如何分期？怎样进行功能锻炼？

7. 小夹板固定适应证有哪些？如何护理？

8. 石膏绷带包扎如何准备？护理注意事项有哪些？

9. 牵引患者如何增强对抗牵引力？如何防止过度牵引？

锦囊妙"记" 骨科护理要注意，功能锻炼是前提。早期舒筋动关节，后期全身要动起。

治疗护理要注意，观察循环要紧滴。石膏固定应平整，勿留指痕勿过紧。

骨牵固定要抬高，目的是增对抗滴。勿除血痂勿移动，预防感染与损伤。

第2节 常见骨折

一、肱骨髁上骨折

1. **定义** 肱骨髁上骨折是指肱骨干与肱骨髁交界处发生的骨折。常发生于10岁以下的儿童。

2. **临床表现** 肘关节明显肿胀，功能障碍，局部疼痛和压痛。肘部后突或半屈曲畸形，★肘后三角关系正常，肱动脉损伤或受压后可发生前臂骨筋膜室综合征，晚期出现前臂缺血性肌挛缩表现，"爪形手"改变。神经损伤多见于正中神经、桡神经。

3. **处理原则** 根据伤情选择手法复位、尺骨鹰嘴骨牵引或切开复位。固定：手法复位后用石膏托固定4～5周；手术切开复位者用加压螺钉或2枚克氏针交叉内固定。

4. **护理要点** 复位固定后，保持屈肘60°～90°，用悬吊带悬吊前臂于胸前4～5周。

★早期观察是否有骨筋膜室综合征：前臂及手部是否有严重肿胀及水疱，有无患侧桡动脉搏动减弱或消失，手部皮肤是否有苍白、发凉、感觉异常等情况，被动牵引患侧手指是否剧烈疼痛等。晚期应观察有无骨化性肌炎、肘内翻畸形或缺血性肌挛缩等并发症。早期进行手指及腕关节伸屈活动，4～5周解除外固定后进行肘关节伸屈功能锻炼。

二、桡骨远端伸直型骨折（又称Colles骨折）

1. **定义** ★距桡骨下端关节面3cm以内的伸直型骨折统称Colles骨折，以中老年人多见。

2. **临床表现** 患者腕关节明显肿胀、疼痛，功能障碍。★患者手腕侧面观呈"餐叉样"畸形，正面观呈"枪刺刀"畸形。

3. **处理原则** 局麻下手法复位，★以小夹板或背侧石膏托将腕关节固定在屈腕、尺偏、旋前位2周，之后改用中立位固定2周。

4. **护理要点** 复位固定后，屈肘、前臂置于功能位，悬吊于胸前3～4周。固定期间观察手部血液循环情况。2周内进行手指伸屈活动，2周后可进行腕关节的背伸及前臂旋转活动，解除固定后加强全腕关节活动范围锻炼。

三、股骨颈骨折

1. **定义** 股骨颈骨折是指股骨头部以下和股骨大、小转子以上的颈部骨折，常发生于老年人，以女性多见。根据发生的部位可分为头下型骨折、经颈型骨折和基底型骨折。其中头下型和经颈型骨折时股骨头血供很少，容易发生股骨头缺血性坏死或骨折不愈合。

2. **临床表现** 患者髋部肿胀、疼痛，不敢站立或行走。★患肢呈屈曲、缩短、外旋畸形。

3. **处理原则** 持续牵引，对于无明显移位的外展型骨折或嵌插型骨折者，★患肢30°外展中立位持续皮牵引或骨牵引6～8周。对于不稳定型骨折者可切开复位后行内固定，也可做人工关节置换术。

4. **护理要点**

（1）维持持续牵引：★保持患肢外展中立位，不可侧卧，变动体位时，应保持肢体伸直，避免出现内收、外旋及髋部屈曲动作，以防骨折移位。

（2）防止并发症：患者卧床时间较长，可能出现压疮、坠积性肺炎、泌尿系感染等并发症，应做好皮肤护理，帮助患者定时翻身；定时叩背、指导深呼吸和有效咳嗽，促进排痰；鼓励患者多饮水，预防泌尿系感染和结石。

（3）指导患者进行功能锻炼：牵引治疗8周后可在床上坐起，★3个月后可扶拐下地不负重行走，6个月后逐渐弃拐行走。手术内固定治疗后3周后可坐起，活动膝关节、踝关节，6周后扶拐下地不负重行走，骨折愈合后可弃拐行走。人工股骨头置换术后1周开始进行下地活动。

四、股骨干骨折

1. **定义**　股骨干骨折是指股骨小转子以下、股骨髁以上部位的骨折，多见于青壮年。

2. **临床表现**　局部疼痛、肿胀，★出现成角、缩短或旋转等畸形，髋及膝关节不能活动，有异常活动和骨擦音。股骨干下1/3骨折，由于骨折远端向后移位，可损伤胫神经、腓总神经、腘动脉或腘静脉造成肢体远端血液循环、皮肤感觉或运动功能障碍。失血较多者可有休克表现。

3. **处理原则**
（1）骨牵引：适用于成人股骨稳定性骨折，可行胫骨结节或股骨髁上骨牵引。
（2）★皮牵引：适用于3岁以内儿童，采用垂直悬吊牵引，牵引重量以使儿童臀部刚好离开床面为宜（牵引时间约4周）。
（3）手术治疗：适用于非手术治疗失败、伴有血管神经损伤者。可切开复位后做内固定。

4. **护理要点**
（1）病情观察：观察患肢肿胀、出血情况，是否有休克表现等。
（2）指导患者进行功能锻炼：2周内进行股四头肌等长收缩训练和踝、趾伸屈活动，2周后开始膝关节伸直活动，5～6周后可扶拐下地不负重行走，去除外固定后进行膝关节和髋关节全活动范围锻炼，并逐渐进行负重行走。
（3）其他：小儿行双下肢垂直悬吊皮肤牵引时，应保持臀部悬离床面，并注意观察双侧下肢末梢血运、感觉和运动情况。

五、骨盆骨折

1. **定义**　骨盆是由骶骨、尾骨和两侧髋骨（髂骨、坐骨、耻骨）连接而成的坚强骨环，上述任何部位的断离都属于骨盆骨折。

2. **临床表现**　伤后髋部肿胀、疼痛，不敢坐起或站立，下肢活动困难，畸形，骨盆反常活动，会阴部瘀斑，肢体不对称。★严重的骨盆骨折伴有大量出血时，常合并休克。查体可有骨盆挤压和分离试验阳性。肢体长度不对称，测剑突与两侧髂前上棘之间的距离，骨盆骨折向上移位的一侧长度缩短。会阴部瘀斑：是耻骨和坐骨骨折特有的体征。

3. **治疗要点**　★首先处理休克和各种危及生命的合并症，再处理骨折。
（1）非手术治疗：根据骨盆骨折损伤的程度，卧硬板床休息3～4周，以保持骨盆的稳定；对于不稳定性骨折可用骨盆兜悬吊牵引、髋人字石膏固定、骨牵引等。
（2）手术治疗：骨外固定架固定或切开复位钢板内固定术等。

4. **护理要点**
（1）补充血容量和维持正常的组织灌注：骨盆骨折易致失血性休克，应注意观察患者的意识、脉搏、血压和尿量等；建立通畅的输液通道，做好输血、输液等抗休克治疗和护理。
（2）维持排尿、排便通畅：对于尿道损伤致排尿困难者，给予导尿或留置导尿，保持导尿管通畅。
（3）骨盆兜悬吊牵引的护理：选择宽度适宜的骨盆兜带，其宽度应上抵髂骨翼，下抵股骨大转子；★悬吊重量以将患者臀部抬离床面为宜；不要随意移动骨盆兜带；排便时尽量不要污染兜带。

要点回顾

1. 肱骨髁上骨折好发于什么人群？可出现哪些并发症？如何进行观察？
2. 伸直型桡骨远端骨折有何典型表现？如何指导患者进行功能锻炼？
3. 股骨颈骨折患者典型表现是什么？如何维持有效牵引？

第3节　脊柱骨折和脊髓损伤患者的护理

一、脊柱骨折

1. **概述**　脊柱骨折又称脊椎骨折，常合并脊髓损伤或马尾神经损伤，★以胸腰段脊柱最常见。重者可致残，甚至危及生命。

2. **病因和分类**　绝大多数由★间接暴力引起，如自高处坠落于地或重物直接打击肩背部可使脊柱猛烈屈曲而产生椎体压缩性骨折，而脊柱骨折及脱位常致脊髓损伤；少数由直接暴力所致。

按部位可分为胸腰椎骨折和颈椎骨折；按稳定性可分为稳定性骨折和不稳定性骨折；按骨折形态可分为压缩骨折、爆破骨折等。

3. 临床表现　主要表现为受伤局部疼痛、肿胀，瘀斑，脊柱活动受限，★骨折处棘突明显压痛和纵轴叩击痛，脊椎常有局部后突畸形，由于腹膜后血肿刺激自主神经，可出现腹胀、便秘等肠蠕动减弱症状。

4. 辅助检查　X线检查可确定损伤的部位、类型和移位情况；CT、MRI可显示骨折情况及椎管内有无出血及碎骨片、脊髓损伤的程度及范围。

5. 治疗要点

（1）颈椎骨折：轻度压缩骨折的患者取卧位，★应用颌枕带牵引复位，牵引重量3kg，复位后，头颈胸石膏固定3个月。压缩明显或双侧椎间关节脱位患者，采用持续颅骨牵引复位，牵引重量级3～5kg，复位后再牵引2～3周，头颈胸石膏固定3个月。爆破性骨折原则上手术治疗。

（2）胸、腰椎骨折：单纯压缩性骨折，★椎体压缩不到1/3者，应卧硬板床，骨折部位垫厚枕使脊柱过伸，伤后3天逐渐进行腰背肌后伸锻炼，6～8周后带腰围下床活动。椎体压缩超过1/3和后突畸形明显者，可采用两桌法或双踝悬吊法复位，随后行石膏背心固定3个月。爆破性骨折原则上手术治疗。

6. 护理诊断

（1）有皮肤完整性受损的危险：与脊柱骨折长期卧床等有关。

（2）潜在并发症：脊髓损伤、失用性肌肉萎缩、关节僵硬等。

7. 护理措施

（1）急救护理：对疑有脊柱骨折的患者应尽量避免移动，搬运不当会导致脊髓损伤。若确实需要搬运，应确保搬运过程中患者★脊柱保持中立位，可采用3人平托法或滚动法将患者移动到硬担架、门板或木板上。严禁使用软担架，严禁使用1人抬头、1人抬脚；严禁搂抱、背驮等方法。颈椎骨折患者还需固定头部和颈部两侧，要求颈同躯干在同一轴线上。

（2）一般护理：卧硬板床。指导患者摄取营养丰富、易于消化的饮食，多食新鲜水果和蔬菜，多饮水，以保持大便通畅。

（3）病情观察：注意观察体温、呼吸、脉搏、血压，观察肢体受压部位皮肤情况，注意感觉及肌力、肢体活动等变化，观察有无压疮、肺部感染、尿路感染、便秘等并发症，发现异常及时通知医生。

（4）治疗配合

1）配合复位和固定、功能锻炼：配合医生做好颌枕带牵引或颅骨牵引复位；做好石膏背心患者的护理；指导患者进行腰背肌锻炼；指导患者正确地使用颈托和腰围。

2）预防压疮：每2h进行一次轴式翻身，并保持床单清洁干燥，使用气垫、气圈等使骨隆突部悬空，对受压部位进行按摩等。

二、脊髓损伤

1. 概述　★脊髓损伤是脊椎骨折的严重并发症，常由于骨折移位或脱位而导致脊髓或马尾神经损伤，多发生于颈椎下段或胸腰段。

损伤平面以下的感觉、运动、反射及括约肌功能部分丧失为不完全性瘫痪；功能完全丧失为完全性瘫痪。颈髓损伤引起高位截瘫，称四肢瘫；胸、腰髓损伤引起下肢瘫痪称截瘫。

可用截瘫指数来量化截瘫程度，评价自主运动、感觉、两便三项；没有瘫痪计0分，功能部分丧失计1分，完全瘫痪计2分；最后数字相加就是截瘫指数的分值，★指数越高，瘫痪越严重。

2. 临床表现　见表22-2。

表22-2　脊髓损伤患者的临床表现

类型	临床表现
脊髓震荡	损伤后出现短暂性功能障碍，表现为弛缓性瘫痪。损伤平面以下感觉、运动、反射、括约肌功能丧失，经数小时至2～3周，感觉和运动开始恢复，不留后遗症
脊髓挫伤和脊髓受压	截瘫患者，先表现为弛缓性瘫痪，2～4周后演变为痉挛性瘫痪。上颈段脊髓损伤导致的四肢瘫患者，表现为四肢痉挛性瘫痪；下颈段脊髓损伤导致的四肢瘫患者，表现为上肢弛缓性瘫痪、下肢痉挛性瘫痪

续表

类型	临床表现
脊髓断裂	受损平面以下完全性瘫痪，不能恢复
脊髓半切征	表现为损伤平面以下同侧肢体的运动和深感觉丧失，对侧痛温觉丧失
脊髓圆锥损伤	成人第12胸椎骨折和第1腰椎骨折可引起，表现为会阴部麻木、大小便失禁、性功能障碍，双下肢的感觉和运动功能保持正常

3. 辅助检查　X线检查可确定损伤的部位、类型和移位情况；CT扫描可显示骨折情况及椎管内有无出血及碎骨片；★MRI能显示脊髓损伤的程度及范围。

4. 治疗要点　及早采取合适的固定，防止脊髓进一步损伤；及早解除血肿、骨折片、脱位对脊髓的压迫；同时应用激素、脱水剂减轻脊髓水肿。后期主要是防治并发症。

5. 护理诊断
- （1）气体交换受损：与脊髓损伤、呼吸肌麻痹有关。
- （2）清理呼吸道无效：与无力咳嗽、痰液黏稠等有关。
- （3）自理缺陷：与骨折后治疗限制、脊髓损伤后瘫痪等有关。
- （4）体温过高或体温过低：与高位颈髓损伤致自主神经系统功能紊乱有关。
- （5）潜在并发症：压疮、尿路感染、坠积性肺炎、便秘等。

6. 护理措施

（1）一般护理
- 1）体位和活动：患者取仰卧位、俯卧位或侧卧位。侧卧时，处于上方的下肢屈膝屈髋，另一下肢伸直，两腿间夹软枕。瘫痪的肢体保持功能位，每天对瘫痪的部位进行被动运动和适当按摩，以防止肌肉萎缩和关节僵硬。上肢功能良好者应加强上肢力量锻炼。
- 2）饮食护理：指导患者摄取高营养、易消化的饮食，多食新鲜水果和蔬菜、多饮水，以保持大便通畅。

（2）病情观察：重点观察肢体受压部位皮肤情况，注意感觉及肌力、肢体活动等变化，观察有无压疮、肺部感染、尿路感染、便秘等并发症，发现异常及时通知医生，并协助处理。

（3）治疗配合：①对脊髓损伤者，★遵医嘱给予地塞米松、20%甘露醇静脉滴注，以减轻脊髓水肿和继发损伤。②对于腹膜后血肿所致严重腹胀，做好胃肠减压护理，以减轻腹胀。③对于高热者采取降温措施，如降低室内温度、采用物理降温等，对体温过低者采取保温措施，如提高室内温度、加盖棉被，或使用热水袋或电热毯等，但应注意预防烫伤。

（4）防治并发症：①★预防压疮：每2h进行一次轴式翻身，并保持床单清洁干燥，使用气垫、气圈等使骨隆突部悬空，对受压部位进行按摩等。②★坠积性肺炎：颈段脊髓损伤，因膈肌麻痹易导致呼吸衰竭，呼吸道感染是晚期死亡的主要原因。每2h为患者翻身、叩背1次，促进痰液的松动与排出；指导患者进行深呼吸、用力咳嗽和排痰，促进肺膨胀和排痰，对痰液黏稠者，给予雾化吸入，以稀释分泌物，使之易于排出；对不能自行咳嗽排痰或有肺不张时，应行鼻导管吸痰；对呼吸肌无功能、呼吸困难者，应配合气管切开，这是预防肺部并发症的重要措施，同时做好气管切开的护理。③★尿路感染：对于早期截瘫患者应常规留置导尿管持续引流膀胱，2周后改为间隔4～6h放尿一次，以训练膀胱收缩功能；嘱患者多饮水，保证尿量每天在1500ml以上，以冲刷尿路；遵医嘱使用抗菌药物。④便秘：顽固性便秘者，遵医嘱给予灌肠或缓泻药物。

（5）健康指导
- 1）做好家庭护理：患者出院后长期在家卧床，应教会家属为患者安置卧位、翻身、喂饭、喂水、喂药、使用便器的方法。
- 2）做好皮肤、口腔、外阴等护理：保持皮肤、口腔、外阴清洁，及时更换床单。
- 3）★教会家属挤压排尿的方法。
- 4）随诊：若发现皮肤发红和肿胀、体温过高、呼吸困难、尿液浑浊等情况，应及时与医院取得联系，以利及早诊治。

要点回顾

1. 何谓截瘫？如何分类？
2. 脊柱骨折与脊髓损伤患者有哪些主要护理问题？
3. 脊柱骨折与脊髓损伤患者有哪些并发症？如何防治？

第4节 关节脱位患者的护理

一、关节脱位患者一般护理

1. 概述 关节面失去正常的对合关系称关节脱位，俗称脱臼。

2. 分类
- （1）依据脱位发生的原因分类
  - 1）创伤性脱位：正常关节受到外来暴力作用发生脱位。
  - 2）先天性脱位：因关节发育不良出生后即出现脱位。
  - 3）病理性脱位：病变关节结构受损而难以维持正常对合关系。
  - 4）习惯性脱位：创伤性脱位后，关节囊及韧带松弛，或在骨附着处被撕脱，使关节结构不稳定，轻微外力即可导致再次脱位。
- （2）依据脱位发生的时间分类
  - 1）新鲜脱位：★脱位发生时间在3周以内。
  - 2）陈旧性脱位：★脱位发生时间在3周以上。

3. 临床表现
- （1）一般症状：关节疼痛、肿胀和功能障碍。
- （2）★专有体征
  - 1）畸形：脱位关节明显畸形，如肩关节脱位的"方肩畸形"。
  - 2）关节盂空虚：由于骨端移位，触诊可以感到关节内空虚感。
  - 3）弹性固定：关节脱位后，由于关节囊周围韧带及肌肉的牵拉，患肢固定于异常位置，被动活动时感到弹性阻力。

4. 辅助检查 X线检查可确定脱位的方向、程度及有无合并骨折等。

5. 处理原则 ★复位、固定、功能锻炼。
- （1）复位：包括手法复位和手术复位，★以手法复位为主。复位后若关节被动活动恢复正常、骨性标志恢复及X线检查显示结构恢复正常，表示复位成功。
- （2）固定：复位后将关节固定于★功能位或稳定位置2～3周。
- （3）功能锻炼：固定期间应进行关节周围肌肉的伸缩活动和固定以外关节的主动活动。固定解除后，逐步进行固定关节的主动功能锻炼。

6. 护理诊断/问题
- （1）疼痛：与软组织损伤和关节脱位有关。
- （2）躯体活动障碍：与关节脱位、疼痛、制动等有关。

7. 护理措施
- （1）一般护理：抬高患肢并保持关节的功能位，以利于静脉回流，减轻肿胀。
- （2）病情观察：严密观察肢体肿胀、血运情况，复位后观察固定是否稳定，疼痛、肿胀有无减轻，肢体感觉、运动是否正常等。
- （3）治疗配合
  - 1）缓解疼痛：关节脱位后所致疼痛，一般在复位后减轻或消失。★脱位后24小时内可冷敷，2～3天后改热敷，以减轻肿痛。在移动患者时，应帮助患者托扶固定患肢，动作轻柔，以免加重疼痛。必要时，遵医嘱应用镇痛剂。
  - 2）协助复位和固定：①手法复位与外固定：复位前向患者说明复位的方法，取得患者的合作。安置患者于复位所需体位，复位后协助固定关节于功能位，并观察固定是否妥当、稳定。②手术复位与内固定：手术前按骨科手术做好准备。手术后固定关节于所需位置；用牵引或石膏固定的患者，按牵引或石膏固定后护理。
- （4）健康指导：向患者讲授有关骨科知识，固定与关节功能锻炼兼顾，预防习惯性脱位。嘱习惯性脱位者加强自我防护，防止发生再脱位。

二、常见关节脱位

1. 肩关节脱位

（1）概述：★是最常见的关节脱位。

（2）病因病理：肩关节活动范围大，稳定性差，脱位机会多，肱骨头向前下方脱出形成★前脱位，此型临床多见。

（3）临床表现：肩关节疼痛，活动障碍，★有方肩畸形；肩峰下有空虚感，肩前方可扪到肱骨头；★杜加斯（Dugas）征阳性（患侧手掌搭于健侧肩部时肘部不能紧贴胸壁，或患侧肘部紧贴胸壁，手掌无法搭于健侧肩部）；肩部X线检查可确诊。

（4）治疗原则：早期复位，方法有足蹬法和旋转法；★复位后将患肢悬托固定于胸前3周。

（5）护理要点：固定期间指导患者进行腕部与手指活动；解除固定后，进行肩关节各方向的锻炼，★如作手指爬墙外展、爬墙上举、举手摸顶锻炼等。

2. 肘关节脱位

（1）概述：肘关节脱位数量仅次于肩关节脱位。

（2）病因病理：后脱位多见，常因跌倒时手掌撑地所致。

（3）临床表现：肘后饱满，★肘关节弹性固定于半伸位，肘后三角关系失常（可与肱骨髁上骨折鉴别），关节活动障碍。

（4）治疗原则：★手法复位，石膏托固定于屈肘90°，固定时间3周。加强手腕功能活动。

（5）护理要点：★固定期间进行固定部位肌肉的收缩锻炼及腕、指和肩关节活动；解除固定后进行全方位的肘关节功能锻炼。

3. 髋关节脱位

（1）病因病理：髋关节比较稳定，多由强大暴力撞击膝部引起，★以后脱位多见。

（2）临床表现：髋部疼痛，髋关节活动障碍；★后脱位髋关节呈屈曲、内收、内旋畸形，伤肢缩短畸形。

（3）治疗原则：麻醉下手法复位，★持续皮肤牵引或穿丁字鞋2～3周，以保持患肢伸直、外展位，防止髋关节屈曲、内收、内旋，以防发生再脱位。注意功能锻炼，3个月后逐渐负重。

（4）护理要点：固定期间指导患者进行股四头肌收缩锻炼、患侧趾和踝关节及身体其他部位的锻炼。拆除皮牵引后，先卧床活动髋关节数天，再逐渐扶双拐下地活动，★但3个月内患肢不可负重，以免发生股骨头缺血性坏死。

要 点 回 顾

1. 何谓关节脱位？其专有体征是什么？
2. 关节脱位的处理原则是什么？如何减轻患者的疼痛？
3. 最常见的关节脱位是哪个关节？有何临床表现？如何固定？
4. 如何区分肘关节脱位和肱骨髁上骨折？固定期间如何进行功能锻炼？
5. 髋关节脱位和股骨颈骨折有什么畸形？如何指导患者进行功能锻炼？

锦囊妙"记"

骨折和脱位的表现

一般痛肿障，骨折畸动擦，脱位畸弹空。

第5节　化脓性骨髓炎患者的护理

一、概述　由化脓性细菌感染引起的骨膜、骨皮质、骨松质及骨髓的炎症称化脓性骨髓炎。

按其感染途径可分为血源性感染（称血源性骨髓炎）、创伤后感染（称创伤后骨髓炎）及邻近感染灶感染（称外来性骨髓炎）。

二、病因

$\begin{cases}（1）最常见的致病菌是金黄色葡萄球菌。\\（2）细菌随血液播散，停留在★长骨干骺端，以股骨和胫骨干骺端最多见。\end{cases}$

三、临床表现

1. 多见于12岁以下儿童。

2. 全身表现 化脓性感染的全身表现，血培养可能阳性。

3. 局部症状 $\begin{cases}（1）急性血源性骨髓炎：①患处持续性疼痛及深压痛，初期局部红肿不明显。②肌肉保护性\\ \quad 痉挛，患肢活动受限，关节呈屈曲位。③局部红肿疼痛加剧表示骨膜下脓肿形成。④脓\\ \quad 肿可穿破皮肤形成经久不愈的窦道。\\（2）慢性血源性骨髓炎：患肢在病变静止期可无症状，仅见患肢增粗、变形。病变局部常有\\ \quad 反复发作的红肿、疼痛、窦口排脓和小的死骨排出等，可出现肌肉萎缩和病理性骨折。\end{cases}$

四、辅助检查

★X线检查早期（起病2周内）无诊断意义，首选患肢分层穿刺检查，早期诊断有重要价值。如抽出脓性分泌物可确诊，2周后表现为干骺端模糊及轻度骨膜反应。

五、治疗要点

$\begin{cases}1. 非手术治疗 ①全身支持治疗。②★早期、足量、联合应用抗生素，退热后3周内不要停药。③局部制\\ \quad 动，预防发生肢体挛缩及病理性骨折、脱位等。\\ 2. 手术治疗 急性血源性骨髓炎如局部穿刺抽得脓液或经非手术治疗2～3天局部症状不能控制，即应手\\ \quad 术治疗，一是钻孔，二是开窗，然后行骨髓腔闭式引流术。慢性血源性骨髓炎以手术治疗为主，原则\\ \quad 是清除死骨和炎性肉芽组织，消灭无效腔。\end{cases}$

六、护理诊断/问题

$\begin{cases}（1）体温过高：与化脓性感染、毒素吸收等有关。\\（2）疼痛：与炎症刺激、骨髓腔内压力增高等有关。\\（3）躯体移动障碍：与患肢疼痛、制动、畸形等有关。\end{cases}$

七、护理措施

1. 术前护理 $\begin{cases}（1）降温：①体温高于39℃时，采取物理降温，必要时药物降温。②发热患者鼓励多饮水，\\ \quad 维持水、电解质及酸碱平衡。\\（2）控制感染：遵医嘱给予有效的抗生素，并安排好用药次序和用药时间，以维持有效的血\\ \quad 药浓度，并注意退热后3周内不要停药。\\（3）缓解疼痛：①制动，局部用皮牵引或石膏托妥善固定，以减轻疼痛和预防病理性骨折。\\ \quad ②抬高患肢，以利静脉血回流，减轻肿胀或疼痛。③保护患肢，减少物理刺激。④搬动\\ \quad 肢体时，支托上、下关节，动作轻柔，以防病理性骨折。⑤床上安置支架，避免棉被直\\ \quad 接压迫患处，加重疼痛。\end{cases}$

2. 术后骨髓腔闭式灌洗引流护理 ①妥善固定，冲洗瓶应高于床面60～70cm，用1500～2000ml抗生素溶液术后24h内持续滴入，以后每2h快速冲洗1次；引流管接负压引流袋，应低于患肢50cm，并保持负压状态，以防引流液逆流。②保持通畅，防止管道受压或扭曲。③观察引流液的量、颜色、性状。④冲洗时间达到3周或体温恢复正常、引流液清亮且连续3次细菌培养结果阴性，即可拔管。

要点回顾

1. 急性血源性骨髓炎最常见的致病菌是什么？X线检查表现有何特点？抗生素使用有何特点？

2. 如何护理好骨髓腔冲洗引流管？拔管指征是什么？

3. 如何护理患肢以减轻疼痛、预防病理性骨折？

第6节　骨与关节结核患者的护理

一、概述　★脊柱结核占全身骨与关节结核的首位，而以椎体结核占大多数，椎体中又以★腰椎发病率最高，本病以儿童为多见。

二、病因　★多继发于肺结核，经血行感染引起。

三、临床表现

1. 全身中毒症状　本病起病缓慢，午后有低热、全身乏力、盗汗、消瘦、贫血等结核病症状。

2. 局部表现
　（1）脊柱结核：①姿势异常，疼痛是最先出现的症状，颈椎结核表现为斜颈、头前倾、颈缩短等；★腰椎结核表现为拾物试验阳性。②脊柱畸形，椎体病变塌陷后，可呈局限性成角后凸畸形，以胸段多见。③寒性脓肿和窦道。④截瘫。
　（2）膝关节结核：早期表现为局部明显疼痛、肿胀等。体格检查可见双侧膝部饱满，★局部浮髌试验阳性，患肢缩短，肌肉萎缩，甚至呈梭状畸形，又称"鹤膝"征，后期当寒性脓肿溃破后形成慢性窦道。
　（3）髋关节结核：起病隐匿，早期为髋部疼痛，休息后可缓解，典型表现为跛行和患髋疼痛，儿童常有"夜啼"。★体格检查可出现"4"字征试验阳性、髋关节过伸试验阳性、托马斯征阳性等；后期当寒性脓肿溃破后形成慢性窦道，窦口可有干酪样坏死组织流出。

四、辅助检查

1. 病变活动期白细胞正常或稍增高，血沉多增快，常有轻度贫血。
2. ★脓肿穿刺结核杆菌培养或病变部分组织学检查对确诊有重要价值。

五、治疗要点　全身抗结核病治疗用药主张疗程不少于12个月，必要时延长到18～24个月。局部治疗用石膏固定，手术治疗主要是切开排脓和病灶清除等。

六、护理诊断/问题

1. 营养失调：低于机体需要量　与疾病的慢性消耗有关。
2. 疼痛　与局部炎症刺激等有关。
3. 躯体活动障碍　与疼痛、关节功能障碍、治疗限制等有关。
4. 潜在并发症　截瘫、寒性脓肿、畸形。

七、护理措施

1. 一般护理　叮嘱患者注意休息；给予高热量、高蛋白、高维生素饮食，多食新鲜蔬菜及水果等。

2. 治疗配合
　（1）抗结核病药治疗配合：遵医嘱给予抗结核药物。要警惕药物的不良反应，如多发性神经炎、肾和听神经损害等；告知患者不可随意停药、更换药物或增减剂量。
　（2）手术前、手术后治疗配合：手术前，对于未用抗结核药物治疗的患者，★术前应抗结核治疗至少2周，还应做好皮肤准备、药物过敏试验、交叉配血等；★脊柱结核手术后可用侧卧位或俯卧位，必须保持脊柱伸直，避免扭曲。髋关节结核患肢行皮肤牵引或髋部人形石膏固定1～3个月，要做好牵引及石膏固定的护理。膝关节结核患者关节固定尤为重要，固定不少于3个月。

3. 健康指导　指导患者加强营养，积极进行身体锻炼，戒烟；出院后告知★用药期间应每3个月来医院复查1次，一般用药满2年达到痊愈标准后，方可在医生的指导下停止用药。

要点回顾

1. 脊柱结核最常见的部位是哪里？有何特殊体征？抗结核用药有何特点？
2. 髋关节结核有何临床特点？护理要点是什么？
3. 膝关节结核发病率怎样？有何临床特征？

第7节　颈肩痛与腰腿痛患者的护理

一、颈椎病

1. **定义**　脊椎病是指★因颈椎间盘退行性变及其继发性改变刺激或压迫脊髓、神经根、椎动脉、交感神经等而引起相应的临床症状和体征。发病年龄多在50岁以上，★好发部位依次为颈5～6、颈4～5、颈6～7。

2. **病因**
   - （1）颈椎间盘退行性变：★是颈椎病发生和发展的最基本原因。
   - （2）损伤：慢性损伤如长久地伏案工作，对已发生退变的颈椎可加速退变过程而发病；急性损伤如颈椎不协调活动，可加重已退变的颈椎和椎间盘的损害而诱发本病。
   - （3）先天性因素：少数患者因先天性颈椎畸形或发育性椎管狭窄，而较早出现颈椎病。

3. **临床表现**　见表22-3。

表22-3　颈椎病的临床表现

分型	临床表现
神经根型颈椎病	★此型发病率最高。常先有颈部疼痛及僵硬感，继而向肩部及上肢放射；检查发现颈部肌肉痉挛，颈肩部有压痛。颈部、肩关节有不同程度的活动受限，臂丛神经牵拉试验、压头试验阳性
脊髓型颈椎病	主要为手足发麻，四肢乏力；手部活动不灵活，尤其精细活动失调；下肢步态不稳，有踩棉花样感觉；躯干有紧束感。随着病情加重，可出现排尿功能障碍。查体可有感觉障碍，肌力减退，Hoffmann征、Babinski征等病理征阳性等
椎动脉型颈椎病	由于椎-基底动脉供血不足。主要表现为眩晕、头痛、视觉障碍、耳鸣、耳聋、恶心、呕吐、猝倒等一过性脑或脊髓缺血的表现
交感神经型颈椎病	特点是临床症状多而客观体征少，如偏头痛、头晕、视物模糊、畏光、流泪、眼球发胀、眼睑下垂、耳鸣、耳聋、面部发麻、出汗异常、心律失常、心前区疼痛、血压增高或降低、恶心、呕吐、腹胀等

4. **辅助检查**
   - （1）X线检查：X线正侧位检查显示颈椎生理性前凸消失、椎间隙变窄、椎体前后缘骨质增生；左右斜位片显示椎间孔变形、缩小；前屈后伸片可见颈椎不稳征象。
   - （2）CT和MRI检查：显示椎间盘突出，脊髓、脊神经受压情况。
   - （3）椎动脉造影：可显示椎动脉局部受压、梗阻、血流不畅迹象。

5. **治疗要点**
   - （1）非手术治疗：原则是祛除压迫因素，消炎止痛，恢复颈椎的稳定性。主要包括颌枕带牵引、颈托和围领固定、推拿和按摩、理疗、药物对症治疗等。★对脊髓型颈椎病不宜颌枕带牵引、推拿和按摩。
   - （2）手术治疗：对诊断明确、经非手术疗法无效、反复发作、压迫症状进行性加重，尤其是脊髓型颈椎病者，应考虑手术治疗。颈椎病的手术有前路手术、前外侧手术及后路手术。手术的目的是解除压迫、稳定脊柱。

6. **护理诊断/问题**
   - （1）疼痛：与神经、血管受刺激或压迫有关。
   - （2）自理缺陷：与颈肩痛、活动障碍、肌肉无力、眩晕等有关。
   - （3）有受伤的危险：与椎动脉供血不足所致的眩晕有关。
   - （4）潜在并发症：术后出血、呼吸困难。

7. **护理措施**
   - （1）非手术治疗患者护理：避免长时间头颈部固定在一种位置状态下工作，适时活动头颈部；睡觉时选用合适的枕头，侧睡时枕头高度与肩宽相等，使颈肌处于松弛状态。
     1）颌枕带牵引者：应指导患者取坐位或卧位，头微屈，牵引重量为2～6kg，每天1～2次，每次1h。若无不适，也可行持续牵引，每天6～8h，2周为一个疗程。
     2）术前适应性训练：指导患者适应手术卧位的练习；前路手术者，术前2～3天训练患者推移气管，以适应术中牵拉气管操作；后路手术者术前训练俯卧位，以适应术中长时间俯卧位并预防呼吸受阻。

7. 护理措施

（2）手术后护理

1）手术后保持稳定的头颈部体位，翻身时保持头、颈、躯干中立位，颈部用颈围或颈托制动，头颈两侧垫枕或沙袋。避免头过多屈伸，控制旋转运动。在用力咳嗽、打喷嚏或排便时，用手轻按颈部切口处，以防植骨块脱落移位。

2）注意观察生命体征尤其是呼吸情况，注意颈部伤口渗血及引流情况，若渗血较多时应及时更换敷料。保持切口引流通畅，引流条一般在术后2～3天拔除。

3）防治喉头水肿，手术后2～3天给予雾化吸入，每天1～2次。

4）呼吸困难的护理：★呼吸困难是前路手术最危急的并发症，多发生在术后1～3天。常见原因有：①切口内出血压迫气管。②喉头水肿压迫气管。③术中损伤脊髓。④植骨块松动、脱落压迫气管。患者表现为呼吸困难、口唇发绀，一旦发生，应立刻通知医生，如果是血肿压迫引起，应手术拆线清除血肿；如果是喉头水肿引起，可给予雾化吸入，无效时及时作气管切开。

5）鼓励早期四肢功能锻炼，防止肌肉萎缩和静脉血栓形成。

（3）健康指导

1）养成良好的坐、站、行及工作姿势，睡眠调整枕高，平常转头动作要轻而慢，避免头颈过伸或过屈。

2）一般手术后2～3周协助患者下床活动，坚持四肢肌肉锻炼；一年内避免负重劳动、便秘、受凉及过度颈部活动。

二、肩关节周围炎

1. **概述** 肩关节周围炎是肩关节囊、滑囊、肌腱及肩周肌的慢性损伤性炎症，多发生于50岁左右的人群，女性多于男性。

2. **病因** 多为继发性。中老年人多由于软组织退变及对外力承受力减弱引起。此外，肩部的急、慢性损伤、手术、肩关节的长期固定亦是诱发因素。

3. **临床表现** ★早期肩部疼痛，逐渐加重。可放射至颈部和上臂中部；夜间明显，影响睡眠。后期肩关节僵硬，逐渐发展至各个方向均不能活动。检查发现肩关节活动受限，以外展、外旋、后伸受限最明显。三角肌轻度萎缩，斜方肌痉挛。

4. **辅助检查** X线检查可见颈肩部骨质疏松征象；肩关节造影见关节囊体积明显缩小。

5. **治疗要点** 以非手术治疗为主。★急性期肩部制动，局部温热治疗。慢性期坚持锻炼并配合理疗、针灸、推拿。疼痛明显者口服或外用非甾体抗炎药，指导患者作被动肩关节牵拉训练，恢复关节活动度。

6. 护理诊断/问题
（1）躯体活动障碍：与肩关节损伤或粘连有关。
（2）卫生、穿衣等自理缺陷：与肩关节疼痛和活动受限有关。

7. 护理措施

（1）肩关节功能锻炼：★坚持有效的肩关节功能锻炼。早期被动做肩关节牵拉训练，恢复关节活动度。后期坚持按计划自我锻炼，如爬墙外展、爬墙上举、弯腰垂臂旋转及滑车带臂上举等。

（2）日常生活能力训练：随着肩关节活动范围的逐渐增加，指导患者进行日常生活能力训练，如穿衣、梳头、洗脸等。

三、腰椎间盘突出症

1. **概述** 腰椎间盘突出症是指由于腰椎间盘变性、纤维环破裂、髓核突出刺激和压迫马尾神经或神经根所引起的一种综合征。★是腰腿痛最常见的原因之一。好发于20～50岁人群，男性多于女性。腰椎间盘突出症多发生在脊柱活动度大、承重大、活动多的部位，★以L_4～L_5与L_5～S_1椎间盘多见。

2. 病因
（1）椎间盘退行性变：★是腰椎间盘突出症的基本病因。
（2）腰部急、慢性损伤：尤其是反复弯腰、扭转等积累伤力是椎间盘突出的重要诱发因素；妊娠时体重突然增长，腹压增高，肌肉、韧带相对松弛，易于使椎间盘膨出。

3. 临床表现 （1）症状 1）腰痛：★腰痛是最先出现和最常见的症状。表现为急性剧痛或慢性隐痛，弯腰、咳嗽、排便等用力动作可使疼痛加剧。

3. 临床表现
(1) 症状
　　2) ★坐骨神经痛：疼痛从下腰部向臀部、大腿后方、小腿外侧、足背或足外侧放射，并伴麻木感。咳嗽、打喷嚏、排便等导致腹压增高的活动可使疼痛加剧。
　　3) ★马尾神经受压综合征：表现为双侧大小腿、足跟后侧及会阴部感觉迟钝，大、小便和性功能障碍等。

(2) 体征
　　1) 脊柱变形和活动受限：因疼痛致腰部各方向活动受限，以前屈受限最明显；可出现腰部强直，生理前凸消失，腰椎侧弯。
　　2) 压痛和叩痛：在病变椎间隙的棘突旁侧1cm处有深压痛、叩击痛，并伴有向下肢的放射痛。
　　3) ★直腿抬高试验及加强试验阳性。
　　4) 感觉、肌力和腱反射改变：主要为受压神经支配部位的感觉异常或麻木、肌力减退、肌肉萎缩、膝或跟腱反射减弱等。

4. 辅助检查　X线检查可显示腰椎及椎间盘退化改变；CT、MRI可显示髓核突出，神经根受压的部位和程度。

5. 治疗要点
(1) 非手术治疗：主要包括绝对卧床休息，持续骨盆水平牵引，硬膜外隙封闭，推拿按摩及对症治疗。★对中央型椎间盘突出不宜推拿。
(2) 手术治疗：经正规的非手术治疗无效或不适合非手术治疗者，马尾神经受压者需手术治疗。行髓核摘除或经皮穿刺髓核切吸术等。

6. 护理诊断/问题
(1) 疼痛：与腰椎间盘突出神经根受压迫有关。
(2) 躯体移动障碍：与腰腿痛及限制躯体活动等有关。
(3) 潜在并发症：下肢静脉血栓形成、肌肉萎缩、手术后神经根粘连等。

7. 护理措施
(1) 非手术疗法护理
　　1) ★卧应休息：急性期需绝对卧硬板床休息。卧床4周或至疼痛症状缓解，然后带腰围下床活动，3个月内不做弯腰持物活动。
　　2) 持续骨盆水平牵引的护理：根据个体差异牵引重量在7～15kg，床尾抬高15～30cm，每天牵引2次，每次1～2h。
　　3) 硬脊膜外封闭：常用醋酸泼尼松龙加利多卡因硬膜外封闭，减轻神经根周围的炎症和粘连。

(2) 手术治疗的护理
　　1) 体位：手术后平卧硬板床，根据手术创伤情况，一般需卧床1～3周。
　　2) 伤口及引流的护理：注意观察伤口渗血、渗液情况，引流是否通畅，引流液量、性质，有无脑脊液漏出等。
　　3) ★功能锻炼：★术后2～3天指导并鼓励、督促患者进行腰背肌锻炼，预防肌肉萎缩，增强脊柱的稳定性；逐步练习直腿抬高动作，防止神经根粘连。

(3) 健康指导：保持良好的姿势，加强腰背肌及腿部的肌肉锻炼，增强脊柱的稳定性。

四、腰椎管狭窄症

1. 概述　腰椎管狭窄症是指由于某种原因引起的腰椎管一处或多处管腔狭窄，导致神经根或马尾神经受压所引起的一种综合征，多见于40岁以上人群。

2. 病因　先天性因素主要是椎管发育不良，后天性因素常见于椎管的退行性变。

3. 临床表现
(1) 神经源性间歇性跛行：★患者行走数百米后，出现下肢疼痛、麻木和无力，需蹲下、弯腰或休息几分钟后方可继续行走，再次行走后症状再次出现。
(2) 腰腿痛：可有腰背痛和下肢痛，多在站立、过伸或行走过久时加重；前屈位、蹲位及骑自行车时疼痛减轻或消失。
(3) 马尾受压综合征：双侧大小腿、足跟后侧及会阴部感觉迟钝，大、小便功能障碍。
(4) 腰部后伸受限：★患者常取腰部前屈位。

4. 辅助检查　X线检查可显示腰椎退行性变，也可测量腰椎管的矢状径和横状径；CT检查可显示腰椎间盘突出；椎管造影有较高的诊断价值。

5. 治疗要点 症状轻者可行非手术治疗，卧床休息可缓解腰痛，物理治疗和非甾体抗炎药可缓解症状。经非手术治疗无效、椎管狭窄严重者可行手术治疗，行单纯椎管减压术或减压植骨融合内固定术。

要点回顾

1. 颈椎病好发部位是什么？最基本病因是什么？发病率最高的是哪型？
2. 颈椎病前路手术者术前要做的特殊准备是什么？手术后最重要的是观察什么？如何防止植骨块脱落？
3. 肩周炎好发人群是什么？如何指导患者进行功能锻炼？
4. 腰椎间盘突出症好发部位是什么？基本病因是什么？有何临床特点？
5. 腰椎间盘突出症急性期如何护理？如何指导患者进行功能锻炼？

锦囊妙"记"

神经根型颈肩痛，牵拉压头皆阳性。
手足无力躯干束，病理阳性脊髓型。
椎动脉型常猝倒，眩晕耳鸣看不清。
唯交感型最复杂，痛麻汗燥心失常。

第8节 骨肿瘤患者的护理

一、骨肿瘤患者的一般护理

1. 定义 骨肿瘤是指发生于骨骼或其附属组织的肿瘤。

2. 病因 本病病因不明，男性多于女性，按组织学可分为良性骨肿瘤和恶性骨肿瘤；良性骨肿瘤如骨瘤、骨软骨瘤、骨巨细胞瘤等；恶性骨肿瘤如骨肉瘤、软骨肉瘤、纤维肉瘤等。

3. 临床表现
- （1）肿块：恶性肿瘤局部肿胀和肿块发展迅速，表面可有皮温增高和浅静脉怒张；良性肿瘤生长缓慢，病程较长，通常被偶尔发现。
- （2）疼痛：★是恶性骨肿瘤的最常见、最主要的症状，恶性骨肿瘤早期即有疼痛，并随病情的发展而加重，甚至呈持续性。良性肿瘤一般无疼痛，但有些良性肿瘤，如骨样骨瘤可因反应骨生长而剧痛。
- （3）压迫症状：当肿瘤增大，压迫神经、血管时，可致神经支配区域出现运动、感觉异常等。
- （4）病理性骨折：为某些骨肿瘤的首发症状，也是恶性骨肉瘤和骨转移性瘤的常见并发症。
- （5）全身表现：晚期恶性骨肿瘤可出现贫血、消瘦、食欲下降、低热等症状，远处转移多为血行转移。

4. 辅助检查
- （1）X线检查：能反映骨与软组织的基本病变。
- （2）CT、MRI、ECT：可协助诊断，帮助制定手术方案、评价手术效果等。

5. 治疗要点 良性骨肿瘤以局部刮除、肿瘤切除为主；恶性肿瘤选择以手术为主的综合疗法。

6. 护理诊断/问题
- （1）焦虑：与担忧疾病预后有关。
- （2）疼痛：与肿瘤压迫神经有关。
- （3）营养失调：低于机体需要量，与疾病的慢性消耗有关。
- （4）潜在并发症：病理性骨折或关节脱位。

7. 护理措施
- （1）一般护理：肿瘤手术或化疗后应卧床休息，避免过度活动，根据康复情况进行床上活动和床旁活动；抬高患肢高于心脏水平，促进静脉和淋巴回流，预防肢体肿胀；必要时固定制动。
- （2）病情观察：观察患肢疼痛、肿胀、畸形等情况；观察是否有肿瘤转移症状；观察化疗、放疗的不良反应；手术后应观察生命体征是否平稳；伤口是否有渗血；观察引流情况等。

7. 护理措施

（3）治疗配合

1）手术治疗的配合：做好手术前准备；手术后患肢抬高，保持患肢关节功能位；做好截肢护理等。

2）化疗后的观察和护理：①胃肠道反应：最常见，可在化疗前半小时给予止吐药物。②骨髓抑制：定期检查血常规，一般用药后7～10天，白细胞和血小板会出现下降。若白细胞降至3.5×10^9/L、血小板降至80×10^9/L，应停止用药。③脱发：可在头部放置冰袋，降低毛囊血运及头皮血药浓度，预防脱发。④定期检查肝肾功能及心电图，鼓励患者多饮水，尿量保持在每天3000ml以上。

3）截肢术后护理

A. 体位：术后残肢应用牵引或夹板固定在功能位置，防止关节挛缩。★术后24～48h抬高患肢，避免关节屈曲，预防肿胀。下肢截肢者，每3～4h俯卧20～30min，并将残肢以枕头支托，压迫向下；仰卧位时，不可外展患肢或膝关节下垫枕头，防止膝关节屈曲挛缩。

B. 并发症护理：①出血：注意观察残端渗血情况，并及时通知医生作出相应处理。床旁常规放置止血带，以备急用。②伤口感染：是截肢术后严重并发症。③幻肢痛：★属精神因素性疼痛。缓解幻肢痛的方法：尽早佩戴义肢；心理护理，引导患者注视残肢，接受截肢的现实；药物治疗，必要时给予安慰剂治疗或交替给予安眠药和镇痛药；手术治疗，如截肢残端神经阻滞术、残端探查术等；其他，对于幻肢痛持续时间长者，可轻叩残端、进行按摩、封闭等方法。

4）残肢功能锻炼：术后2周，伤口愈合后开始功能锻炼。

（4）健康指导：消除不良的生活习惯，保持乐观、积极向上的心理状态；指导患者康复功能训练。

二、常见骨肿瘤

1. 骨软骨瘤　是一种软骨源性的常见良性骨肿瘤，由骨组织和软骨帽构成。好发于长骨的干骺端，多发生于10～20岁青少年，男性多于女性。患者大多数无自觉症状，常因无意间发现骨性肿块就诊。此病无症状、病变范围小者，一般不需治疗；若肿瘤生长过快，有疼痛及压迫症状者，应行手术切除术。

2. 骨巨细胞瘤　是一种介于良性与恶性肿瘤之间的溶骨性肿瘤。好发于20～40岁的青壮年，女多于男，多发生于股骨下端、胫骨上端。主要表现为局部疼痛、肿胀，可触及局部肿物，压之有乒乓球样感觉，邻近关节活动受限。★X线检查可见长骨骨骺处呈偏心性、溶骨性破坏，骨皮质膨胀变薄，界限较清楚，周围无骨膜反应，溶骨性破坏可呈"肥皂泡"样改变。本病以手术治疗为主，采取切除术及灭活处理，植入自体骨或骨水泥等。

3. 骨肉瘤　是最常见的原发性骨恶性肿瘤，起源于间叶组织，瘤细胞直接形成骨样组织或未成熟骨。好发于青少年，多见于股骨下端、胫骨上端、肱骨近端。主要表现是局部疼痛，多为持续性，夜间为甚。可伴有局部肿块，附近关节活动障碍。肿瘤表面皮温增高，静脉怒张。全身恶病质，肺转移率较高。X线检查可见骨质破坏，骨膜反应呈Codman三角或"日光射线"形态。本病选择以手术治疗为主的综合疗法，术前、术后大剂量化疗，手术措施包括根治性瘤体切除、灭活再植或植入假体的保肢手术，必要时行截肢术。

要点回顾

1. 骨巨细胞瘤好发于哪些部位？其主要临床表现是什么？X线检查有何特征？

2. 骨肉瘤好发人群和好发部位是什么？有何临床特征？X线检查有何特征？

3. 化疗药物外渗如何处理？出现什么指征应暂停化疗？

4. 截肢术后如何护理残肢？

5. 什么叫做幻肢痛？如何护理？

模拟试题栏——识破命题思路，提升应试能力

一、专业实务

A₁ 型题

1. 在外力作用部位发生骨折的病因为
   A. 间接暴力　　　　B. 旋转暴力
   C. 直接暴力　　　　D. 肌肉牵拉
   E. 积累劳损

2. 关于骨牵引，叙述错误的是
   A. 牵引力较大　　　B. 牵引日期长
   C. 感染可能性小　　D. 可能致牵引过度
   E. 可能致血管神经受压

3. 骨折牵引术的作用不包括
   A. 骨折复位作用　　B. 骨折固定作用
   C. 防止骨质脱钙　　D. 矫正畸形
   E. 解除肌肉痉挛

4. 下列哪项最适合小夹板固定
   A. 开放性股骨骨折　B. 肋骨骨折
   C. 闭合性肱骨干骨折　D. 骨盆骨折
   E. 腕骨骨折

5. 属于不稳定性骨折的是
   A. 横行骨折　　　　B. 斜行骨折
   C. 嵌插骨折　　　　D. 青枝骨折
   E. 裂缝骨折

6. 属于稳定性骨折的是
   A. 斜行骨折　　　　B. 嵌插骨折
   C. T 形骨折　　　　D. 螺旋形骨折
   E. 粉碎性骨折

7. 下列属于不完全性骨折的是
   A. 青枝骨折　　　　B. 横形骨折
   C. 斜形骨折　　　　D. 螺旋形骨折
   E. 粉碎性骨折

8. 临床上最常见的关节脱位部位是
   A. 肘关节　　B. 肩关节　　C. 髋关节
   D. 踝关节　　E. 腕关节

9. 易引起缺血性肌挛缩的创伤是
   A. 肩关节脱位　　　B. 肱骨髁上骨折
   C. 肘关节脱位　　　D. 桡骨下端骨折
   E. 锁骨骨折

10. 易发生失血性休克的骨折是
    A. 肱骨髁上骨折　　B. 尺、桡骨双骨折
    C. 骨盆骨折　　　　D. 股骨颈骨折
    E. 脊柱骨折

11. 在长距离行军后造成右足第 2、3 跖骨骨折，按

病因此骨折称为
    A. 病理性骨折　　　B. 疲劳性骨折
    C. 裂缝骨折　　　　D. 不完全性骨折
    E. 嵌插骨折

12. 评估肱骨髁上骨折损伤肱动脉的主要依据是
    A. 手部麻木　　　　B. 肢端发绀
    C. 桡动脉无搏动　　D. 肢端温度下降
    E. 手功能障碍

13. Colles 骨折正面观呈"枪刺刀"外观是因为
    A. 桡骨远折端向桡侧移位
    B. 桡骨远折端向背侧移位
    C. 桡骨近折端向桡侧移位
    D. 桡骨近折端向背侧移位
    E. 局部成角畸形

14. 急性血源性骨髓炎最常见的致病菌为
    A. 大肠埃希菌　　　B. 乙型链球菌
    C. 金黄色葡萄球菌　D. 肺炎球菌
    E. 铜绿假单胞菌

A₂ 型题

15. 患者，女，35 岁。由于走路滑倒，手掌撑地，引起桡骨远端骨折，这种外力称为
    A. 直接暴力　　B. 间接暴力　　C. 扭转暴力
    D. 肌肉牵拉　　E. 积累劳损

16. 患者，男，65 岁。原发性支气管肺癌骨转移。今晨起床时，左小腿疼痛、肿胀，不能行走。X 线显示左侧胫腓骨干双骨折。导致该患者骨折最可能的原因是
    A. 直接暴力　　　　B. 间接暴力
    C. 肌肉牵拉　　　　D. 疲劳性骨折
    E. 病理性骨折

17. 患儿，3 岁。不小心被碰撞，发生闭合性股骨干骨折，处理上宜选用
    A. 悬吊式皮肤牵引术
    B. 滑动式皮肤牵引术
    C. 骨牵引术
    D. 切开复位术
    E. 长腿石膏固定术

18. 患者，男，38 岁，头部碰撞发生颈椎骨折，行颅骨牵引时应采取的体位是
    A. 俯卧位　　　　　B. 头低足高位
    C. 头高足低位　　　D. 侧卧位
    E. 中凹卧位

19. 患者，男，股骨干骨折行持续骨牵引，错误的是
    A. 抬高床头15～30cm
    B. 每天用酒精滴牵引针孔
    C. 保持有效的牵引作用
    D. 定时测量肢体长度
    E. 指导患者功能锻炼

20. 患者，男，32岁。因脊椎骨折行躯体石膏固定。固定后患者出现持续性恶心，反复呕吐，腹胀及腹痛，可能为
    A. 急性阑尾炎　　　B. 急性肠梗阻
    C. 骨筋膜室综合征　D. 石膏综合征
    E. 急性胃肠炎

21. 视频中操作，护理错误的是
    A. 缚夹板的带结以不能上下移动为宜
    B. 前1周内应随时调整缚带松紧度
    C. 指导患者早期进行患肢功能练习
    D. 肢端疼痛、发绀等应立即复诊
    E. 抬高患肢稍高于心脏水平

22. 患者，女，40岁。被石头砸伤胫骨和腓骨，给予小夹板固定，患者1～2周内进行早期功能锻炼是指
    A. 活动范围扩大到各大关节
    B. 可进行引体抬臀动作
    C. 扶拐下床伤肢不着地活动
    D. 进行伤肢肌肉舒缩活动
    E. 逐步进行以重点关节为主的全面功能锻炼

23. 患者，男，33岁。车祸导致骨盆骨折、股骨骨折，臀部、腰部肿胀、皮下淤血，出现脸色苍白、出冷汗，R27次/分，P130次/分，BP81/52mmHg，引起休克的原因，错误的是
    A. 广泛的软组织损伤
    B. 严重的周围神经损伤
    C. 剧烈疼痛
    D. 大量出血
    E. 并发内脏损伤

24. 患者，女，34岁。从高楼上跌下导致骨盆骨折，骨折端刺入膀胱、直肠，医生诊断为开放性骨折的依据是
    A. 骨折的病因　　　B. 骨折后的稳定程度
    C. 骨折发生的时间　D. 骨折处是否与外界相通
    E. 骨折的程度

25. 患儿，男，12岁。1年来在日常活动中反复发生右肩关节前脱位，其主要原因是
    A. 缺少自我保护意识
    B. 年龄较小
    C. 初次脱位未行固定
    D. 体质较差
    E. 右侧易习惯性脱位

26. 患者，男，22岁。用上肢作剧烈投掷动作时，造成肱骨内上髁骨折，其骨折的原因是
    A. 直接暴力　　　B. 间接暴力
    C. 肌肉牵拉　　　D. 骨骼病变
    E. 长期劳损

27. 患者，女，34岁。车祸导致胫腓骨粉碎性骨折，不属于骨折后晚期并发症的是
    A. 血管损伤　　　B. 关节僵硬
    C. 迟缓愈合　　　D. 骨不愈合
    E. 畸形愈合

28. 患者，男，35岁。因外伤致左股骨干闭合性骨折3h后急诊入院。查体：T37.9℃，左大腿明显肿胀、短缩畸形，患者体温升高的原因是
    A. 感染　　　　　B. 精神紧张
    C. 血肿吸收热　　D. 药物过敏
    E. 骨髓炎

29. 患者，女，47岁。今晨在转头中突然出现眩晕、头昏、恶心，既往在拾物中曾发生猝倒1次，首先考虑的诊断是
    A. 椎动脉型颈椎病　B. 颈椎骨折脱位
    C. 颈根型颈椎病　　D. 急性多发性神经炎
    E. 脊髓型颈椎病

30. 腰椎间盘突出好发于$L_{4\sim5}$及$L_5\sim S_1$，是因为该部位
    A. 椎间盘较厚　　　B. 韧带松弛
    C. 血供差　　　　　D. 活动度大
    E. 肌肉松弛

31. 患者，男，28岁，诊断为腰椎间盘突出症，行髓核摘除术后第2天。患者应开始下列哪项锻炼
    A. 腰背肌锻炼　　　B. 直腿抬高练习
    C. 转移训练　　　　D. 股四头肌等长收缩
    E. 下床活动

32. 患儿，男，7岁。高热、寒战5h，左下肢活动受限。左胫骨上端剧痛，且有深压痛。血白细胞计数21×10^9/L，中性粒细胞93%。X线检查未见异常。3天前有左膝部碰伤史。该患儿可能是
    A. 左膝化脓性关节炎
    B. 急性血源性骨髓炎
    C. 急性蜂窝织炎
    D. 膝关节结核
    E. 创伤性关节炎

33. 某护士在急诊科工作13年，由于工作长期处于紧张状态，在患者行动不便时还要协助搬运患者，劳动强度较大，经常感到身心疲惫。近期腰部不适加重，检查为腰椎间盘突出症。导致其损伤的职业危险因素属于
    A. 化学性因素　　　 B. 生物性因素
    C. 放射性损伤　　　 D. 机械性损伤
    E. 心理因素

A_3/A_4型题

（34～35题共用题干）

患者，男，20岁，70kg。上体育课时不慎大腿骨折，入院后行股骨干骨折持续骨牵引。

34. 该患者行牵引时应将床尾抬高
    A. 10～15cm　　　 B. 15～30cm
    C. 20～40cm　　　 D. 30～45cm
    E. 45～60cm

35. 该患者骨牵引措施中不正确的是
    A. 床尾抬高15～30cm
    B. 牵引针不可左右移动
    C. 及时去除牵引针孔的血痂
    D. 维持肢体在整复或固定的位置
    E. 每天测量下肢长度

（36～37题共用题干）

患者，女，42岁。在山上劳作时，不慎发生小腿骨折，采用石膏包扎固定术。

36. 石膏管型固定后，不妥当的做法是
    A. 用热灯烤石膏管型
    B. 用吹风器热吹石膏管型
    C. 移动肢体用手指捏起石膏
    D. 提供一块防水布垫在床单上
    E. 提供一个垫枕支持患肢

37. 石膏管型内疼痛时，正确的做法是
    A. 给止痛药　　　 B. 向痛处塞垫棉花
    C. 患肢低垂　　　 D. 痛处开窗观察和减压
    E. 拆掉石膏管型

（38～40题共用题干）

患者，男，75岁。有50年吸烟史。因右股骨转子间骨折行右股骨髁上牵引。

38. 若右股骨髁上牵引过度可造成
    A. 肌肉萎缩　　　 B. 骨愈合障碍
    C. 肢体畸形　　　 D. 剧烈疼痛
    E. 骨质脱钙

39. 直接影响到患者骨折愈合的相关因素，哪项除外
    A. 年龄　　　　　 B. 局部感染

C. 身体营养状态　　 D. 性别
E. 骨折及时复位、固定

40. 该患者牵引6周后出现了发热、咳嗽，估计患者发生了
    A. 泌尿系感染　　　 B. 泌尿系结石
    C. 感冒　　　　　　 D. 坠积性肺炎
    E. 结核

（41～43题共用题干）

患者，女，25岁。不慎跌倒时以手掌撑地，自觉右肘上部剧烈疼痛，被立即送往医院体检见上臂成角畸形，轻度肿胀，肘后三角关系正常，不敢用右手取物。

41. 该患者受伤的病因为
    A. 直接暴力　　　 B. 间接暴力
    C. 肌肉牵拉　　　 D. 骨骼劳损
    E. 骨骼疾病

42. 有助于骨折诊断的临床表现是
    A. 局部剧烈疼痛　 B. 上臂成角畸形
    C. 肘部轻度肿胀　 D. 不敢用右手取物
    E. 跌倒时以手掌撑地

43. 该患者的观察重点为是否合并
    A. 伤口感染　　　 B. 皮肤划伤
    C. 脊髓损伤　　　 D. 软组织损伤
    E. 肱动脉损伤

（44～48题共用题干）

患者，男，29岁。下坡时不慎摔伤，当时右手掌着地，当时觉左肩部疼痛，活动障碍，伤后30min到医院就诊。检查见左侧方肩畸形，肩关节空虚，弹性固定，诊断为肩关节脱位。

44. 该患者应先作下列哪项检查
    A. X线检查　　　 B. CT
    C. MRI　　　　　 D. B超
    E. 三大常规

45. 在肩关节脱位中，下列哪种脱位最为常见
    A. 前脱位　　　　 B. 后脱位
    C. 中心型脱位　　 D. 半脱位
    E. 习惯性脱位

46. 该肩关节脱位应属于下列哪种脱位
    A. 习惯性脱位　　 B. 新鲜性脱位
    C. 陈旧性脱位　　 D. 先天性脱位
    E. 病理性脱位

47. 该患者治疗应首选
    A. 手法复位，石膏外固定
    B. 手法复位，夹板外固定

C. 手术复位

D. 持续牵引

E. 手法复位，三角巾悬托于胸前

48. 复位后三角中悬吊。指导患者进行垂臂、甩肩锻炼的时间是

A. 复位固定后即开始

B. 复位固定1周后

C. 复位固定2周后

D. 复位固定3周后

E. 复位固定4周后

（49~51题共用题干）

患者，男，20岁，军人。在没有做好运动准备的情况下，在一次练习远距离投掷手榴弹后突然觉右上臂剧烈疼痛，1h后去医院就诊，查体见右上臂较左上臂短2cm，上臂成角畸形，有异常活动。患者腕关节背伸障碍，手背及桡侧皮肤感觉消失，经X线检查诊断为肱骨中下1/3段骨折。

49. 该患者右上臂缩短的原因是

A. 骨折两断端分离　　B. 骨折两断端成角

C. 骨折两断端重叠　　D. 骨折两断端旋转

E. 骨折处肿胀

50. 根据病史估计该患者出现了哪种并发症

A. 骨筋膜室综合征　　B. 尺神经损伤

C. 正中神经损伤　　　D. 肱动脉损伤

E. 桡神经损伤

51. 若出现桡神经损伤其典型表现是

A. 爪形手　　　　　　B. 垂腕

C. 腕关节运动障碍　　D. 猿手

E. 手掌部感觉运动消失

（52~54题共用题干）

患者，女，55岁。高处坠落后出现严重呼吸困难、四肢不能自主活动。查体：颈椎明显后突畸形及压痛，大小便失禁，四肢瘫痪，高热，有较重痰鸣音。X线检查提示：C_4~C_5骨折，合并脱位。

52. 导致其呼吸困难的最主要原因为

A. 腹胀引起膈肌上移

B. 呼吸肌麻痹

C. 水肿压迫呼吸中枢

D. 痰液堵塞气道

E. 气管受压

53. 应如何搬运患者

A. 一人背起患者搬运

B. 一人抱起患者搬运

C. 二人搬运，其中一人抬头，一人抬腿

D. 三人将患者平托到木板上搬运

E. 四人搬运，三人将患者平托到木板上，一人固定头颈部

54. 为预防该患者因气道分泌物阻塞而并发坠积性肺炎及肺不张，措施不包括

A. 翻身叩背　　　　　B. 辅助咳嗽排痰

C. 吸痰　　　　　　　D. 人工机械通气

E. 雾化吸入

二、专业实践

A_1型题

55. 肢体长时间石膏固定，最易导致的并发症是

A. 关节僵硬　　　　　B. 创伤性关节

C. 骨质疏松　　　　　D. 骨化性肌炎

E. 骨折畸形愈合

56. 关于四肢骨折患者的护理，不正确的是

A. 促进血液循环功能的恢复

B. 减轻疼痛

C. 合理饮食

D. 预防感染的发生

E. 骨筋膜室综合征应抬高患肢减轻肿胀

57. 骨折的专有体征是

A. 疼痛、肿胀、功能障碍

B. 畸形、反常活动、骨擦音

C. 畸形、功能障碍、反常活动

D. 肿胀、瘀斑、畸形

E. 压痛、反常活动、骨擦音

58. 肘后三角关系失常应考虑为

A. 肱骨踝上骨折　　　B. 肘关节脱位

C. 肩关节脱位　　　　D. 桡骨小头半脱位

E. 尺桡骨双骨折

59. 对骨科患者哪项护理不妥

A. 抬高患肢　　　　　B. 保持关节功能位

C. 每天限制饮水量　　D. 术前3天开始皮肤准备

E. 注意饮食，保持大便通畅

60. 护理胸腰椎轻度压缩骨折的患者，错误的是

A. 平卧硬板床

B. 骨折处垫厚枕

C. 脊柱后伸

D. 局部疼痛消失，开始腰背肌锻炼

E. 早期下床活动

61. 截瘫患者足底置一护架，作用是

A. 便于功能活动　　　B. 便于整理床铺

C. 便于观察血运　　　D. 便于保持肢体功能位

E. 便于预防压疮

62. 骨折的治疗原则是
    A. 复位、固定、功能锻炼
    B. 手法复位、石膏外固定、功能锻炼
    C. 手法复位、持续牵引、功能锻炼
    D. 切开复位、钢板内固定、功能锻炼
    E. 手法复位、夹板外固定、功能锻炼

63. 关于关节脱位手术复位的指征，错误的是
    A. 伴有关节内骨折　B. 有软组织嵌入
    C. 陈旧性脱位　　　D. 手法复位失败
    E. 新鲜脱位

64. 关于髋关节后脱位，不正确的是
    A. 局部明显疼痛
    B. 髋部呈屈曲、内收、内旋畸形
    C. 伤肢弹性固定
    D. 伤肢长度相对延长
    E. 臀部呈异常隆起，有时合并坐骨神经损伤

65. 骨折晚期并发关节僵硬、肌肉萎缩的主要原因是
    A. 神经损伤　　　B. 血肿机化
    C. 组织缺血　　　D. 长期卧位
    E. 缺乏功能锻炼

66. 治疗骨折和脱位最常用的方法是
    A. 切开复位与内固定
    B. 手法复位与外固定
    C. 手法复位与内固定
    D. 经皮穿针骨外固定
    E. 持续牵引

67. 骨折和脱位共有的专有体征是
    A. 畸形
    B. 异常活动
    C. 疼痛、肿胀、功能障碍
    D. 骨擦音骨擦感
    E. 弹性固定

A₂型题

68. 患者，男，32岁。因腰椎间盘突出入院，行髓核摘除术，术后护士指导患者进行下图所示锻炼，其目的是预防

直腿抬高练习

A. 肌肉萎缩　　　B. 切口感染
B. 形成血肿　　　D. 神经根粘连
E. 压疮

69. 护理急性血源性骨髓炎患者，下列措施不恰当的是
    A. 患肢必须给予固定
    B. 物理降温预防惊厥
    B. 高蛋白质、高糖、高维生素饮食
    D. 体温正常后，还应继续用抗生素
    E. 体温正常后可下床运动，积极锻炼

70. 患者，男，28岁。腰痛3个月，急性加重1天入院，患者诉午后低热、全身乏力、盗汗、消瘦。体检：腰部固定姿势，活动受限，地上捡物体时，如下图所示，既往肺结核病史，可能发生了

拾物试验阳性

A. 复发性肺结核　　B. 腰椎结核
C. 膝关节结核　　　D. 髋关节结核
E. 结核性关节炎

71. 关于急性血源性骨髓炎术后切口引流管护理的说法，错误的是
    A. 保持引流通畅
    B. 滴入瓶应高于床面60～70cm
    C. 引流瓶应低于床面50cm
    D. 术后第一天引流速度应慢
    E. 观察引流液的量及颜色

72. 患者，女，40岁。右小腿被小轿车压伤24h后来院就诊，查体：右小腿严重肿胀畸形，足趾苍白、发凉，足背动脉搏动摸不清，被动活动足趾感剧痛，拍X线片显示右胫腓骨中断粉碎性骨折，对该患者采取的措施，最适当的是
    A. 抬高患肢，配合高压氧治疗
    B. 急诊开放完全内固定
    C. 继续观察，石膏固定
    D. 立即切开深筋膜减压
    E. 抬高患肢加跟骨牵引

73. 患者，男，32岁。车祸后右肱骨骨折，行内固

定，术后2周拆线出院，对该患者的出院宣教，错误的是

A. 锻炼需贯穿骨折恢复的全过程

B. 活动范围需从小到大

C. 活动强度应由弱到强

D. 活动量应固定，始终一致

E. 主动和被动活动相结合

74. 患者，女，35岁。因股骨干骨折给予持续骨牵引，下列护理不妥的是

A. 足部不抵床栏　　B. 及时清除骨针孔血痂

C. 抬高床脚　　　　D. 常测患肢长度

E. 鼓励按照要求做患肢活动

75. 患者，女，14岁。左小腿上段肿胀疼痛4个月，近1个月来肿胀增长较快，夜间痛明显，体查：左胫骨上端肿胀严重，压痛明显，浅静脉怒张，扪及一6cm×8cm硬性肿块，固定，边界不清。X线检查示左胫骨上端呈虫蚀状溶骨性破坏，骨膜反应明显，可见Codman三角。最可能的诊断是

A. 左胫骨慢性骨髓炎

B. 左胫骨干骨结核

C. 左胫骨骨肉瘤

D. 左胫骨骨巨细胞瘤恶变

E. 左腓骨骨软骨瘤恶变

76. 患者，男，25岁。胫骨骨折，生命体征平稳，石膏固定后应采取的体位是

A. 半坐位

B. 平卧，患肢抬高高于心脏水平

C. 平卧，患肢抬高平心脏水平

D. 平卧位

E. 头低足高斜坡卧位

77. 患者，男，38岁。前臂行石膏绷带包扎后1h，自觉手指麻木剧痛，护士观察见手指发凉、发绀，主动活动不能。最可能的原因是

A. 室内温度过低　　B. 石膏绷带包扎过紧

C. 神经损伤　　　　D. 体位不当

E. 静脉损伤

78. 患儿，8岁。胫骨中段骨折，拆除石膏绷带后发现小腿肌肉萎缩，膝关节屈伸障碍，应考虑

A. 骨化性肌炎　　　B. 缺血性肌挛缩

C. 关节僵硬　　　　D. 神经损伤

E. 愈合障碍

79. 患者，男，31岁。左股骨中段骨折，闭合复位及局部小夹板外固定3个月后，骨折畸形愈合，其

影响治疗效果的主要原因是

A. 未及时行切开复位内固定

B. 未行石膏绷带固定

C. 未应用中西医药物治疗

D. 未再次闭合复位

E. 未进行适当的持续骨牵引

80. 患儿，男，8岁。右肱骨髁上伸直型骨折，手法复位后屈肘位石膏托固定第1天。患儿诉右手疼痛，见手指苍白发凉。X线复查骨折整复良好。现应采取的主要措施是

A. 给予安慰和关怀

B. 给予止痛剂

C. 抬高患肢，活动手指

D. 减小右肘屈曲度

E. 立即手术探查肱动脉

81. 患者，男，32岁。小腿骨折行石膏管型固定后，诉小腿疼痛、发麻。检查：足部皮肤凉，足背动脉搏动减弱，可能压迫了

A. 腓总神经　　　　B. 胫神经

C. 坐骨神经　　　　D. 动脉

E. 静脉

82. 患者，男，35岁。股骨干骨折16天，护士在指导患者进行功能锻炼时应以哪种锻炼活动为主

A. 以患肢肌肉舒缩活动为主

B. 以骨折远端关节活动为主

C. 以骨折近端关节活动为主

D. 以重点关节活动为主

E. 以骨折远、近关节活动为主

83. 患者，女，60岁。4周前滑倒，右手撑地，后摄片证实为右桡骨远端粉碎性骨折，经闭合复位后用石膏固定，今日拆除石膏后发现右手各手指屈伸均明显受限，其主要原因是

A. 骨折时合并有桡神经损伤

B. 骨折时合并有尺神经损伤

C. 骨折时合并有正中神经损伤

D. 石膏压迫引起右手缺血性肌挛缩

E. 石膏固定期间缺少功能锻炼

84. 患者，男，30岁。左尺骨中段骨折行钢板内固定术后3周，此时指导患者进行功能锻炼应以下列哪项为主

A. 以左前臂肌肉舒缩活动为主

B. 以全身功能锻炼为主

C. 以左腕、肘关节功能锻炼为重点

D. 以右上肢功能锻炼为重点

E. 以左上臂功能锻炼为重点

85. 患者，男，34岁。因右胫腓骨开放性骨折行手术复位钢板内固定，术后第二天，观察右下肢血运障碍情况，以下哪项不符合右下肢血运障碍的表现
    A. 右足部皮肤发凉
    B. 右踝部肿胀、疼痛
    C. 右足背皮肤温度升高
    D. 右足踝部感觉麻木
    E. 右足踝部苍白

86. 患者，男，60岁。股骨颈骨折行牵引术，患者卧床期间，为预防泌尿系结石应采取
    A. 使用利尿剂
    B. 应用钙剂
    C. 多饮水
    D. 膀胱按摩
    E. 使用抗生素

87. 患者，女，20岁。打球时跌倒，手掌撑地，间接暴力导致肱骨髁上骨折，对患者骨折的叙述错误的是
    A. 伸直型骨折最多见
    B. 肘后三角关系失常
    C. 可手法复位后屈肘位固定
    D. 易发生骨化性肌炎
    E. 易发生缺血性肌挛缩

88. 患者，男，35岁。在山上劳动时不慎摔下山谷，发生脊柱骨折。关于脊柱骨折，叙述错误的是
    A. 典型的体征是后突畸形
    B. 高位截瘫可能呼吸停止
    C. 常需CT或MRI检查
    D. 平卧硬板床运送
    E. 及时指导腹肌锻炼

89. 患者，男，50岁。跌倒时右手掌撑地，当时右腕剧痛，渐肿胀，活动障碍，局部呈"餐叉样"及"枪刺刀"畸形。可能发生了
    A. 桡骨远端伸直型骨折
    B. 桡骨远端屈曲型骨折
    C. 腕骨骨折
    D. 掌骨骨折
    E. 腕关节扭伤

90. 患者，女，51岁。车祸发生外伤性截瘫，预防该患者压疮的关键是
    A. 定时翻身，变换体位
    B. 保持皮肤清洁
    C. 预防性使用抗生素
    D. 受压的骨隆突部敷中草药

E. 加强功能锻炼，促进血液循环

91. 患者，男，34岁。塌方事故中发生骨盆、左股骨及胫腓骨多处骨折，最可能引起的并发症是
    A. 休克
    B. 脂肪栓塞
    C. 骨筋膜室综合征
    D. 骨折部位感染
    E. 缺血性肌挛缩

92. 患者，女，35岁。车祸后左股骨闭合性骨折，神志清醒，生命体征尚平稳，给予临时骨折固定然后转运。下面哪项不是固定的目的
    A. 避免进一步损伤周围组织
    B. 减少疼痛
    C. 止血
    D. 便于搬运
    E. 预防休克

93. 患者，女，40岁。外伤性截瘫，为建立反射性膀胱，其留置导尿管，应间隔几小时开放一次
    A. 1～2h
    B. 2～3h
    C. 4～6h
    D. 7～8h
    E. 10h

94. 患者，男，26岁。外伤致左肩关节前脱位，经手法复位后固定，其肩关节固定的位置应是
    A. 肩关节置于内收、内旋位，屈肘90°
    B. 肩关节置于外展、外旋位，屈肘90°
    C. 肩关节置于外展、内旋位，屈肘90°
    D. 肩关节置于外展、外旋、伸肘位
    E. 肩关节置于内收、内旋、伸肘位

95. 患者，男，34岁。从4m高处跌下，诉腰背部疼痛，双下肢不能活动，怀疑脊柱骨折合并截瘫，下列哪项检查应除外
    A. X线检查
    B. 血常规
    C. CT
    D. 血管造影
    E. 腰穿

96. 患儿，女，12岁。半小时前从自行车后座上摔下，右肘着地，肘上肿痛，医生检查后即诊断为肱骨髁上骨折，其主要依据是
    A. 肘上明显肿胀
    B. 局部有皮下瘀斑
    C. 压痛明显
    D. 局部有反常活动
    E. 肘关节功能障碍

97. 患者，女，30岁。因车祸受伤，急诊至医院。见右股部下段明显肿胀、青紫，患处有假关节活动。X线检查示右股骨干下段粉碎性骨折。其他检查未见明显异常。急诊科护士为她做得最有价值的工作是
    A. 临时夹板固定
    B. 传呼医师来处理
    C. 给用止痛剂
    D. 提供一张床铺

E. 送去一杯水，做好安慰

98. 患者，男，16岁。左下肢胫骨骨肉瘤术后，护士护理不妥的是
    A. 残肢应用牵引或夹板固定在功能位置
    B. 持续抬高患肢，减轻肿胀
    C. 术后24～48h抬高患肢
    D. 告知患者仰卧位时不可膝关节下垫枕头
    E. 每3～4h俯卧20～30min并将残肢压迫向下

99. 患者，男，25岁。外伤后出现肘关节肿胀，下列可以帮助鉴别肱骨髁上骨折和肘关节脱位的是
    A. 手臂功能障碍
    B. 肘部剧烈疼痛
    C. 是否可摸到尺骨鹰嘴
    D. 肘后三角关系正常与否
    E. 跌倒后因手掌撑地而受伤

100. 路遇一车祸患者，成年男性，右小腿开放性骨折，伤口流血，肢体畸形，最佳处理措施是
    A. 积极联系救护车运送
    B. 寻找木板、树枝将肢体妥善固定
    C. 包扎止血，固定患肢
    D. 告知医院地址，以便伤员能尽快就诊
    E. 不知所措，束手无策，继续围观

101. 患者，女，29岁。双侧股骨干粉碎性骨折，伤后48h出现发绀，呼吸困难，肺部有啰音，此时应考虑
    A. 脂肪栓塞　　　　B. 坠积性肺炎
    C. 感染　　　　　　D. 休克
    E. 挤压综合征

102. 患者，男，25岁。2周前不慎从6m高处坠落，造成第10胸椎骨折伴完全性截瘫，近2天来体温升高达39.5℃，其原因可能是
    A. 天气炎热，患者体温调节功能差
    B. 骨折部位血肿吸收所致
    C. 泌尿道或呼吸道感染
    D. 精神因素
    E. 压疮

103. 患者，女，60岁。走路不慎滑倒，右臀部着地，初步诊断为股骨颈骨折，下列哪种表现对判断是否有骨折最具有诊断意义
    A. 患髋疼痛，活动时加重
    B. 患髋肿胀青紫
    C. 大转子及其周围均有压痛
    D. 患肢呈外旋畸形
    E. 走路跛行

104. 患者，男，30岁。郊游时不慎摔伤颈部，伤情不详，可选用下面何种方法搬运患者
    A. 担架
    B. 让患者坐在自行车后座上
    C. 背着患者
    D. 让患者平躺在门板上
    E. 扶着患者走

105. 患者，男，35岁。因车祸致胸部损伤、右股骨开放性骨折，患者有明显的呼吸困难，右大腿有活动性出血。对该患者现场急救时，最好的次序是
    A. 妥善固定、包扎伤口、抢救生命、平稳运送
    B. 包扎伤口、妥善固定、抢救生命、平稳运送
    C. 平稳运送、包扎伤口、妥善固定、抢救生命
    D. 抢救生命、包扎伤口、妥善固定、平稳运送
    E. 平稳运送、包扎伤口、妥善固定、初步检查

106. 患者，女，68岁。因股骨颈骨折行皮牵引，需长时间卧床，有关该患者的护理以下哪项错误
    A. 增强患者战胜疾病的信心
    B. 防止发生压疮
    C. 适当活动以防肌肉萎缩
    D. 少食蔬菜水果以防腹泻
    E. 多饮水以防泌尿系结石

107. 患者，男，7岁。寒战、高热7天入院，左胫骨上端剧痛，活动受限，且有压痛。查白细胞 $21×10^9/L$，中性粒细胞90%，X线检查未见异常。7天前有扁桃体发炎病史，该患儿可能是
    A. 左膝关节脱位
    B. 急性蜂窝织炎
    C. 急性化脓性骨髓炎
    D. 左膝关节结核
    E. 创伤性关节炎

A_3/A_4 型题

（108～110题共用题干）

患儿，男，14岁。后仰摔伤左肘关节，局部疼痛、肿胀、功能障碍。体检：左肘关节明显肿胀、压痛，尺骨鹰嘴向后突出，肘关节半屈位，肘后三角关系破坏。

108. 该患者最有可能的诊断为
    A. 左肘关节前脱位　B. 左肘关节后脱位
    C. 左肱骨髁上骨折　D. 左尺骨鹰嘴骨折
    E. 左桡骨小头脱位

109. 首选的检查是
    A. X线检查　　　　B. B超

C. CT　　　　　　　　D. 核素扫描

E. 关节腔穿刺

110. 一旦确诊，首选的处理方法是

　　A. 切开复位　　　　　B. 手法复位

　　C. 骨牵引复位　　　　D. 皮牵引复位

　　E. 外展支架固定

（111～113 题共用题干）

　　患者，男，40 岁。乘坐公共汽车，右腿搁在左大腿上，突遇急刹车，向前冲撞倒地，右髋疼痛，活动障碍，查体：右下肢缩短，呈内收、内旋畸形。

111. 应首先考虑的是

　　A. 股骨颈骨折　　　　B. 股骨粗隆间骨折

　　C. 骨盆骨折　　　　　D. 髋关节后脱位

　　E. 髋关节前脱位

112. 根据患者情况，应选择以下哪一种治疗方案

　　A. 闭合复位内固定

　　B. 切开复位

　　C. 持续骨牵引，闭合复位 6 周

　　D. 手法复位，持续皮肤牵引固定 4 周

　　E. 手法复位，石膏固定 3 个月

113. 该患者治疗 4 周后，自行下地负重行走，预计可能发生

　　A. 关节强直　　　　　B. 神经损伤

　　C. 习惯性关节脱位　　D. 股骨头缺血性坏死

　　E. 髋部骨化性肌炎

（114～118 题共用题干）

　　患者，男，37 岁。右小腿被汽车压伤 3 天就诊。体查：右小腿严重肿胀畸形，足趾苍白，发凉，足背动脉搏动消失，被动活动足趾感剧痛。X 线检查示右胫腓骨严重粉碎性骨折。

114. 首先应考虑并发了

　　A. 感染　　　　　　　B. 骨筋膜室综合征

　　C. 破伤风　　　　　　D. 挤压综合征

　　E. 胫骨骨髓炎

115. 这时最适当的处理是

　　A. 急诊开放复位内固定

B. 继续观察

C. 立即切开深筋膜减压

D. 抬高患肢，配合高压氧治疗

E. 抬高患肢加跟骨牵引

116. 产生上述并发症的主要因素是

　　A. 骨折端移位阻碍血液循环

　　B. 骨折端刺破胫前后动脉

　　C. 骨折端损伤腓总神经

　　D. 小腿中段肌肉较丰富

　　E. 骨折端血肿及周围软组织水肿导致骨筋膜室压力增高

117. 骨筋膜室综合征表现中哪项不对

　　A. 局部剧烈疼痛

　　B. 局部肿胀、严重压痛

　　C. 指或趾活动受限，感觉麻木

　　D. 局部及远端皮色苍白

　　E. 早期远端动脉搏动消失

118. 此类并发症还常见于下列哪种损伤

　　A. 股骨中段骨折　　　B. 肱骨中段骨折

　　C. 骨盆骨折　　　　　D. 尺桡骨双骨折

　　E. 髌骨骨折

（119～120 题共用题干）

　　患者，男，42 岁，建筑工人。不慎从高楼坠落，疑有脊柱、骨盆骨折，左肱骨开放性骨折，伤口有活动性出血。

119. 急救治疗时应首先

　　A. 骨折复位　　　　　B. 清创缝合

　　C. 包扎止血　　　　　D. 抗感染

　　E. 输血输液

120. 骨折急救包扎伤口若使用止血带，正确的是

　　A. 记录时间，每 20min 放松 2～3min

　　B. 记录时间，每 30min 放松 2～3min

　　C. 记录时间，每 45min 放松 2～3min

　　D. 记录时间，每 60min 放松 2～3min

　　E. 记录时间，每 120min 放松 2～3min

（代明真）

第23章　心搏骤停患者的护理

第1节　概　述

一、定义　心搏骤停是指有效心泵功能的突然停止，或指心脏射血功能的突然终止。

复苏，又称为心肺脑复苏（CPCR），是指使心脏、呼吸骤停的患者迅速恢复循环、呼吸和脑功能所采取的抢救措施。

★复苏的对象是心搏、呼吸骤停的患者；复苏的基础是心肺复苏；关键是脑复苏。

二、病因

1. **心源性原因**　★冠心病常引发室颤或心室停顿，是成人心搏骤停的主要原因；其他心脏和循环疾病如急性心肌炎、严重心律失常等。
2. **非心源性原因**　意外事故，如电击、溺水、严重创伤等；各种中毒（药物/酒精）或药物过敏；水、电解质、酸碱平衡严重紊乱，如严重酸中毒、高血钾、低血钾等；麻醉及手术意外。

三、心搏、呼吸骤停的类型

1. ★**心室纤颤**　最常见类型，心室肌快速、无序、不协调地连续颤动。
2. **心电-机械分离**　心脏仅有微弱、缓慢、不规则的室性自搏。心电图（ECG）上有间断出现的、宽而畸形、振幅较低的QRS波群。
3. **心室静止**　心脏完全停止跳动，心电图呈直线。

四、病理变化　心跳停止后各重要脏器缺氧，★脑组织对缺氧的耐受能力最差，大脑缺血缺氧超过4~6min，即可遭受不可逆的损害，应力争在心搏骤停后4~6min内进行复苏。

五、临床表现

1. ★**意识突然消失**　或伴有全身抽搐。
2. ★**大动脉搏动消失**　触摸颈动脉或股动脉。
3. ★**呼吸停止或叹息样呼吸**。
4. **其他**　瞳孔散大，对光反射消失；听不到心音；皮肤苍白或发绀等。

第2节　心肺脑复苏

一、基础生命支持

1. **人工循环（circulation，C）** 建立人工循环的方法是心脏按压，分胸内和胸外两种。胸外心脏按压是心脏复苏是基本的方法，是现场急救时最实用而有效的方法。

（1）人工循环前先判断意识和循环：一判断患者有无意识，二摸大动脉有无搏动（时间不能超过10s），一般触摸颈动脉。

（2）方法与按压部位：患者仰卧在硬质平面上，下肢稍抬高以利血液回流。按压部位为★胸骨中下1/3交界处（定位：两乳头连线中点或剑突上两横指）。按压时两臂伸直，以上身的体重垂直下压。

1. 人工循环（circulation，C）建立人工循环的方法是心脏按压，分胸内和胸外两种。胸外心脏按压是心脏复苏是基本的方法，是现场急救时最实用而有效的方法。

（3）按压力度：★成人使胸骨下陷5～6cm，按压放松比1：1；婴儿和儿童的按压幅度至少为胸部前后径的1/3，即婴儿大约4cm，儿童大约5cm。

（4）★按压频率：100～120次/分。

（5）胸外心脏按压有效的标志 { 1）★大动脉出现搏动（颈动脉）。2）收缩压在60mmHg以上。

（6）胸外按压并发症：肋骨骨折（最多见）、胸腹脏器损伤等。

2. 气道开放（airway，A）
（1）★维持气道通畅是复苏成功的关键。
（2）方法 { 1）仰头举颌（颏）法：★最常用。用于颈部无损伤时。2）托下颌法：★用于颈部有损伤时。

3. 人工呼吸（breathing，B）
（1）先判断患者呼吸，无呼吸或仅有叹息样呼吸，即开始人工通气。
（2）方法 {
1）口对口人工呼吸：是快捷有效的通气方法。每次吹气至少1s，确保胸部完全抬起。连续吹气2次。
2）口对鼻人工呼吸：适用于牙关紧闭或者口部严重损伤者。
3）口对口鼻人工呼吸：适用于婴儿。
4）应用呼吸囊：未能行气管插管前，面罩呼吸囊加压通气。
}
（3）★吹气量：每次500～700ml，避免吹气过快、过量。
（4）★吹气频率：10～12次/分，8岁以下儿童为15次/分。
（5）★人工呼吸的有效标志：每次吹气见胸廓抬起。

4. 注意事项
（1）★按压和通气比：成人为30：2；儿童及婴儿单人操作30：2，双人操作15：2。
（2）★尽早应用自动体外除颤（AED）：是目前对心室纤颤最为有效的治疗手段。除颤能量：单相波360J，双相波150～200J。电极板与皮肤接触处用盐水纱布垫或导电糊，并用力贴紧，以免引起局部烧伤；放电时不得接触患者和病床，防止触电。

锦囊妙"记"

心肺复苏

唤唤CAB，尽快"AED"。即：呼唤患者，判断意识；呼救、呼叫"120"；C人工循环；
A开放气道；B人工呼吸；"AED"即自动体外除颤。

二、进一步生命支持

1. 保持呼吸道通畅 可用口咽和鼻咽导气管，解除舌后坠。有条件时宜施行气管内插管（最可靠、最有效的通气方法），必要时行气管切开术。

2. 复苏药物的应用

（1）用药途径 {
1）★首选静脉给药，其次是气管内给药，心内注射目前已不主张使用。
2）气管内给药适用于气管内插管的患者。
3）心内注射。
}

（2）复苏药物 {
1）肾上腺素：①★是心脏复苏的首选药物。能增强心肌收缩力，并能使心室纤颤由细颤转为粗颤，增强除颤效果。②常用剂量为1mg，静脉给药。必要时每5min重复用药一次。
2）阿托品：①作用：解除迷走神经对心脏的抑制作用，提高窦房结的兴奋性，促进房室传导；抑制腺体分泌，有助于改善通气。②常用剂量为0.5～1mg，静脉给药。
3）利多卡因：①★是抗室性心律失常的首选药，有治疗室颤的作用。②用量为1～1.5mg/kg体重，静脉给药。
4）碳酸氢钠：★是纠正代谢性酸中毒的首选药。
5）呼吸兴奋剂：洛贝林（山梗菜碱）、尼可刹米、二甲弗林（回苏林）、哌甲酯等，在心跳未恢复前不宜应用。
}

三、持续生命支持 持续生命支持的重点是脑复苏及复苏后疾病的预防。

1. 脑复苏 ★防治脑水肿是脑复苏的关键。
- （1）降温
  - 1）作用：★低温可降低脑代谢，减少耗氧量，使大脑对缺氧的耐受力增强。体温每降低1℃，可使氧耗率下降5%～6%。
  - 2）方法：★降温前用冬眠合剂，然后戴冰帽重点对头部降温，再在颈部、腋窝、腹股沟等处放置冰袋；复温时先撤冰，再停用冬眠合剂。
  - 3）降温标准：★肛温降至32～34℃，肌张力松弛，呼吸、血压平稳为宜。
- （2）脱水疗法
  - 1）作用：★减轻脑水肿。
  - 2）脱水剂：★首选20%甘露醇，200～250ml，在15～30min内快速静脉滴入，注意有无低血压、低血钾等征象。
- （3）糖皮质激素：可降低毛细血管通透性，稳定溶酶体膜，对减轻脑水肿。常用地塞米松、氢化可的松。
- （4）改善脑细胞代谢：可用脑活素、能量合剂等。
- （5）高压氧治疗：可提高血氧弥散，有利于脑细胞功能恢复。

2. 复苏后护理
- （1）一般护理
  - 1）安置患者：重症监护室专人护理。绝对卧床，限制探视。意识障碍者平卧位，头偏向一侧。
  - 2）增加营养：必要时全胃肠外营养（TPN），胃肠功能恢复后可鼻饲或进食。
  - 3）预防感染和损伤：如肺部感染、泌尿系感染等，做好口腔、皮肤护理。
- （2）病情监测
  - 1）生命体征：持续心电监测、CVP等。
  - 2）组织灌注：神志、尿量、皮肤颜色、肢端温度等。
  - 3）辅助检查：血气分析、肝肾功能、血电解质等。
  - 4）并发症监测：如心力衰竭、气胸、肺部感染、急性肾衰竭、酸中毒等。
- （3）治疗配合
  - 1）维持良好的呼吸功能：保持呼吸道通畅，常规吸氧。
  - 2）维持稳定的循环功能：正确使用血管活性药物。调整输液速度。
  - 3）防治肾衰竭：最有效的措施是维持循环稳定，保证肾血流量。纠正酸中毒，适当使用血管扩张剂、利尿剂等。
  - 4）积极处理原发病。

要点回顾

1. 如何判断心搏骤停？
2. 如何进行心肺复苏？
3. 如何进行脑复苏？

●○ **模拟试题栏**——识破命题思路，提升应试能力 ○●

一、专业实务

A_1型题

1. 引起心搏骤停最常见的原因是
   - A. 先天性心脏病
   - B. 风湿性心瓣膜病
   - C. 冠心病
   - D. 肥厚型心肌病
   - E. 三度房室传导阻滞

2. 心搏骤停患者现场急救的第一步是
   - A. 清理呼吸道异物
   - B. 开放气道
   - C. 口对口人工呼吸
   - D. 胸外心脏按压
   - E. 使用心脏复苏药物

3. 心肺脑复苏（CPR）CAB三个步骤中的"A"是指
   - A. 胸外心脏按压
   - B. 人工呼吸
   - C. 开放气道
   - D. 清理口腔污物
   - E. 头部降温

4. 心搏、呼吸骤停后，最先受损的器官是
   - A. 肾
   - B. 心
   - C. 肝
   - D. 脑
   - E. 肺

5. 心搏骤停患者最常见的心电图类型是
   - A. 心室扑动或颤动
   - B. 心室停顿
   - C. 室性心动过速
   - D. 无脉性电活动
   - E. 心房扑动或颤动

A_2型题

6. 患者，男，50岁。触电后，怀疑心脏停搏，判断最可靠的依据是

A. 大动脉搏动消失　　B. 数呼吸频率

C. 做心电图　　　　　D. 听诊器听心音

E. 测血压

7. 患者，女，58岁。买菜途中突然晕倒。判断患者是否出现心搏骤停，最主要的方法是触摸图中哪个位置的动脉搏动

A. A　　　　　B. B　　　　　C. C

D. D　　　　　E. E

8. 患者，男，50岁。突发心搏骤停，在心肺复苏抢救过程中，按压有效的标志是

A. 胸廓下陷　　　　B. 肢端温暖

C. 出现自主呼吸　　D. 触摸到颈动脉搏动

E. 瞳孔缩小

9. 患者，男，80岁。心室肌快速、无序、不协调地连续颤动，心电图呈现高大或细微的室颤波，见于

A. 心脏停搏　　　B. 心力衰竭

C. 心电机械分离　D. 房颤

E. 心室纤颤

10. 患者，男，45岁。打球时突然倒地不起，旁人第一时间判断其心搏骤停的依据是

A. 意识丧失伴大动脉搏动消失

B. 心电图呈一直线

C. 瞳孔反射消失

D. 呼吸停止

E. 血压测不出

11. 患者，男，56岁。心肌梗死致心搏骤停，最容易发生的继发性病理变化是

A. 肺水肿　　　　B. 脑缺氧和脑水肿

C. 急性肾衰竭　　D. 心肌缺血

E. 急性肝衰竭

12. 患者，男，46岁。因胸闷不适前来就诊，就诊过程中突然出现意识丧失，没有呼吸，大动脉搏动消失，判断呼吸心搏骤停。最可能的病因是

A. 药物中毒　　　B. 电解质紊乱

C. 冠心病　　　　D. 贫血

E. 窒息

A₃/A₄型题

（13～15题共用题干）

患者，男，62岁。公园锻炼时，突然倒地，呼之无反应，面色青紫，瞳孔散大。经判断，患者为心搏骤停。

13. 判断呼吸、循环的时间一般不超过

A. 5s　　　　B. 1min　　　　C. 3min

D. 10s　　　E. 4min

14. 该患者最佳抢救时间是

A. 1～2min内　　　B. 2～3min内

C. 3～4min内　　　D. 4～6min内

E. 6～8min内

15. 对于该患者采取的体位是

A. 搬动至软质床面上

B. 平卧于硬质平面上

C. 平卧位，头下垫薄枕

D. 取半卧位

E. 中凹位

二、实践能力

A₁型题

16. 心搏、呼吸骤停复苏成功后，最重要的处理是

A. 持续心电监护　　B. 应用抗生素

C. 强心利尿　　　　D. 脑复苏

E. 纠正酸中毒

17. 口对口人工呼吸有效的标志是

A. 腹部起伏　　　B. 胸廓上抬

C. 吹气通畅　　　D. 有气流呼出

E. 大动脉搏动

18. 成人胸外心脏按压的位置是

A. 胸骨中下1/3交界处

B. 胸骨中上1/3交界处

C. 剑突下

D. 心尖部

E. 心前区

19. 抢救心搏骤停患者首先应该

A. 吸氧　　　　　B. 判断意识

C. 保持气道通畅　D. 心脏按压

E. 人工呼吸

20. 护士夜班查房发现患者呼吸、心跳停止，作为当班护士应该如何处理

A. 立即通知医生

B. 立即为患者进行心肺复苏

C. 准备急救物品

D. 将患者送至抢救室

E. 通知患者家属

21. 为心搏骤停患者行胸外除颤时，两个电极位置应该放在
    A. 胸骨左缘第2肋间和心尖部
    B. 胸骨右缘第2肋间和心尖部
    C. 胸骨右缘第4肋间和心尖部
    D. 两侧锁骨中线2肋间
    E. 剑突和心尖部

A₂型题

22. 患者，女，60岁。突发心搏骤停，抢救中应用复苏药物，首选的给药途径是
    A. 舌下　　　　　　　B. 皮下
    C. 气管内　　　　　　D. 静脉
    E. 心内

23. 患者，男，45岁。劳动时突发心搏骤停，现场进行心肺复苏，首要步骤是
    A. 叩击心前区　　　　B. 心脏按压
    C. 口对口人工呼吸　　D. 气道开放
    E. 心内注射

24. 患者，男，55岁。因频发室性期前收缩入院。如厕时突然倒地，不省人事，颈动脉扪不到搏动，未闻及呼吸音，双侧瞳孔散大。此时应立即采取的措施是
    A. 平卧保暖　　　　　B. 氧气吸入
    C. 心肺复苏　　　　　D. 心电监护
    E. 建立静脉通路

25. 患者，男，60岁。突发心搏、呼吸骤停，护士对其进行初期复苏，下列哪项不正确
    A. 心脏按压
    B. 开放气道
    C. 人工呼吸
    D. 按压与吹气比例为30∶2
    E. 按压胸骨下陷3～4cm

26. 患者，男，56岁。因心跳、呼吸骤停进行心肺复苏。胸外心脏按压操作中错误的是
    A. 患者仰卧在硬板上
    B. 按压部位为胸骨中下1/3处
    C. 按压力度使胸骨下限5cm以上
    D. 按压频率至少100次/分
    E. 按压和放松比例为1∶2

27. 患者，男，45岁。因车祸致呼吸心搏骤停，经抢救成功复苏，以下后期处理不包括
    A. 维持有效循环和呼吸功能
    B. 维持水、电解质和酸碱平衡

C. 防治脑缺氧和脑水肿
D. 维持循环防止肾衰竭
E. 由家属代为陪护，满足患者的情感需求

28. 患者，男，56岁。有冠心病史多年，因肺癌在全麻下行左肺切除术。术中患者突然出现心室颤动，以下正确的处理方法是
    A. 胸外心脏按压　　　B. 胸内心脏按压
    C. 胸外电除颤　　　　D. 静脉注射利多卡因
    E. 胸内电除颤

29. 患者，男，20岁。车祸后，呼吸、心跳停止，现场人员对其进行心肺复苏，最简单而有效地建立人工呼吸的方法是
    A. 气管插管　　　　　B. 简易气囊
    C. 呼吸机　　　　　　D. 口对口人工呼吸
    E. 麻醉机

30. 患者，男，45岁。在机场候机室突然倒地，意识不清，触摸颈动脉无搏动。机场急救人员马上行心肺复苏术，并很快取得如图所示急救设备，其正确的做法是

A. 实施完当前的30次胸外按压后再使用该设备
B. 立即中断胸外按压使用该设备
C. 实施完5个循环胸外按压后再使用该设备
D. 开放气道后再使用该设备
E. 开放气道并实施2次通气后再使用该设备

31. 患者，男，28岁。因触电致心跳、呼吸骤停，胸外心脏按压操作不正确的是
    A. 按压部位在胸骨下段
    B. 双手相叠按压
    C. 每次按压胸骨下陷5～6cm
    D. 每分钟100～120次
    E. 与人工呼吸配合的比率为2∶1

32. 患者，男，30岁。电击伤，心肺复苏中，心电图显示QRS波群与T波消失，呈现不规则的波浪状曲线，该患者出现了
    A. 房颤　　　　　　　B. 室颤
    C. 室性期前收缩　　　D. 窦性心动过速
    E. 室上性心动过速

33. 患者，男，58岁。既往有冠心病病史，开会中突

然倒地，疑心搏骤停。查体：颈动脉搏动消失，呼吸停止，口腔无异常，表明患者心肺复苏的有效指标不包括

A. 偶尔出现的自主呼吸动作

B. 摸到规律的颈动脉搏动

C. 可测量到上臂血压

D. 口唇、甲床转为红色

E. 瞳孔由大变小

A₃/A₄型题

（34～36题共用题干）

患者，男，40岁。因冠心病住院治疗，住院期间突然发生室颤。责任护士立即赶到床边，确认患者心搏骤停后立即电除颤。

34. 抢救时，首选的心脏复苏药物是

A. 肾上腺素　　　B. 碳酸氢钠

C. 利多卡因　　　D. 洛贝林

E. 阿托品

35. 为防治脑水肿，使用20%甘露醇250ml静脉输入，要求多长时间内滴完

A. 5～10min　　　B. 10～15min

C. 15～20min　　　D. 15～30min

E. 30～60min

36. 复苏后，行低温疗法，护理中错误的是

A. 尽早采取降温措施

B. 头部降温是重点

C. 先须控制寒战

D. 体温应低于32℃

E. 控制每日输液量

（37～40题共用题干）

患者，男，20岁。溺水被救起后，神志不清，呼吸停止，口唇发绀，救护人员现场进行心肺复苏。

37. 口对口人工呼吸的先决条件是

A. 气道开放而通畅

B. 听诊确定呼吸停止

C. 每次吹入800ml气体

D. 患者置于仰卧位

E. 征得家属同意

38. 两人协同对该患者进行救护时，心脏按压与人工呼吸的比例是

A. 5∶1　　　B. 10∶1　　　C. 15∶1

D. 15∶2　　　E. 30∶2

39. 下列哪项不属于胸外心脏按压的并发症

A. 肋骨骨折　　　B. 胸骨骨折

C. 血胸　　　D. 气胸

E. 胃扩张

40. 经抢救，复苏成功，下列哪项不属于心肺复苏成功的标志

A. 大动脉出现搏动

B. 收缩压在60mmHg以上

C. 瞳孔缩小，发绀减退

D. 体温正常

E. 自主呼吸恢复

（41～45题共用题干）

患者，男，40岁。因触电导致心搏骤停，"120"医生及时赶到现场行CPR，初期复苏成功后送来医院，转入ICU进一步救治。

41. 患者心肺复苏后，脑复苏的主要措施是

A. 维持有效循环　　　B. 确保呼吸通畅

C. 降温和脱水疗法　　　D. 加强基础护理

E. 治疗原发疾病

42. 脑复苏时，防治脑水肿的措施错误的是

A. 20%甘露醇250ml，15～30min内快速滴入

B. 降温

C. 应用糖皮质激素

D. 血浆清蛋白的应用

E. 尽早使用呼吸兴奋剂

43. 该患者防止肾衰竭的主要措施是

A. 维持循环稳定　　　B. 防止脑水肿

C. 吸氧　　　D. 降温

E. 脱水

44. 若患者又出现心室颤动，首选的药物是

A. 碳酸氢钠　　　B. 阿托品

C. 利多卡因　　　D. 异丙肾上腺素

E. 肾上腺素

45. 血气分析显示患者酸中毒，宜用

A. 肾上腺素　　　B. 利多卡因

C. 阿托品　　　D. 碳酸氢钠

E. 山梗菜碱

（夏霜芹）

模拟试题

专业实务

A₁型题

1. 血气胸患者行胸腔闭式引流术,剖胸探查的指征是
    A. 连续3h内引出血性液300ml
    B. 连续3h内引出血性液超过200ml/h
    C. 连续3h内引出血性液超过100ml/h
    D. 连续6h内引出血性液超过200ml/h
    E. 连续6h内引出血性液超过300ml/h

2. 根据乳腺癌淋巴转移的主要途径,护理评估应重点关注的部位是
    A. 腹股沟　　B. 颌下　　C. 颈后
    D. 颈前　　　E. 腋窝

3. 表示肺癌已有全身转移的表现是
    A. 痰中带血　　　　B. 持续性胸痛
    C. 股骨局部破坏　　D. 间歇性高热
    E. 持续性胸水

4. 急性阑尾炎发生坏死、穿孔的主要原因是
    A. 阑尾开口小　　　B. 阑尾淋巴丰富
    C. 阑尾蠕动慢而弱　D. 阑尾动脉为终末动脉
    E. 阑尾系膜短

5. 具有传染性的是
    A. 急性蜂窝织炎　　B. 痈
    C. 丹毒　　　　　　D. 疖
    E. 脓肿

6. 股骨头骨折患者不宜测量
    A. 体重　　B. 血压　　C. 脉搏
    D. 心率　　E. 呼吸

7. 胃肠减压患者易发生的酸碱失衡是
    A. 代谢性酸中毒　　B. 呼吸性酸中毒
    C. 代谢性碱中毒　　D. 呼吸性碱中毒
    E. 代谢性酸中毒合并呼吸性碱中毒

8. Ⅲ度烧伤的损伤范围是
    A. 角质层　　　　　B. 生发层
    C. 真皮浅层　　　　D. 皮肤全层
    E. 皮下、肌肉或骨骼

9. 颅后窝骨折皮下瘀斑的典型体征是
    A. 三主征　　　　　B. "熊猫眼"征
    C. 三凹征　　　　　D. Battle征
    E. 五联征

10. 腹壁静脉血流方向如图所示,其可能的原因是

    A. 上腔静脉阻塞　　B. 下腔静脉阻塞
    C. 正常人腹壁静脉　D. 上下腔静脉均阻塞
    E. 门静脉高压

11. 胸部外伤后出现反常呼吸是由于
    A. 一根肋骨多处骨折　B. 胸骨骨折
    C. 锁骨骨折　　　　　D. 多根多段肋骨骨折
    E. 胸肌大面积损伤

12. 目前确诊胃溃疡最可靠的方法是
    A. 胃液分析　　　　B. 血清抗体测定
    C. 胃肠钡餐检查　　D. 电子胃镜检查
    E. 幽门螺杆菌检测

13. 肾癌患者排尿的特点是
    A. 无痛性全程肉眼血尿
    B. 终末血尿伴膀胱刺激征
    C. 初始血尿
    D. 疼痛伴血尿
    E. 血红蛋白尿

14. 引起肛裂最常见的原因是
    A. 痔疮　　　　　　B. 直肠息肉
    C. 便秘　　　　　　D. 直肠肌管周围脓肿
    E. 直肠癌

15. 护士为破伤风患者处理伤口后,换下的敷料应
    A. 统一填埋　　　　B. 高压灭菌

C. 集中焚烧　　　D. 日光曝晒

E. 浸泡消毒

16. 直肠的主要功能是

　　A. 吸收水分和盐类

　　B. 吸收胆盐和维生素B_{12}

　　C. 吸收脂肪的水解产物

　　D. 分泌消化液

　　E. 产生排便反射

17. 如图所示，容易出现呼吸骤停的脑疝是

　　A. ①　　　　B. ②　　　　C. ③

　　D. ④　　　　E. ⑤

18. 引起消化性溃疡患者频繁呕吐的溃疡部位是

　　A. ①　　　　B. ②　　　　C. ③

　　D. ④　　　　E. ⑤

19. 膀胱结核的原发病灶多在

　　A. 骨　　　B. 肺　　　C. 肠

　　D. 肝　　　E. 脑

20. 明确头颅血肿最有效的检查方法是

　　A. 头部彩超　　　B. 血管造影

　　C. CT　　　　　D. 腰穿

　　E. 磁共振

21. 食管癌最主要的转移途径是

　　A. 血行转移　　　B. 淋巴转移

　　C. 直接扩散　　　D. 种植转移

　　E. 消化道转移

A_2型题

22. 患者，男，45岁。因"足底被生锈的铁钉刺伤"就诊，医嘱注射破伤风抗毒素，患者诉一周前使

用过破伤风抗毒素。引起该患者发生过敏的特异性抗体是

　　A. IgA　　　B. IgC　　　C. IgG

　　D. IgE　　　E. IgM

23. 患者，女，9岁。发热4天，伴有咳嗽，全腹疼痛。查体：体温38～39℃，右下肺有湿啰音，全腹轻度腹胀，腹肌紧张，压痛，反跳痛，肠鸣音减弱。腹腔穿刺抽出无臭味脓汁。诊断为腹部感染合并原发性腹膜炎。该患儿腹腔脓液涂片镜检最有可能检出的致病菌是

　　A. 溶血性链球菌　　　B. 金黄色葡萄球菌

　　C. 大肠埃希菌　　　　D. 变形杆菌

　　E. 厌氧类杆菌

24. 患者，男，35岁。发现右腹股沟内侧包块3年余。3天前腹股沟包块突然增大，变硬，不能还纳，伴剧烈疼痛。8h前出现腹膜刺激征。患者最有可能出现了

　　A. 易复性疝　　　B. 难复性疝

　　C. 嵌顿性疝　　　D. 绞窄性疝

　　E. 急性阑尾炎

25. 患者，女，35岁，1天前进食油腻的食物后出现上腹剧烈疼痛，查体：Murphy征（＋），其压痛点位于

　　A. 膈下　　　　　B. 右肋下

　　C. 右下腹　　　　D. 左肋下

　　E. 脐周

26. 1岁小儿，因气管异物窒息入院。治疗中并发脑水肿，遵医嘱使用20%的甘露醇。护士向家长解释使用此药物的作用是

　　A. 迅速降颅内压，预防脑疝

　　B. 预防颅内出血

　　C. 预防颅内感染

　　D. 促进脑细胞代谢

　　E. 兴奋呼吸中枢

27. 患者，女，36岁。因车祸致腹部闭合性损伤入院，左中下腹持续性剧烈疼痛伴腰背部酸痛。患者烦躁不安，诉口渴，血压下降，具体诊断尚未确定，医嘱行X线平片。适宜的护理措施是

　　A. 布桂嗪止痛　　　B. 哌替啶止痛

　　C. 给水止渴　　　　D. 确诊前禁食

　　E. 搀扶患者去放射科做检查

28. 患者，男，62岁。吞咽困难一月余，经检查后确诊食管癌并肝转移。患者到处求医，不相信自己患癌。目前该患者的心理反应是

　　A. 否认期　　　B. 愤怒期　　　C. 协议期

D. 抑郁期　　E. 接受期

29. 患者，女，70岁。今日下楼时不慎致踝关节扭伤，3天来院就诊，目前应进行的处理措施是
A. 热敷　　　　B. 冷敷
C. 冷、热敷交替　D. 热水足浴
E. 按摩推拿

30. 患者，男，33岁。干咳、胸痛，因自发性气胸入院。经积极治疗后已痊愈准备出院。护士告诉患者为预防复发最重要的是
A. 戒烟　　　　B. 清淡饮食
C. 避免屏气用力　D. 积极锻炼身体
E. 保持情绪稳定

31. 患者，女，28岁。双侧甲状腺肿大2年，突眼，食欲亢进。对该患者心理疏导的措施不包括
A. 理解患者，态度温和与其沟通
B. 对患者关心的问题予以耐心解释
C. 适当的外表修饰可增加自信
D. 指导患者多做运动
E. 鼓励患者家属给予患者关爱和理解

32. 患者，男，25岁。心肺复苏成功后入院。医嘱给予肾上腺皮质激素治疗。其目的是
A. 减轻脑出血　B. 减轻脑水肿
C. 预防应激性溃疡　D. 预防继发感染
E. 预防肌痉挛

33. 患者，男，55岁。因心肌梗死入院。如厕时突然倒地不省人事，颈动脉扪不到搏动，未闻及呼吸音，双侧瞳孔散大。此时应立即采取的措施是
A. 平卧保暖　　B. 氧气吸入
C. 心肺复苏　　D. 心电监护
E. 建立静脉通路

34. 患者，女，36岁。车祸导致腹部闭合性损伤，疼痛剧烈。明确诊断后，护士遵医嘱给予镇痛剂，其目的是
A. 便于手术
B. 减轻伤痛刺激并防止神经源性休克
C. 预防和控制感染
D. 便于观察病情
E. 有利于与患者的沟通

35. 患者，男，34岁。因车祸而致骨盆骨折，被送来急诊。在医生未到之前，接诊护士应立即
A. 详细询问车祸发生的原因
B. 向医院有关部门报告
C. 给患者注射镇静剂
D. 给患者使用止血药

E. 给患者止血、测量血压，建立静脉通道

36. 患者，女，27岁。因体表面积40%烧伤入院。护士向患者解释创面局部涂抹磺胺嘧啶银的目的，错误的是
A. 促进创面干燥　B. 促进创面结痂
C. 促进创面愈合　D. 控制感染
E. 防止出血

37. 患者，男，38岁。进行乙状结肠镜检查，应采取的体位是
A. 头低足高位　B. 头高足低位
C. 俯卧位　　　D. 膝胸卧位
E. 端坐位

38. 患者，男，20岁，胰腺炎术后，护士健康宣教预防急性胰腺炎最重要的是
A. 积极治疗十二指肠疾病
B. 防止胆道疾病的发生
C. 控制主食的摄入
D. 控制糖尿病
E. 注意饮食卫生

39. 患者，男，38岁，因急腹症手术治疗，术中见腹腔少量淡黄色腹水，有粪臭味，考虑其致病菌为
A. 金黄色葡萄球菌　B. 大肠埃希菌
C. 变形杆菌　　　D. 铜绿假单胞菌
E. 溶血性链球菌

40. 一成年女性，左肘关节以下包括左前臂和左手被开水烫伤，大水疱，右脚红斑，无水疱，烧伤面积为
A. 9%　　　B. 21%　　　C. 18%
D. 12%　　　E. 5%

41. 患者，男，43岁。因胸部挤压伤收住院。查体：左侧胸廓塌陷畸形，双侧X线片示左侧第3～7肋骨骨折，右侧第3～8肋骨骨折。此时该患者的首要评估内容是
A. 疼痛是否可以耐受
B. 生命体征是否平稳
C. 体温是否异常
D. 是否有药物过敏史
E. 是否可以维持有效气体交换

42. 患者，男，30岁。车祸伤及头部，患者右外耳道流出淡血性液体，右耳听力下降，CT示颅内积气，拟诊为"颅中窝骨折"。伤后3天患者剧烈头痛、呕吐、厌食、反应迟钝，呼吸8次/分，脉搏细弱、血压偏高，该患者最可能出现了
A. 颅内压增高　B. 颅内压过低　C. 低血糖
D. 颅内感染　　E. 颅内出血

43. 患者，女，48岁。因胆石症出现右上腹阵发性绞痛、寒战、高热。医嘱：哌替啶50mg，肌内注射；阿托品0.5mg，肌内注射。该患者使用阿托品的主要作用是
   A. 扩散瞳孔
   B. 兴奋呼吸中枢
   C. 解除迷走神经的抑制
   D. 解除平滑肌痉挛
   E. 抑制腺体分泌

44. 患者，女，29岁。全身躯干、会阴、下肢深Ⅱ度烧伤12h入院，可输入
   A. 甘露醇   B. 白蛋白
   C. 呋塞米   D. 维生素
   E. 脂肪乳

45. 患者，男，25岁。诊断为阿米巴性肝脓肿，用甲硝唑治疗最常出现的不良反应是
   A. 急性膀胱炎   B. 荨麻疹
   C. 恶心、呕吐   D. 白细胞减少
   E. 头痛、眩晕

46. 患儿，女，10岁。剑突下突发阵发性"钻顶样"剧烈腹痛3h，呕出一条蛔虫，患儿立即全身发抖，双目紧闭，面色苍白，查体不配合。患儿的主要心理反应为
   A. 焦虑   B. 自卑   C. 孤独
   D. 恐惧   E. 绝望

47. 患者，男，35岁。胃肠道术后第1天尚未排气，但患者感觉饥饿要求进食，护士首先应采取的措施是
   A. 直接拒绝患者请求
   B. 询问患者想进食的食物
   C. 告知其不能进食的原因
   D. 告知可进食的食物种类
   E. 直接将此情况报告医生

48. 患者，女，25岁。右小腿有250px×125px的创面，脓液稠厚，换药时应选用的湿敷药液是
   A. 等渗盐水
   B. 0.02%呋喃西林溶液
   C. 0.1%依沙丫啶溶液
   D. 硼酸溶液
   E. 5%氯化钠溶液

49. 患者，男，25岁。在硬膜外麻醉下行左腹股沟斜疝修补术。恰当的术后饮食护理是
   A. 术后应禁食48h
   B. 术后即进普通饮食
   C. 术后应胃肠减压

D. 术后应静脉供给营养3天
   E. 若术后6h无恶心即可进流质饮食

50. 患者，男，25岁。"颅脑外伤"入院。护士对处于昏迷状态的患者评估后，确认患者存在以下健康问题，其中应优先解决的问题是
   A. 大便失禁   B. 沟通障碍
   C. 活动无耐力   D. 皮肤完整性受损
   E. 清理呼吸道无效

51. 患者，男，38岁，肛周脓肿行温水坐浴，应控制坐浴时间为
   A. 5～10min   B. 10～15min
   C. 15～20min   D. 20～30min
   E. 30～40min

52. 患者，女，34岁。车祸导致胫腓骨粉碎性骨折，下面哪项不属于骨折后晚期并发症
   A. 血管损伤   B. 关节僵硬
   C. 迟缓愈合   D. 骨不愈合
   E. 畸形愈合

53. 患儿，3岁。不小心被碰撞，发生闭合性股骨干骨折，处理上宜选用
   A. 悬吊式皮肤牵引术   B. 滑动式皮肤牵引术
   C. 骨牵引术   D. 切开复位术
   E. 长腿石膏固定术

54. 患者，男，38岁。头部碰撞发生颈椎骨折，行颅骨牵引时应采取的体位是
   A. 俯卧位   B. 头低足高位
   C. 头高足低位   D. 侧卧位
   E. 中凹卧位

55. 患者，男，21岁。因外伤致膀胱破裂行膀胱修补术和耻骨上膀胱造瘘，正确的术后护理是
   A. 造瘘管固定在大腿内侧
   B. 引流不畅时应及时高压冲洗
   C. 膀胱冲洗量不超过5～10ml
   D. 术后1周可拔除造瘘管
   E. 每次冲洗量不宜超过50ml

56. 患者，男，32岁。右下腹突发性绞痛伴血尿。诊断为输尿管结石，关于保守排石的陈述正确的是
   A. 每日饮水量3000ml以上
   B. 有尿频、尿急时避免使用抗生素
   C. 为减轻疼痛减少运动
   D. 疼痛时不能用药物止痛
   E. 进食高蛋白低纤维素饮食

57. 患者，女，70岁。近段时间排尿开始时有血，排尿中末段没有血液，该患者病变部位可能在

A. 前尿道　　　　　B. 膀胱

C. 输尿管　　　　　D. 膀胱三角区

E. 肾

58. 患者，男，52岁。下肢静脉曲张12年，判断其下肢深静脉瓣膜功能最可靠的方法是

A. 下肢静脉造影术

B. 下肢静脉超声检查

C. 大隐静脉瓣膜功能试验

D. 屈氏试验

E. 波氏试验

59. 患者，男，40岁。较长距离步行后，出现下肢疼痛，肌肉抽搐，休息后疼痛缓解，继续行走一段路后症状又出现。患者平时左足背发凉、怕冷、有麻木感。检查：左足背动脉搏动较右侧减弱。患者可能是

A. 动静脉瘘　　　　B. 血栓静脉炎

C. 下肢静脉阻塞　　D. 血栓闭塞性脉管炎

E. 雷诺综合征

60. 患者，男，49岁。肝区隐痛，食欲减退，乏力3个月。实验室检查：甲胎蛋白（+）。B超示肝右叶5cm占位性病变。初步诊断为原发性肝癌。最可能的原因是

A. 胆道感染　　　　B. 肝炎后肝硬化

C. 血吸虫性肝硬化　D. 酒精性肝硬化

E. 肝良性肿瘤

61. 患者，男，48岁。因门静脉高压症行分流术后1天，需控制蛋白质摄入的主要原因是

A. 影响胶体渗透压　B. 减少血氨形成

C. 预防过敏反应　　D. 预防消化不良

E. 防止加重肝脏负担

62. 患者，男，46岁。反复右上腹或肝区疼痛，伴发热，黄疸1年余，拟诊为肝内胆管结石，为进一步明确诊断，应首选的检查是

A. B超　　　　　　B. 胆囊或胆道造影

C. PTC　　　　　　D. ERCP

E. CT

63. 患者，男，19岁。阵发性腹部绞痛、呕吐2h。4h前晚餐后曾与伙伴打篮球。查体：腹部不对称膨隆，肠鸣音亢进，有气过水声。KUB见"巨大、孤立肠袢影"，诊断为"肠扭转"，考虑其原因是

A. 饱餐后剧烈运动　B. 运动过于剧烈

C. 饱餐　　　　　　D. 年龄

E. 运动方式不当

64. 患者，男，46岁。腹痛、腹胀、呕吐、停止肛门排气排便2天。查体：腹膨隆，全腹有深压痛、无肌紧张、反跳痛，肠鸣音亢进。拟诊"急性肠梗阻"，为明确诊断，应选择的辅助检查是

A. 股部CT　　　　　B. 立位腹平片

C. 腹部B超　　　　D. 腹腔穿刺

E. 下消化道气钡灌肠造影

65. 患儿，男，9个月。肥胖，阵发性哭闹、腹胀、呕吐10h。查体：右下腹可扪及一腊肠样包块。初步诊断为"肠套叠"，为进一步明确诊断，应选择哪一项辅助检查

A. 钡餐造影　　　　B. 腹部平片

C. 腹部B超　　　　D. 腹部CT

E. 下消化道气钡灌肠造影

66. 患者，男，79岁。因上厕所用力过猛，便后出现左下腹疼痛。查体：腹胀不对称。初步诊断为乙状结肠扭转。行下消化道气钡双重造影，出现哪一种表现可明确诊断

A. 回盲部"杯口样"阴影

B. 巨大孤立肠袢阴影

C. "鸟嘴样"阴影

D. 阶梯状排列气液平面

E. 膈下游离气体

67. 患者，男，65岁。黏液血便及进行性消瘦半年余，大便形状变形，变细1月余。为排除直肠癌，最直接简便的检查方法为

A. 纤维结肠镜　　　B. 直肠指检

C. 腹部B超　　　　D. CT

E. 下消化道钡剂造影

68. 患者，女，36岁。因"间断鲜血便"行纤维肠镜检查，诊断为升结肠癌，手术治疗后，对判断预后和复发有一定意义的辅助检查是

A. 定期做结肠镜检查　B. 定期做B超检查

C. 定期做CT检查　　D. 定期检查血清CEA

E. 定期做直肠指检

69. 患者，男，59岁。上腹部疼痛间歇性发作10年，多出现在夜间，进食可缓解。近1周反复呕吐，呕吐大量宿食，呕吐后疼痛减轻。该患者最可能并发了

A. 胃癌

B. 慢性胃炎

C. 胃溃疡伴幽门梗阻

D. 十二指肠溃疡伴幽门梗阻

E. 溃疡癌变

70. 患者，男，50岁。胃大部分切除（毕Ⅰ式）术后

1周，当患者进食后上腹饱胀和呕吐，呕吐物有食物和胆汁，最可能发生的并发症是

A. 十二指肠残端破裂　B. 吻合口梗阻

C. 远侧空肠段梗阻　D. 近侧空肠段梗阻

E. 倾倒综合征

71. 患者，男，50岁。十二指肠溃疡病史20年，晨起突然上腹部刀割样疼痛，迅速波及全腹，诊断为十二指肠溃疡穿孔，腹腔穿刺可能抽出

A. 黄色、浑浊、无臭液体

B. 草绿色透明液体

C. 血性液体，淀粉酶含量高

D. 不凝固血液

E. 血性液体，臭味重

72. 患者，男，35岁。因汽车撞伤腹部3h入院，腹痛剧烈。医生怀疑有内脏损伤，为了区别空腔脏器与实质脏器损伤，最具鉴别诊断意义的检查是

A. 腹膜刺激程度　B. 有无膈下游离气体

C. 有无移动性浊音　D. 腹腔诊断性穿刺

E. 腹痛剧烈程度

73. 患者，男，28岁，电工。从电线杆上掉下，医生诊断腹腔内实质性脏器损伤，主要的依据是

A. 腹肌紧张　B. 膈下游离气体

C. 板状腹　D. 腹腔穿刺抽出浑浊液体

E. 腹腔穿刺抽出不凝固血液

74. 患者，男，23岁。斗殴导致腹部开放性损伤，是因为

A. 伤及腹壁

B. 伤及腹壁穿破腹膜

C. 腹部伤导致实质性脏器损伤

D. 腹部伤导致小肠损伤

E. 腹部伤导致膀胱损伤

75. 患者，女，42岁。胸痛3个月，经X线检查发现右肺上叶有一毛刺状阴影。诊断为肺癌，行手术治疗，效果最好的病理类型是

A. 鳞状细胞癌　B. 小细胞癌

C. 大细胞癌　D. 腺癌

E. 未分化癌

76. 患者，男，56岁，农民。出现刺激性咳嗽3个月，加重伴血丝痰半个月。该患者有30余年吸烟史，经支气管镜检查后，诊断为肺癌。引起肺癌最可能的因素是

A. 吸烟　B. 进食亚硝胺类食物

C. 空气污染　D. 机体抵抗力低下

E. 肺部感染

77. 患者，女，50岁。发现左乳房外上象限约3cm×

2cm的质硬肿块，无疼痛，检查见肿块表面皮肤呈"橘皮样"改变，经检查初步诊断为乳腺癌，其原因是

A. 乳房皮下淋巴管被癌细胞堵塞

B. 癌肿侵及乳管使其堵塞

C. 乳腺癌合并周围组织炎性水肿

D. 癌肿浸润及皮肤

E. 乳腺癌侵及皮下Cooper韧带，使其收缩

78. 患者，男，58岁。患有唇痈，起病5天，今晨起出现寒战、发热、头痛、食欲减退，血白细胞14×10⁹，中性粒细胞85%，护理评估中应特别注意的是

A. 面部蜂窝织炎　B. 颅内海绵状静脉窦炎

C. 脑脓肿　D. 化脓性脑膜炎

E. 脓毒症

79. 患者，女，44岁。频繁呕吐、严重腹泻。血清钠125mmol/L，血清钾3mmol/L，考虑该患者是

A. 高钾血症，轻度低渗性脱水

B. 低钾血症，高渗性脱水

C. 高钾血症，高渗性脱水

D. 低钾血症，中度低渗性脱水

E. 等渗性脱水

80. 患者，男，44岁。肠瘘1月余。该患者最突出的症状是

A. 呼吸浅慢，呼气时有烂苹果味

B. 呼吸深快，呼气时有烂苹果味

C. 呼吸浅快，呼气时有烂苹果味

D. 呼吸深慢，呼气时有烂苹果味

E. 呼吸不规则

A₃/A₄型题

（81～86题共用题干）

患者，男，30岁。煤矿事故中胸腹背部Ⅲ度大面积烧伤，伤区痛觉消失，头面部、颈部、双上肢及双下肢均有水疱，疼痛剧烈。伤后3h，患者诉口渴。查体：脉搏100次/分，血压80/60mmHg，尿量15ml/h。考虑为休克。

81. 该患者双上肢烧伤深度达

A. 表皮层　B. 真皮浅层

C. 真皮深层　D. 肌肉层

E. 皮肤全层

82. 该患者休克的类型为

A. 感染性休克　B. 低血容量性休克

C. 心源性休克　D. 神经性休克

E. 过敏性休克

83. 该患者发生休克的原因是
    A. 细菌感染　　　　B. 血浆自血管大量渗出
    C. 疼痛　　　　　　D. 大量红细胞丢失
    E. 大量血液丢失

84. 成人烧伤患者发生休克多在伤后
    A. 12h内　　B. 24h内　　C. 36h内
    D. 48h内　　E. 72h内

85. 休克的病理生理变化是
    A. 血压下降　　　　B. 中心静脉压下降
    C. 脉压减小　　　　D. 尿量减少
    E. 有效循环血量锐减

86. 有助于判断补液简单有效的指标是
    A. 动脉血气　　　　B. 生化检查
    C. 中心静脉压　　　D. X线检查
    E. 尿量

（87～89题共用题干）

患者，女，40岁。诊断为结节性甲状腺肿，有压迫症状，拟行一侧甲状腺全切、一侧甲状腺次全切除术，术后第2天突然发生手足持续性抽搐。

87. 发生手足抽搐的可能原因为
    A. 切口内出血压迫气管
    B. 喉头水肿
    C. 气管塌陷
    D. 双侧喉返神经损伤
    E. 甲状旁腺被误切或误伤

88. 此时首要处理原则为
    A. 检查引流管通畅与否
    B. 气管切开
    C. 立即喉镜检查
    D. 立即静脉注射10%葡萄糖酸钙20ml
    E. 拆除颈部伤口缝线，检查有无积血

89. 应指导该患者多摄入的饮食是
    A. 肉类　　　　　　B. 含磷丰富的食物
    C. 含钙丰富的食物　D. 乳品类
    E. 蛋类

（90～91题共用题干）

患者，男，32岁。胸部外伤致右侧第5肋骨骨折并发气胸，呼吸极度困难，发绀，出冷汗。检查：BP80/60mmHg，气管向左移位，右胸廓饱满，叩诊呈鼓音，呼吸音消失，颈胸部有广泛皮下气肿等。

90. 造成患者气胸的主要原因是
    A. 支气管破裂　　　B. 肋骨骨折
    C. 肺破裂　　　　　D. 肺泡破裂
    E. 心包破裂

91. 该患者发生血压下降，主要原因是
    A. 张力性气胸，外周血液回心障碍
    B. 闭合性气胸，胸膜腔仍是负压
    C. 开放性气胸，反常呼吸
    D. 混合性气胸
    E. 血气胸

（92～96题共用题干）

患者，男，36岁。赴酒宴后突感中上腹剧痛，伴恶心、呕吐，呕吐后腹痛无减轻，发病3h后来院急诊。体检：痛苦面容，血压85/60mmHg，P104次/分，全腹肌紧张，压痛、反跳痛，以中上腹尤甚，白细胞16×10⁹/L，中性粒细胞比例0.90，既往身体健康，无消化性溃疡史，有胆石症病史。

92. 根据患者的情况考虑最可能为
    A. 急性胰腺炎　　　B. 急性胆管炎
    C. 急性阑尾炎　　　D. 十二指肠溃疡穿孔
    E. 急性肠梗阻

93. 为协助明确诊断，首选的检查为
    A. 静脉胆道造影　　B. 腹部CT检查
    C. 血淀粉酶　　　　D. 腹腔穿刺
    E. 腹部B超

94. 导致该患者发生此疾病的主要诱因为
    A. 急性外伤　　　　B. 不洁饮食
    C. 暴饮暴食和胆石症　D. 胆石症
    E. 高蛋白饮食

95. 若诊断明确，最先采取的措施是
    A. 禁食、胃肠减压，抗休克，同时完善各项术前准备
    B. 密切观察病情变化
    C. 积极抗休克治疗，暂不宜手术
    D. 积极抗感染治疗
    E. 解痉镇痛治疗

96. 该患者目前主要的护理诊断不包括
    A. 体液过多　　　　B. 体液不足
    C. 急性疼痛　　　　D. 个人应对无效
    E. 焦虑、恐惧

（97～98题共用题干）

患者，男，38岁。排便时肛门滴血，痔核脱出肛门外，便后可自行回纳，初步诊断为二期内痔。

97. 为了进一步明确诊断，可选用下列哪项检查
    A. 直肠指检　　　　B. 肛门镜检查
    C. X线钡灌检查　　D. 大便潜血试验
    E. 肛门视诊

98. 肛门视诊最常用的体位是

A. 左侧卧位　　　　B. 右侧卧位

C. 截石位　　　　　D. 蹲位

E. 膝胸位

（99～102题共用题干）

　　患者女，42岁。从高处跌下，头部着地，当时昏迷约10min后清醒，左耳道流出血性液体，被家属送来急诊。

99. 护士首先应采取的措施是

A. 安慰患者　　　　B. 测量生命体征

C. 建立静脉通道　　D. 清洁消毒耳道

E. 查看有无合并伤

100. 对明确诊断最有价值的辅助检查是

A. CT　　　　　　　B. B超

C. 心电图　　　　　D. 胸部X线片

E. 血常规

101. 提示合并颅内血肿的症状是

A. 高热　　B. 寒战　　　C. 失语

D. 胸闷　　E. 气短

102. 经过急救后，患者意识清楚，拟采取进一步治疗。患者因认为医院过度治疗，所以拒绝治疗。正确的处理措施是

A. 强迫治疗　　　　B. 请医生处理

C. 请护士长处理　　D. 与家属共同劝慰

E. 冷处理，待患者平静后进行劝说

（103～106题共用题干）

　　患儿，男，10岁。自小久站或行走后，右侧阴囊肿大，近3个月来，平卧或用手上推，肿块不能完全消失，诊断为右侧腹股沟斜疝。

103. 该疝疝环的位置在

A. 脐环　　　　　　B. 腹股沟管内环

C. 股环　　　　　　D. 腹股沟管外环

E. 腹股沟管

104. 此疝的病理类型为

A. 易复性疝　　　　B. 难复性疝

C. 嵌顿性疝　　　　D. 绞窄性疝

E. 滑动性疝

105. 难复性疝最多见的疝内容物是

A. 小肠　　　　　　B. 乙状结肠

C. 大网膜　　　　　D. 盲肠

E. 阑尾

106. 患儿右侧阴囊肿大，为了排除鞘膜积液的可用

A. 透光试验　　　　B. 腹部平片

C. CT检查　　　　　D. B超检查

E. 阴囊穿刺

（107～109题共用题干）

　　患者，男，38岁。8天前在劳动时、左足底被玻璃刺伤，在当地卫生院给予局部清创处理，伤口一直有脓液流出，伴发热，昨起感全身无力，今日出现张口困难，四肢抽搐，诊断为破伤风。

107. 破伤风的潜伏期一般为

A. 24h　　B. 3～5天　　C. 6～12天

D. 1～24h　　E. 6～12个月

108. 破伤风属于

A. 败血症　　B. 毒血症　　C. 菌血症

D. 脓血症　　E. 脓毒血症

109. 破伤风最早发生强直性痉挛的肌群是

A. 面肌　　B. 咀嚼肌　　C. 颈项肌

D. 背腹肌　　E. 膈肌

（110～112题共用题干）

　　患者，男，62岁，退休工人。肛门坠胀、排便不尽、粪便表面带黏液脓血1个月。查体：消瘦，贫血貌。诊断为直肠癌。

110. 患者行直肠癌根治术，术后化疗。化疗前与患者沟通，最重要的内容是

A. 健康教育　　　　B. 评估血管

C. 保护血管　　　　D. 血液检验指标正常

E. 告知患者，并要求签署化疗同意书

111. 在化疗过程中，经血常规检查，白细胞低于多少应遵医嘱停止化疗

A. 1.0×10^9/L　　　　B. 2.5×10^9/L

C. 3.0×10^9/L　　　　D. 3.5×10^9/L

E. 4.0×10^9/L

112. 经周围静脉化疗7天后，沿静脉走向出现条索状发红、触痛，考虑发生了静脉炎。处理不正确的是

A. 更换穿刺部位　　B. 红外线理疗

C. 热敷　　　　　　D. 24h内冷敷

E. 外涂可的松软膏

（113～115题共用题干）

　　患者，女，50岁。车祸撞及头部后8h。入院时查体：呼唤能睁眼，对问题答非所问，疼痛定位存在、双侧瞳孔等大、等圆，直径3mm，对光反射灵敏。

113. 计算该患者的GCS评分是

A. 14分　　B. 12分　　　C. 11分

D. 10分　　E. 8分

114. 护士巡视发现患者喷射性呕吐，一侧瞳孔先缩小后散大，对光反射减弱，考虑可能发生的情况是

A. 小脑损伤　　　　B. 脑干损伤

C. 小脑幕切迹疝　　D. 枕骨大孔疝

E. 视神经损伤

115. 若患者躁动不安，护士为其采取的护理措施应除外

A. 保持呼吸道通畅

B. 不强加约束，以免引起颅内压升高

C. 发现并消除引起躁动的原因

D. 配合腰穿、脑脊液检查

E. 剪指甲，防抓伤

（116～120题共用题干）

患者，女，55岁。发现左乳房内上方约2.8cm×3.5cm的质硬肿块，无疼痛，肿块表面有"橘皮样"改变和"酒窝征"；体格检查又发现左腋窝和锁骨上淋巴结均肿大，质地硬，初步诊断为乳腺癌。

116. 乳腺癌淋巴转移的最早和最常见部位是

A. 腋窝淋巴结　　B. 颈部淋巴结

C. 锁骨下淋巴结　　D. 胸骨旁淋巴结

E. 锁骨上淋巴结

117. 患者出现乳房"酒窝征"，其引起的原因是

A. 乳房皮下的网状淋巴管堵塞

B. 乳腺小静脉堵塞

C. 乳管堵塞

D. 肿瘤侵及Cooper韧带

E. 乳腺小动脉堵塞

118. 该患者确诊的检查方法是

A. B超检查　　　　B. 钼靶X线检查

C. CT检查　　　　D. 癌胚抗原（CEA）检查

E. 肿块活组织病理检查

119. 下列提示患者是晚期乳腺癌的表现是

A. 肿瘤较大　　　　B. 出现"橘皮样"变

C. 出现"酒窝征"　　D. 锁骨上淋巴结肿大

E. 腋窝淋巴结肿大

120. 患者术后可以活动肩部的时间是

A. 1天　　　　B. 2天　　　　C. 3天

D. 4天　　　　E. 5天

实 践 能 力

A₁型题

1. 脓性指头炎典型的临床表现是

A. 手指发麻　　　　B. 搏动性跳痛

C. 寒战、发热　　　D. 晚期疼痛加剧

E. 晚期指头明显发红、肿胀

2. 乳腺癌特征性的乳腺体征是

A. 肿块　　　　　　B. 酒窝征

C. 乳头内陷　　　　D. 乳头溢液

E. 红肿热痛

3. 预防小肠扭转最重要的措施是避免

A. 腹部受凉　　　　B. 进食高脂饮食

C. 进食辛辣饮食　　D. 进食高蛋白饮食

E. 饱餐后剧烈运动

4. 急腹症最突出的表现是

A. 腹痛　　　　　　B. 脓毒症

C. 休克　　　　　　D. 恶心、呕吐

E. 腹泻

5. 颅前窝骨折最易损伤的神经是

A. 嗅神经　　　　　B. 展神经

C. 听神经　　　　　D. 面神经

E. 滑车神经

6. 毕Ⅱ式胃大部切除术后发生吻合口梗阻时的呕吐特点是

A. 呕吐胃内容物，不含胆汁

B. 呕吐食物和胆汁

C. 频繁呕吐，量少不含胆汁

D. 呕吐量大，呕吐物为带酸臭味的宿食

E. 呕吐物带臭味

7. 良性前列腺增生的典型症状是

A. 尿频　　　　　　B. 尿痛

C. 进行性排尿困难　D. 尿潴留

E. 血尿

8. 膀胱癌最主要的症状是

A. 排尿困难　　　　B. 膀胱刺激征

C. 无痛性肉眼血尿　D. 下腹部肿块

E. 尿潴留

9. 心脏复苏首选的药物是

A. 阿托品　　　　　B. 利多卡因

C. 肾上腺素　　　　D. 异丙肾上腺素

E. 氯化钙

10. 腹外疝最常见的疝内容物是

A. 大网膜　　　　　B. 小肠

C. 结肠　　　　　　D. 膀胱

E. 阑尾

11. 单纯性肠梗阻与绞窄性肠梗阻的主要区别是

A. 梗阻的病因　　　B. 梗阻的时间

C.梗阻的严重程度　　D.肠管壁有无血运障碍

E.有无并发症

12.甲状腺切除术后患者呼吸困难多发生在术后

A.8h内　　　B.12h内　　　C.24h内

D.48h内　　　E.72h内

13.肘关节后脱位的特征表现是

A.活动障碍

B.疼痛

C.肘后三角关系失常

D.肿胀及淤血

E.尺神经麻痹

14.乳腺癌常见而最早转移的淋巴结是

A.同侧腋下淋巴结　　B.锁骨下淋巴结

C.锁骨上淋巴结　　　D.胸骨旁淋巴结

E.对侧腋下淋巴结

15.关于脱位的特殊表现是

A.疼痛、畸形、活动障碍

B.疼痛、活动障碍、关节空虚

C.活动障碍、关节空虚、畸形

D.弹性固定、疼痛、畸形

E.畸形、弹性固定、关节空虚

16.尿路结石的主要症状是

A.与活动有关的疼痛

B.排尿困难

C.尿频、尿急

D.尿失禁

E.无痛性血尿

A₂型题

17.患者，男，55岁。肛门常有瘙痒不适，少量便血。护士指导其温水坐浴的水温是

A.32～35℃　　　B.37～39℃

C.43～46℃　　　D.45～49℃

E.50～56℃

18.患者，女，3岁。不慎被蜡烛烧伤左手。烫伤部位局部红肿，有一个约2cm×2cm的大水疱，其周边有一个3～5个小水疱。该患者的烧伤程度为

A.Ⅰ°烧伤　　　B.Ⅱ°烧伤

C.Ⅲ°烧伤　　　D.重度烧伤

E.特重度烧伤

19.患者，男，68岁。因患肺癌行多次放疗，护士进行皮肤护理正确的是

A.保持皮肤干燥，清洁

B.肥皂水清洗

C.热敷理疗

D.外用药物

E.按摩

20.患者，男，20岁。2天前因急性阑尾炎行阑尾切除术，现诉腹胀，未排气、排便，护理措施错误的是

A.评估患者腹胀情况

B.给予阿托品肌内注射

C.鼓励患者床上多翻身

D.必要时给予肛管排气

E.鼓励患者下地活动

21.患者，男，52岁。肾癌行肾部分切除术后2天。护士告知患者要绝对卧床休息，其主要目的是

A.防止出血　　　B.防止感染

C.防止肿瘤扩散　　D.防止静脉血栓形成

E.有利于肾功能恢复

22.患者，男，50岁。因前列腺增生症入院，行经尿道前列腺电切术治疗。术后健康教育措施中，错误的是

A.进食高纤维食物

B.多饮水

C.尽早锻炼如跑步等

D.进行盆底肌锻炼

E.2个月后可进行性生活

23.患者，男，40岁。诊断为膀胱结石，碎石术后，护士发现膀胱冲洗液颜色较红时正确的护理是

A.立即送手术室　　B.尽快输新鲜血

C.加快冲洗速度　　D.用冰盐水冲洗

E.手动高压冲洗

24.患者，男，5岁。摔倒后左肘关节着地被送来急诊。分诊护士判断该患儿是否发生骨折的最重要依据是

A.左上臂疼痛　　　B.局部肿胀

C.左上臂畸形　　　D.局部压痛

E.肘关节活动度减小

25.护士指导腰椎间盘突出症患者在术后早期即进行直腿抬高练习，其目的是预防

A.神经根粘连　　　B.血肿形成

C.骨质疏松　　　　D.伤口感染

E.肌肉萎缩

26.为敌百虫中毒患者进行洗胃时，禁用的洗胃液是

A.温开水　　　　B.生理盐水

C.蛋清水　　　　D.高锰酸钾液

E.碳酸氢钠溶液

27. 患者，男，45岁。患门静脉高压症，拟行分流术，术前禁肥皂水灌肠，是防止
    A. 术后腹胀　　　　B. 肝衰竭
    C. 碱中毒　　　　　D. 肝性脑病
    E. 术后腹泻

28. 原发性肝癌患者突然出现腹部剧烈疼痛伴腹膜刺激征，应考虑
    A. 肝性脑病　　　　B. 急性胰腺炎
    C. 急性胃穿孔　　　D. 肝癌结节破裂
    E. 急性胃肠炎

29. 患者，女，46岁。颅脑手术后，应防止头部翻转不能过剧，以免发生
    A. 蛛网膜下腔出血　B. 血栓形成
    C. 脑疝　　　　　　D. 脑出血
    E. 栓塞

30. 患者，女，19岁。突发急性阑尾炎，需急诊手术，术前准备禁忌的是
    A. 灌肠　　　　　　B. 心理安慰
    C. 备皮　　　　　　D. 药物过敏试验
    E. 禁食禁饮

31. 患儿，男，6个月。因哭吵不安6h伴血便就诊，诊断为肠套叠，发病早期一般不出现
    A. 腹痛　　B. 呕吐　　C. 发热
    D. 血便　　E. 腹胀

32. 患者，女，35岁。双手深Ⅱ度烧伤康复期。护士指导其双手平时正确的放置位置是
    A. 握拳位　　　　　B. 半握拳位
    C. 伸直位　　　　　D. 半伸直位
    E. 双手互握

33. 患者，女，52岁。诊断为高血压急症，医嘱呋塞米20mg，i.v.。执行后患者出现乏力、腹胀、肠鸣音减弱的症状。该患者可能发生了
    A. 高钾血症　　　　B. 低钾血症
    C. 高钠血症　　　　D. 低钠血症
    E. 低氯血症

34. 患者，男，45岁。因车祸致伤急症入院。初步检查拟诊断为骨盆骨折合并腹腔内脏损伤，有休克征象。护士应首先给予
    A. 建立静脉通道
    B. 准备骨盆兜，行悬吊牵引
    C. 准备腹腔手术止血
    D. 准备髋部石膏固定
    E. 准备骨牵引器材

35. 护士为破伤风患者处理伤口后，换下的敷料应

    A. 统一填埋　　　　B. 高压灭菌
    C. 集中焚烧　　　　D. 日光曝晒
    E. 浸泡消毒

36. 患者，女，17岁。面部"危险三角区"长了一个疖，因怕影响形象而想自行挤破清除。护士告诉患者这样做的主要危险是可能导致
    A. 面部蜂窝织炎　　B. 眼球内感染
    C. 上颌骨骨髓炎　　D. 海绵状静脉窦炎
    E. 脑脓肿

37. 患者，男，68岁。因颈部蜂窝织炎入院，医嘱予气管切开。操作前，护士向其解释该措施的目的是预防
    A. 窒息　　　　　　B. 肺不张
    C. 全身感染　　　　D. 吞咽困难
    E. 化脓性海绵状静脉窦炎

38. 消化道手术后，提示患者肠蠕动恢复的有效指征是
    A. 听诊有肠鸣音　　B. 肛门排气
    C. 患者有饥饿感　　D. 患者有便意
    E. 胃管的引流量较前减少

39. 患者，男，20岁。铁钉扎伤一周后，出现张口受限、苦笑面容、角弓反张，抽搐频繁，护理措施不正确的是
    A. 注射破伤风抗毒素
    B. 保持病室安静避光
    C. 病情严重时少食多餐
    D. 密切观察病情
    E. 做好消毒隔离

40. 患者，男，19岁。车祸致伤，即来院急诊。神志朦胧、咯血、口鼻均有泥沙夹血外溢，呼吸困难、烦躁不安。左胸侧严重擦伤，肿胀，心率98次/分，血压120/90mmHg，左大腿中下段中度肿胀，有瘀斑和严重擦伤。此时最紧迫的抢救措施是
    A. 请胸外科医师会诊处理
    B. 清除上呼吸道异物，保持呼吸道通畅
    C. 开放静脉通道，输血
    D. 鼻导管低流量吸氧
    E. 左下肢夹板固定

41. 患者，男，20岁。因工程塌方被石板压迫4h，伤肢严重肿胀，组织广泛坏死。该损伤属于
    A. 扭伤　　　　　　B. 挤压伤
    C. 挫伤　　　　　　D. 冲击伤
    E. 撕裂伤

42. 患者，男，22岁。因火灾致面部烧伤入院。体检发现，患者声音嘶哑，口鼻处有黑色分泌物，鼻毛烧焦。该患者目前最主要危险是
    A. 呼吸衰竭　　　　　B. 肺部感染
    C. 肺水肿　　　　　　D. 窒息
    E. 呼吸性碱中毒

43. 患者，女，16岁。因煤气泄漏爆炸致头面部、双上肢烧伤入院。查体：烧伤部位有大量水疱，痛觉迟钝。采用中国新九分法估计该患者的烧伤面积约为
    A. 18%　　　　B. 21%　　　　C. 24%
    D. 27%　　　　E. 54%

44. 甲亢突眼的眼部护理内容不包括
    A. 佩戴有色眼镜
    B. 睡前涂抗生素眼膏
    C. 睡觉或休息时，抬高头部
    D. 多食碘盐
    E. 加盖眼罩防止角膜损伤

45. 某甲亢患者，拟行甲状腺次全切除术，术前给予碘剂口服。在进行术前健康教育时，对服用碘剂的正确解释是
    A. 减少甲状腺血流　　B. 抑制甲状腺分泌
    C. 抑制甲状腺合成　　D. 增加甲状腺球蛋白分解
    E. 防止缺碘

46. 患者，男，25岁。因脑挫裂伤入院。医嘱给予应用肾上腺皮质激素治疗。其目的是
    A. 减轻脑出血　　　　B. 减轻脑水肿
    C. 预防应激性溃疡　　D. 预防继发感染
    E. 预防肌痉挛

47. 患者，男，48岁。诊断为颅内肿瘤入院。患者有颅内压增高症状。护士给予患者床头抬高15°～30°，其主要目的是
    A. 有利于改善心脏功能
    B. 有利于改善呼吸功能
    C. 有利于颅内静脉回流
    D. 有利于鼻饲
    E. 防止呕吐物误入呼吸道

48. 患者，男，25岁。肋骨骨折后合并血气胸，急诊行胸腔闭式引流术。对胸腔闭式引流护理，错误的是
    A. 嘱患者勿折叠、扭曲、压迫管道
    B. 嘱患者翻身时勿牵拉引流管
    C. 保持水封瓶长管没入水中6～8cm
    D. 指导患者多做深呼吸运动

E. 更换引流瓶时应双重夹闭式引流管

49. 患者，男，31岁。胸部受伤，急诊入院。经吸氧，呼吸困难无好转，有发绀及休克体征。查体：左胸饱满，气管向右移位，左侧可触及骨擦音，叩之鼓音，听诊呼吸音消失，皮下气肿明显。诊断首先考虑是
    A. 肋骨多发骨折
    B. 胸骨骨折合并开放性气胸
    C. 肋骨骨折合并张力性气胸
    D. 心脏挫伤
    E. 闭合性气胸

50. 患者，男，48岁。支气管肺癌。病理组织报告为"鳞状细胞癌"。患者治疗过程中，白细胞低于多少时应停止化疗或减量
    A. $6.5 \times 10^9/L$　　　　B. $5.5 \times 10^9/L$
    C. $4.5 \times 10^9/L$　　　　D. $3.5 \times 10^9/L$
    E. $2.5 \times 10^9/L$

51. 患者，女，63岁。胃穿孔修补术后，为预防发生粘连性肠梗阻，应指导患者
    A. 早期取半卧位　　B. 早期离床活动
    C. 早期进食　　　　D. 保持排便通畅
    E. 多饮水

52. 患者，女，45岁。消化性溃疡。近来感上腹饱胀，疼痛于餐后加重，且反复大量呕吐。该患者可能出现了
    A. 出血　　　　B. 穿孔　　　　C. 癌变
    D. 幽门梗阻　　E. 营养不良

53. 结肠造口患者出院后可以进食的蔬菜是
    A. 芹菜　　　　B. 韭菜　　　　C. 洋葱
    D. 辣椒　　　　E. 菜花

54. 患者，男，33岁。腹股沟斜疝术后取仰卧位，腘窝部垫枕，最主要的目的是
    A. 预防麻醉后头痛
    B. 减少阴囊血肿发生机会
    C. 促进肠蠕动恢复，预防肠粘连
    D. 减轻切口疼痛、利于切口愈合
    E. 预防疝复发

55. 急性阑尾炎患者最典型的症状是
    A. 转移性脐周疼痛　　B. 转移性右下腹痛
    C. 固定的脐周疼痛　　D. 固定的右下腹痛
    E. 腹痛位置无规律

56. 患者，男，27岁。肛瘘切除术后。护士的健康教育不正确的是
    A. 多饮水

B.保持大便通畅

C.可以适当进食辛辣饮食

D.保持肛门清洁

E.适当加强体育锻炼

57.患者，女，19岁。肛管直肠手术后医嘱高锰酸钾坐浴。坐浴方法不正确的是

A.坐浴盆用前应消毒

B.高锰酸钾溶液浓度为1：5000

C.坐浴时间20min

D.水温30～32℃

E.感觉头晕不适立即停止坐浴

58.患者，男，37岁。因胆石症入院行胆囊切除术、胆总管切开术，术中放置T形管。护士向患者家属解释时，应说明使用T形管的首要目的是

A.引流胆汁和减压

B.促进伤口引流

C.提供冲洗胆道的途径

D.阻止胆汁进入腹膜腔

E.将胆汁进入十二指肠的量减至最少

59.患者，男，13岁。以"胆道蛔虫病"入院治疗，经解痉止痛后病情缓解，给予驱虫药哌嗪治疗，指导患儿正确服用驱虫药的时间为

A.清晨空腹或晚上临睡前

B.进餐时服用

C.餐前半小时

D.餐后1h

E.腹痛时

60.肝癌患者术前肠道准备中，口服新霉素的主要目的是

A.减轻腹压　　　　B.增加肠蠕动

C.减少氨的产生　　D.减少胃肠道出血

E.防止便秘

61.患者，男，43岁。因左下肢静脉曲张行大隐静脉高位结扎剥脱术。术后该患者的患肢应

A.平放　　B.内收　　C.外展

D.抬高　　E.垂落床边

62.前列腺切除术后早期护理的重点应是

A.观察和防治出血　　B.防止感染

C.防止尿道狭窄　　　D.防止血栓形成

E.防止尿失禁

63.患者，男，71岁。因良性前列腺增生行前列腺切除术。术后留置气囊导尿管的主要目的是

A.引流膀胱　　　　B.防止感染

C.膀胱冲洗　　　　D.观察尿量

E.压迫前列腺窝

64.患者，男，36岁。因车祸至致下肢瘫痪来诊，初步诊断为腰椎骨折。运送患者最佳的方式是

A.轮椅运送法　　　B.平车挪动法

C.平车单人搬运法　D.平车两人搬运法

E.平车四人搬运法

65.患者，男，34岁。因车祸致右下肢开放性骨折，大量出血，被送来急诊。在医生未到达之前，接诊护士应立即

A.详细询问车祸发生的原因

B.向医生有关部门报告

C.给患者注射镇定剂

D.给患者使用止血药

E.给患者止血，测量血压，建立静脉通道

66.患儿，男，8岁。跌倒时右手掌撑地，少量出血。当时除手掌擦伤外右腕剧痛，逐渐肿胀，活动障碍，诊断为桡骨下端骨折。骨折部位石膏固定。该患儿最重要的健康教育要点是

A.不需要换石膏

B.患侧前臂抬高，注意血液循环

C.随时进行腕关节活动

D.随时进行肩关节活动

E.饮食教育

67.患者，男，45岁。腰麻下行膀胱切开取石术，现返回病房。应采取的卧位是

A.去枕仰卧位　　　B.屈膝仰卧位

C.中凹卧位　　　　D.半坐卧位

E.侧卧位

68.车祸现场有一患者，男性，40岁，意识清楚，面色苍白，表现淡漠，目光无神，主诉腹痛，该患者应考虑

A.急性腹膜炎　　　B.大出血

C.大叶性肺炎　　　D.甲亢

E.脱水

69.患者，男，45岁。因突发中上腹剧痛12h来院急诊。体检：生命体征尚平稳，板状腹，腹部立位平片示膈下有游离气体，既往有消化性溃疡病的不规则服药史。对该患者目前首先应采取的必要措施为

A.高浓度吸氧　　　B.使用镇痛药

C.立即输血　　　　D.禁食并胃肠减压

E.立即使用抗生素

70.患者，男，36岁。因急性阑尾炎入院，入院后拒绝手术，予以抗感染治疗后，出现寒战、高热、

右上腹痛。体检：急性病容，巩膜黄疸，右上腹压痛，肝大，肝区叩击痛明显。实验室检查白细胞数$20×10^9$/L，中性粒细胞比例0.90。B型超声检查提示肝占位病变。该患者可能的诊断是

A. 原发性肝癌　　　　B. 继发性肝癌

C. 阿米巴性肝脓肿　　D. 肝囊肿

E. 细菌性肝脓肿

71. 患者，男，45岁。因大量饮酒后出现上腹部持续疼痛3h来院急诊，为减轻腹痛，患者可采取的体位是

A. 平卧位　　　　　　B. 半卧位

C. 头低足高位　　　　D. 端坐卧位

E. 弯腰屈膝侧卧位

72. 患者，男，43岁。行胆总管切开取石、T形管引流术。术后第3天，护士查房时发现T形管无胆汁流出，患者诉腹部胀痛。首先应

A. 用无菌生理盐水冲洗T形管

B. 检查T形管是否受压扭曲

C. 用注射器抽吸T形管

D. 准备T形管造影

E. 继续观察，暂不处理

73. 患者，女，56岁。右上腹刀割样绞痛、发热、黄疸间歇性反复发作，最可能的诊断是

A. 胰头癌　　　　　　B. 急性传染性肝炎

C. 肝癌　　　　　　　D. 胆总管结石

E. 阿米巴肝脓肿

74. 患者，女，48岁。下肢静脉曲张12年，劳累后肢体水肿、皮炎及溃疡经久不愈，应行

A. 弹性绷带包扎治疗

B. 抗感染治疗

C. 手术治疗

D. 局部药物治疗

E. 物理治疗

75. 患者，男，36岁。较长距离步行后，感下肢疼痛，肌肉抽搐，休息后症状消失，再走一段路后症状又出现。平时有右足发凉、怕冷及麻木感。检查：右足背动脉较左侧搏动减弱。应考虑为

A. 静脉血栓形成

B. 血栓性静脉炎

C. 血栓闭塞性脉管炎

D. 雷诺综合征

E. 动静脉瘘

76. 患者，男，38岁。因不明原因出现无痛血尿，拟行膀胱镜检查，患者应取的体位为

A. 俯卧位　　　　　　B. 膝胸位

C. 截石位　　　　　　D. 头低足高位

E. 左侧卧位

77. 患者，男，18岁。因车祸致头部受伤，伤后当即昏迷20min，清醒后诉头痛，目前病情观察的重点在于及时发现

A. 呼吸道梗阻　　　　B. 颅内压增高、脑疝

C. 压疮　　　　　　　D. 水、电解质失衡

E. 感染

78. 患者，男，9岁。突发高热、寒战、右下肢近膝关节处剧痛，活动受限。体检：局部深压痛，白细胞$20×10^9$。有近期胫骨骨折史。最有可能的诊断是

A. 骨结核　　　　　　B. 膝关节缺血性坏死

C. 化脓性骨髓炎　　　D. 一过性滑膜炎

E. 急性血源性骨髓炎

79. 患者，女，30岁。汽车撞伤左侧大腿，致左侧股骨中段闭合性骨折，行骨牵引复位固定。牵引术后，下列哪项护理能防止牵引过度

A. 将床尾抬高15～30cm

B. 每天用70%乙醇滴牵引针孔

C. 定时测定肢体长度

D. 保持有效的牵引

E. 鼓励功能锻炼

80. 患者，男，29岁。骑自行车摔伤左肩到医院就诊。检查见左肩畸形，肩关节空虚，弹性固定，诊断为肩关节脱位。复位后用三角巾悬吊。指导患者行垂臂、甩肩锻炼的时间是

A. 复位固定后即开始

B. 复位固定1周后

C. 复位固定2周后

D. 复位固定3周后

E. 复位固定4周后

81. 患者，女，18岁。前臂行石膏绷带包扎1h，自觉手指剧痛，护士观察见手指发凉发绀，不能自主活动，首先考虑是

A. 室内温度过低　　　B. 石膏绷带包扎过紧

C. 神经损伤　　　　　D. 体位不当

E. 静脉损伤

82. 患者，男，55岁。食管癌切除、食管胃吻合术后第5天，出现高热、寒战、呼吸困难、胸痛，白细胞$20×10^9$，高度怀疑发生了

A. 肺炎、肺不张　　　B. 吻合口瘘

C. 吻合口狭窄　　　　D. 乳糜胸

E. 出血

83. 患者，男，37岁。患胃溃疡9年余，行毕Ⅱ式胃大部切除术后第5日，突发右上腹剧痛，腹部有明显压痛、反跳痛和腹肌紧张。首先考虑并发了
    A. 吻合口出血　　　　B. 急性输入袢梗阻
    C. 倾倒综合征　　　　D. 吻合口梗阻
    E. 十二指肠残端破裂

84. 患者，女，47岁。十二指肠溃疡急性穿孔。行毕Ⅱ式胃大部切除术后第1天，护士查房时见胃管内吸出咖啡色胃液约280ml，正确的处理是
    A. 继续观察，不需特殊处理
    B. 加快静脉输液速度
    C. 应用止血药
    D. 胃管内灌注冰盐水
    E. 马上做好手术止血的准备

85. 患者，女，38岁。因高渗性缺水已静脉输液3000ml，判断其血容量是否补足的最简便、可靠的指标是
    A. 脉搏、呼吸　　　　B. 血压、脉压
    C. 尿量　　　　　　　D. 中心静脉压
    E. 血清钠测定

86. 患者，男，62岁。因颈部急性蜂窝织炎入院，患者颈部肿胀明显，观察中应特别注意
    A. 体温　　　B. 呼吸　　　C. 血压
    D. 吞咽　　　E. 神志

87. 患者，男，42岁。在树丛中割草，不慎被蛇咬伤，现场急救时以下哪项有错
    A. 抬高伤肢　B. 立即呼救　C. 就地取材，绑扎
    D. 伤口排毒　E. 切勿奔跑

88. 患者，女，20岁。胸外伤致损伤性血胸，护士判断其出血是否持续存在的重要信息是
    A. 经输血补液治疗后血压回升
    B. 血红蛋白、红细胞计数升高
    C. 胸腔闭式引流每小时引流量超过200ml
    D. 体温升高
    E. 白细胞计数升高

89. 患者，男，29岁。右胸部外伤后，胸壁局部软化浮动，出现反常呼吸运动，应首先考虑的是
    A. 胸壁软组织损伤
    B. 单根单处肋骨骨折
    C. 多根多处肋骨骨折
    D. 气胸
    E. 血胸

90. 患者，男，34岁。右侧第4~7肋骨骨折并发气

胸，呼吸极度困难，发绀，出冷汗。检查：血压65/40mmHg，右侧胸廓饱满，气管向左侧移位，叩诊呈鼓音，颈、胸部有广泛皮下气肿，首要的处理方法是
    A. 立即开胸探查　　　B. 胸膜腔穿刺排气减压
    C. 输血、补液　　　　D. 气管插管辅助呼吸
    E. 吸氧

91. 患者，男，70岁。有多年的前列腺增生病史，因饮酒后出现急性尿潴留，已10h未排尿。目前正确的护理措施是
    A. 让患者坐起试排尿
    B. 让患者听水声试排尿
    C. 温水冲会阴部诱导排尿
    D. 让患者放松自主排尿
    E. 行导尿术排尿

92. 患者，男，68岁。既往有高血压、冠心病史，因前列腺增生行经尿道前列腺切除术，术后护理中发现患者血钠较低，其主要原因是
    A. 术前患者服用过利尿剂
    B. 患者手术中有失血
    C. 术中冲洗液被吸收致血液稀释
    D. 术前禁食
    E. 术后伤口出血

93. 患者，男，32岁。右上腹突发绞痛，伴尿频、尿急，尿道和龟头疼痛，诊断为输尿管上段结石，关于保守排石的陈述正确的是
    A. 每日饮水量3000ml左右
    B. 避免使用抗生素
    C. 为减轻疼痛减少运动
    D. 疼痛时服用止痛剂
    E. 进食高蛋白低纤维素饮食

94. 患者，女，26岁。产后4周出现体温升高、右侧乳房疼痛、局部红肿、有波动感，最主要的处理措施是
    A. 托起患侧乳房　　　B. 45%硫酸镁湿敷
    C. 局部物理疗法　　　D. 及时切开引流
    E. 全身应用抗生素

95. 患者，女，25岁。腕关节扭伤，为减轻皮下出血和组织肿胀，在早期应选用
    A. 局部按摩　　　　　B. 红外线照射
    C. 冰袋冷敷　　　　　D. 湿热敷
    E. 放置热水袋

96. 患者，男，25岁。腹部被刀捅伤后，有少量肠管脱出，现场处理的原则是

A. 立即送回腹腔

B. 用清洁碗覆盖后再包扎

C. 用无菌溶液冲洗后送回腹腔

D. 用等渗盐水冲洗后敷料包扎

E. 不需处理

97. 患者，女，24岁。因甲亢住院行手术治疗。术后第1天患者出现声音轻微嘶哑，表现焦虑。为了减轻不适感，正确的健康教育是告知患者

A. 轻微嘶哑是暂时的

B. 减少饮水量

C. 局部热敷

D. 平卧位

E. 及早练习发音

A₃/A₄型题

（98～99题共用题干）

患者，女，47岁。发现右侧乳房内无痛性肿块2个月，体检：右侧乳房外上象限可扪及直径约4cm的肿块，边界不清，质地硬。局部乳房皮肤出现"橘皮样"改变。诊断为乳腺癌。行乳腺癌根治术。

98. 该患者乳房皮肤出现"橘皮样"改变，是由于

A. 癌细胞堵塞皮下淋巴管

B. 癌肿侵犯乳房

C. 癌肿与胸肌粘连

D. 癌肿与皮肤粘连

E. 癌肿侵犯乳管

99. 术后第2天，对患者采取的护理措施不正确的是

A. 患侧垫枕以抬高患肢

B. 保持伤口引流管通畅

C. 观察患侧肢端的血液循环

D. 指导患侧肩关节的活动

E. 禁止在患侧手臂测血压、输液

（100～103题共用题干）

患者，男，62岁。右腹股沟可复性肿块10年。患者有长期便秘史和吸烟史。肿块在站立时明显，平卧时消失，肿块有时可进入阴囊，可还纳。体检发现右腹股沟区肿块，约10cm×8cm大小，质软，可还纳，压迫内环口后，肿块不再出现。透光试验阴性。

100. 该患者可能的诊断是

A. 腹股沟斜疝　　B. 腹股沟直疝

C. 股疝　　　　　D. 睾丸鞘膜积液

E. 精索静脉曲张

101. 护理评估时必须询问的内容不包括

A. 慢性咳嗽史　　B. 慢性便秘史

C. 尿频、尿急史　D. 工作单位

E. 工作种类

102. 准备为该患者行无张力疝修补术，手术前准备措施不包括

A. 皮肤准备

B. 积极处理腹内压增高因素

C. 戒烟

D. 局部热敷

E. 安慰患者，以免紧张

103. 该患者经过无张力疝修补术后下床活动的适宜时间是

A. 术后第1～2天　　B. 术后第5～7天

C. 术后第2周　　　　D. 术后第4周

E. 无限制

（104～105题共用题干）

患者，男，50岁。因钝器击伤头部1h入院。患者昏迷，呕吐。双侧瞳孔不等大。血压180/102mmHg。行硬膜下血肿清除+碎骨片清除术，留置引流管送回病房。

104. 术后引流管护理正确的措施是

A. 每天消毒引流管　B. 保持引流管通畅

C. 脱出要及时送入　D. 定时冲洗引流管

E. 每天更换引流管

105. 医嘱：250ml甘露醇快速滴入，滴完的时间是

A. 5min内　　　　　B. 30min内

C. 60min内　　　　 D. 90min内

E. 90min以上

（106～107题共用题干）

患者，女，41岁。被自行车把撞伤左上腹，自述心慌，胸闷，腹痛，查体：神志清，面色苍白，血压90/60mmHg，腹部膨胀，左上腹压痛明显。以腹部闭合性损伤、皮肤挫裂伤收入院。

106. 观察期间不正确的做法是

A. 尽量少搬动患者

B. 禁饮食

C. 疼痛剧烈时，及时应用止痛药

D. 绝对卧床休息

E. 随时做好术前准备

107. 半小时后，患者全腹压痛，左下腹抽出不凝固血液，需急诊手术。术前准备的内容不包括

A. 注射破伤风抗毒素

B. 皮肤准备

C. 交叉配血

D. 皮肤过敏试验

E. 留置胃管、尿管

（108～109题共用题干）

患者，男，41岁。因胃癌收入院。今晨在全麻下行胃大部切除术。手术过程顺利，患者安返病房。

108.交接时，责任护士应向手术室护士重点了解的内容是

　　A.术中病理结果　　B.术中出血量

　　C.麻醉用药　　D.出入液量

　　E.主刀医生

109.术后3天内最重要的护理措施是

　　A.麻醉清醒6h后予半流质饮食

　　B.加强口腔护理

　　C.鼓励患者尽早下床活动

　　D.保持引流管通畅，观察引流液量及其性质

　　E.床上洗头，促进患者舒适

（110～111题共用题干）

患者，女，50岁。一氧化碳中毒2h入院。患者深昏迷，呼吸规则，血碳氧血红蛋白（COHb）55%。

110.为促进一氧化碳的排出，最佳的措施是

　　A.应用呼吸机　　B.高压氧舱治疗

　　C.间断高浓度给氧　D.持续低流量给氧

　　E.应用呼吸兴奋剂

111.此时护士应将患者安置的体位是

　　A.端坐位　　B.侧卧位

　　C.中凹卧位　　D.头低足高位

　　E.平卧位头偏一侧

（112～115题共用题干）

患者，男，43岁。半年前无明显诱因出现粪便表面有时带血及黏液，伴大便次数增多，每日3～5次，时有排便不尽感，但无腹痛。曾于当地医院按"慢性痢疾"治疗无效。发病以来体重下降4kg。

112.该患者应疑为

　　A.结肠癌　　B.慢性痢疾

　　C.结肠炎　　D.直肠癌

　　E.直肠息肉

113.经直肠指检，齿状线上方约8cm处触及一肿块。应考虑采取何种术式

　　A.Miles手术　　B.直肠息肉摘除术

　　C.乙状结肠造口术　D.Dixon手术

　　E.左半结肠切除术

114.对患者作术前肠道准备的方法中错误的是

　　A.术前3日进少渣半流质饮食

　　B.手术前晚用清水灌肠

　　C.术前3日口服肠道不吸收抗生素

　　D.使用维生素K_1

　　E.术晨清洁灌肠

115.术后7天患者仍未排便，以下措施错误的是

　　A.口服缓泻剂

　　B.低压灌肠

　　C.轻轻顺时针按摩腹部

　　D.增加饮食中的膳食纤维含量

　　E.鼓励患者多饮水

（116～117题共用题干）

患者，男，30岁。突发左上腹部、腰部剧痛，呈阵发性，向同侧下腹部、外生殖器及大腿内侧放射，伴恶心、呕吐、面色苍白、出冷汗。2h后化验尿常规，每高倍镜下红细胞5～8个。

116.该患者最可能的诊断是

　　A.左侧腹膜炎　　B.左侧结肠梗阻

　　C.急性胆囊炎　　D.急性阑尾炎

　　E.左侧输尿管结石

117.为缓解疼痛，有效的措施是

　　A.肌内注射阿托品+哌替啶

　　B.肌内注射吗啡

　　C.肌内注射黄体酮

　　D.口服吲哚美辛

　　E.腹部热敷

（118～120题共用题干）

患者，女，65岁。在浴室摔倒后出现右髋部疼痛，不能站起行走。查体：右髋部压痛、肿胀，右髋关节活动障碍，右侧股骨粗隆上移，右下肢呈外旋位。

118.该患者应考虑为

　　A.股骨干骨折　　B.尾骨骨折

　　C.股骨颈骨折　　D.骨盆骨折

　　E.股骨头脱位

119.该患者最易发生的并发症是

　　A.畸形愈合

　　B.骨筋膜室综合征

　　C.股骨头缺血性坏死

　　D.骨化性肌炎

　　E.缺血性肌挛缩

120.该患者术后患肢应采取的体位是

　　A.外展内旋位　　B.外展中立位

　　C.内收外旋位　　D.外展外旋位

　　E.内收内旋位

（董全斌）

参考文献

程少贵，刘文娜，2021.2022全国护士执业资格考试辅导讲义.北京：人民卫生出版社

董全斌，潘兆年，2020.外科护理.2版.北京：人民卫生出版社

李勇，俞宝明，2015.外科护理.3版.北京：人民卫生出版社

全国护士执业资格考试用书编写专家委员会，2021.全国护士执业资格考试指导.北京：人民卫生出版社

王秀玲，王世霖，2021.2022全国护士执业资格考试应试指导与考题精析.北京：人民卫生出版社

杨建芬，蔡烯，2018.外科护理学笔记.4版.北京：科学出版社

杨玉南，杨建芬，2014.外科护理学笔记.3版.北京：科学出版社

参考答案

第1章
1-5 DCCDB   6-10 BEEBE

第2章
1-5 AEEED   6-10 EBDEB   11-15 BDADC
16-20 AABCE   21-25 CDEBD   26-30BCDCD
31-35 ADCEC   36-40 DEAEC   41 A

第3章
1-5 BBDDC   6-10 DEADC   11-15 EECEB
16-20 BEDDD

第4章
1-5 DDDBE   6-10 CECBD   11-15 CDCDC
16-20 CDADA   21-25 BECDE   26-30 ECDDB
31-35 AEBAB   36-40 DBBDC   41-42 AB

第5章
1-5 CBBED   6-10 BCADA   11-15 ACDDC
16-20 ACDEC   21-25 BABEB   26-30 EDCAA
31-35 BBECC   36-40 CDBEA   41-46 EBCCBA

第6章
1-5 CACBC   6-10 DEBDD   11-15 DDABC
16-20 AEBBD   21-25 BABCA   26-30 BEBAB
31-35 DEACE   36-40 BBDBE   41-45 AEDCB
46-50 CEDEB   51-55 BEDCC   56-60 CEECA
61-65 ECB DB   66-70 BEACC   71-72 EC

第7章
1-5 CCBCB   6-10 BCBCE   11-15 EAAEC
16-20 CDEBB   21-25 BCBCB   26-30 DACBD
31-35 ACCBC   36-40 ACACC   41-45 EAAEA
46-50 BDAAE   51-55 CDDED   56-60 EDEED
61-65 CEBCC   66-70 ABBBE   71-73 BAA

第8章
1-5 BCCAD   6-10 DBCEC   11-15 CDECD
16-20 ABDDA   21-25 CCBEB   26-30 DCDBD
31-35 EEDDB   36-40 DBDCD   41-45 BECCD
46-50 BACAB   51-55 AACDE   56-60 DADCC

第9章
1-5 DEBCB   6-10 BEADB   11-15 BCDEB
16-20 EECDC   21-25 CBADA   26-30 DEBED

31-35 BCACB   36-40 DCABD

第10章
1-5 CCEBE   6-10 CDDBC   11-15 DECCA
16-20 BCEAB   21-25 AECBB   26-30 AABDE
31-35 BACDC   36-40 AAECB   41-45 CBCEC
46-50 EEBCC   51-55 DCDAB   56-60 CCDBD
61-62 BC

第11章
1-5 BAEBE   6-10 ADADD   11-15 DCCAB
16-20 EDCCA   21-25 EECAD   26-30 EABDC
31-35 DEEAE   36-40 EEDAE   41-44 EBCA

第12章
1-5 CBDDC   6-10 CEBBC   11-15 BAADD
16-20 AACEE   21-25 DDCAE   26-30 CEBCE
31-35 EBCAE   36-40 EACED   41-42 EB

第13章
1-5 DCDCC   6-10 EDACC   11-15 BBEAB
16-20 DBADA   21-25 BAABA   26-30 EDEDE
31-35 AEDCB   36-40 EABEA   41-45 EECCC
46-50 BDCCD   51-55 ADABE   56-57 CD

第14章
1-5 BDEDB   6-10 BADEB   11-15 CADEC
16-20 CAABD   21-25 ADECE   26-30 DBBEC
31-35 CCABC   36-40 CCCBB   41-45 CBBCE
46-49 CEEC

第15章
1-5 DAECB   6-10 EAEBD   11-15 CDCBB
16-20 CDAED   21-25 ADBDD   26-31 EBBDAD

第16章
1-5 EACCE   6-10 BEBAA   11-15 BBBAC
16-20 BCDAB   21-25 ECADB   26-30 ECBBC
31-35 ABBCD   36-40 DAEBA   41-45 BEBDA
46-50 ECEBC   51-55 CACBB   56-60 DCDEB
61-65 CEAAC   66-70 CDABB   71-75 CCCAE
76-80 DCCCD   81-85 BBDBA   86-90 ABCEA
91-92 BB

第17章

1-5 DBECD	6-10 EDCDD	11-15 EBAAB
16-20 BECBB	21-25 CCDBE	26-30 DBCCC
31-35 DADAC	36-40 CBAEE	41-44 BCBD

第18章

1-5 ACABD	6-10 CCCAC	11-15 CCCBE
16-20 CEDCB	21-25 BAEDB	26-30 BCDDE
31-35 BAEDB	36-40 ECEAB	41-45 CCBBB
46-50 CDCAE	51-55 DCBBD	56-60 CAAAE
61-65 CEBED	66-70 BCADB	71-75 ECBDA
76-80 BCDEC	81-85 DABBC	

第19章

| 1-5 ABACC | 6-10 CDCAC | 11-15 CAADA |
| 16-20 BBBBD | 21-25 BBBA | 26-28 ABE |

第20章

1-5 BDEBB	6-10 CCECA	11-15 DBADA
16-20 DDCDC	21-25 BDDBC	26-30 CEBBD
31-35 ECCEC	36-40 BCCED	41-44 DBAB

第21章

1-5 DBEBA	6-10 ABDDA	11-15 DEBAC
16-20 EABCC	21-25 AEBDC	26-30 CDABE
31-35 DECCE	36-40 BEDCA	41-45 CDBEE
46-50 ABABD	51-55 EEADB	56-60 BBECA
61-65 EACBE	66-70 BDECB	71-75 CEDCB
76-77 DD		

第22章

1-5 CCCCB	6-10 BABBC	11-15 BCACB
16-20 EACAD	21-25 ADBDC	26-30 CACAD
31-35 DBDBC	36-40 CDBDD	41-45 BBEAA

46-50 BEDCE	51-55 BBEDA	56-60 EBBCE
61-65 DAEDE	66-70 BADEB	71-75 DDDBC
76-80 BBCED	81-85 DEECC	86-90 CBEAA
91-95 ACCAE	96-100 DABDC	101-105 ACDDD
106-110 DCBAB	111-115 DDDBC	116-120 EEDCD

第23章

1-5 CDCDA	6-10 ABDEA	11-15 BCDDB
16-20 DBABB	21-25 BDBCE	26-30 EEEDB
31-35 EBAAD	36-40 DAEED	41-45 CEACD

模拟试题

专业实务

1-5 DECDC	6-10 ACEDE	11-15 DDACC
16-20 EAEBC	21-25 BEBDB	26-30 ADAAC
31-35 DBCBE	36-40 EDBBA	41-45 EAEBC
46-50 DCDEE	51-55 DAACC	56-60 AAADB
61-65 BAABE	66-70 CBDEC	71-75 ADEBB
76-80 AABDB	81-85 BBBDE	86-90 EEDCB
91-95 AACCA	96-100 ABDBA	101-105 CDBBC
106-110 ACBBE	111-115 DDBCD	116-120 ADEDD

实践能力

1-5 BBEAA	6-10 ACCCB	11-15 DDCAE
16-20 ACBAB	21-25 ACCCA	26-30 EDDCA
31-35 CBBAC	36-40 DABCB	41-45 BDCDB
46-50 BCCCD	51-55 BDEDB	56-60 CDAAC
61-65 DAEEE	66-70 BABDE	71-75 EBDCC
76-80 CBECD	81-85 BBEAC	86-90 BACCB
91-95 ECADC	96-100 BAADA	101-105 DDABB
106-110 CABDB	111-115 EDDBB	116-120 EACCB